ISBN 978-3-322-99055-6   ISBN 978-3-322-99054-9 (e-Book)
DOI 10.1007/978-3-322-99054-9

Inhalt

Wissenschaftliche Akupunktur

"Wissenschaft ist nur, was nach Inhalt und Form als ernsthafter planmäßiger Versuch zur Ermittlung der Wahrheit anzusehen ist." (Bundesverfassungsgericht)

Das vorliegende Skriptum wird gemäß obiger Definition das Thema Akupunktur behandeln. Also weniger jahrtausendealte Regeln und Überlieferungen beschreiben, als vielmehr Wert legen auf Versuche der Neuroanatomen, Neurophysiologen, Neurochemiker und Kybernetiker, um die Grundlagen einer wissenschaftlichen Akupunktur aufzuzeigen. Damit ist nicht gesagt, daß die sogenannte traditionelle chinesische Akupunktur unser Interesse nicht verdient: es ist sogar sehr aufschlußreich im Lichte neuerer Erkenntnisse alte Schriften zu studieren und durch Vergleich verschiedener Quellen festzustellen, was auch heute noch Bestand hat oder uns sogar neue Anregungen gibt, was fehlerhaft übersetzt wurde (z.B. existiert ein Akupunkturlehrbuch in Deutschland, das wurde aus dem chinesischen ins vietnamesische, dann ins französische und schließlich ins deutsche übersetzt!) oder wo sich Fehler in die Überlieferung eingeschlichen haben. Diese traditionelle chinesische Akupunktur soll abgehandelt werden in Büchern der Körperakupunktur für Fortgeschrittene. Dorthin gehört auch die kritische Betrachtung der altchinesischen Pulstastung.

Was ist Akupunktur?

Die Reizung von Akupunkturpunkten stellt die älteste und am weitesten verbreitete Heilmethode der Welt dar. Dabei gebührt den Chinesen das Verdienst, vor einigen tausend Jahren entdeckt zu haben, daß über gewisse Punkte an der Körperoberfläche Störungen im Körperinneren beseitigt oder gelindert werden können. Es gibt verschiedene Möglichkeiten, auf diese Punkte einzuwirken. Das einfachste Verfahren ist die gerichtete Massage dieser Punkte (sogenannte Akupressur). Sticht man Nadeln in sie ein, so bezeichnet man dies als Akupunktur; außerdem kann man sie auch durch Wärme, Ultraschall, Laserstrahlen, Unterwassermassagestrahl usw. reizen.

Warum Akupunktur?

In meist ganzseitigen Anzeigen der Tagespresse informierte die Werbeabteilung von HOECHST über den langen Weg eines neuen Medikaments. Darin war zu lesen (Abb. 1 a/b): "Doch trotz dieser großen Erfolge der Pharmaforschung kann erst etwa **ein Drittel** aller bekannten Krankheiten mit derzeit verfügbaren Arzneimitteln wirklich geheilt werden." Sicherlich ist dies eine Aufforderung an die Pharmaforschung weiterzusuchen, um auch bei den restlichen zwei Dritteln der Krankheiten echte Hilfe zu bringen. Aber ist dies nicht auch eine Aufforderung an uns, neben der inneren Therapie (nei-ch'ih, wie die rezeptierte Arznei in China bezeichnet wird) auch die Akupunktur als äußere Therapie (wai-ch'ih) weiterzuentwickeln und verstärkt anzuwenden? Vor allen Dingen dann, wenn die Akupunktur das **einzige** erfolgbringende Therapieverfahren ist, so z.B. oftmals bei Migräne, Schlaflosigkeit usw.

Bedenklich stimmen auch Zahlen, die auf einer Internisten-Tagung in Wiesbaden veröffentlicht wurden. So berichtete der Berliner Pharmakologe Helmut COPER über eine Studie, derzufolge in der Praxis von Allgemeinmedizinern und Internisten **31 %** der Patienten ein Rezept für **Schlafmittel** und **41 %** eines für **Tranquilizer** bekamen.

Über Kliniken sind die Angaben trotz oder gerade wegen der dort vorherrschenden naturwissenschaftlichen Rationalität wie folgt: Der Berliner Pharmakologe Helmut KEWITZ ermittelte, daß von den am Klinikum Steglitz stationär behandelten Patienten vor der Krankenhausaufnahme **13,3 %** ständig und **17,7 %** gelegentlich solche Mittel genommen hatten. In der Klinik bekamen jedoch **68,8 %** der Patienten derartige Präparate.

Auf einer Station in Darmstadt bekamen sogar 80 % der Patienten ein Schlafmittel (ANSCHÜTZ).

Leider wird bereits bei Kindern der Grundstein für späteren Medikamentenabusus gelegt: eine Untersuchung an zwei verschiedenen Hamburger Schulen ergab, daß 17,3 Prozent der Schulanfänger im Alter von 5 - 7 Jahren ein- oder mehrmals Psychopharmaka erhielten. Insge-

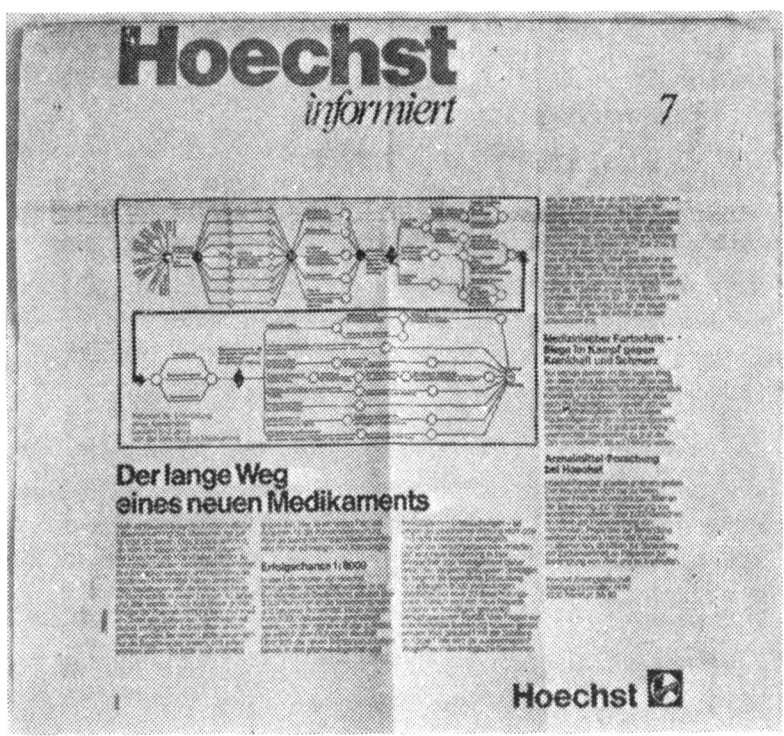

Abb. 1 a: Der lange Weg eines neuen Medikaments (Hoechst)

Der lange Weg eines neuen Medikaments

Viele Jahrtausende lag die durchschnittliche Lebenserwartung des Menschen nur bei 18 oder 20 Jahren. Dies änderte sich erst, als man im vorigen Jahrhundert begann, die Ursachen von Krankheiten intensiv zu erforschen. Seitdem haben viele Krankheiten ihre Schrecken verloren, und besonders die modernen Arzneimittel haben wesentlich dazu beigetragen, daß die Menschen heute im Durchschnitt in vielen Ländern 70 Jahre und älter werden. Doch trotz dieser großen Erfolge der Pharmaforschung kann erst etwa ein Drittel aller bekannten Krankheiten mit derzeit verfügbaren Arzneimitteln wirklich geheilt werden. Bei vielen Leiden lassen sich nur die Beschwerden lindern, und vielen anderen stehen die Ärzte noch machtlos gegenüber. Hier ist ein weites Feld von Aufgaben für die Arzneimittelforschung. Aber die Suche nach neuen Medikamenten wird immer schwieriger und kostspieliger.

Erfolgschance 1:8000

In den Laboratorien von Hoechst, dem größten Arzneimittelhersteller in der Bundesrepublik Deutschland, arbeiten über 2.000 Menschen an der Entwicklung neuer und besserer Arzneimittel. Heute müssen rund 8.000 Verbindungen synthetisiert werden, um darunter eine einzige zu finden, die wirklich allen Prüfungen standhält. Über 90% der neuen Substanzen scheitern bereits in den pharmakologischen und toxikologis... zeigen die sind nicht Lassen die daß eine n Wirksamke bekannten ist, beginnt Von anfang überstehe phase. Dar zunächst a Versuchsp entscheide werden: W im Körper Wo greift s

Abb. 1 b: Ausschnittvergrößerung von Abb. 1 a

samt bekamen Kinder bis 11 Jahren innerhalb eines Jahres 580 000 Packungen Psychopharmaka in Deutschland.

1981 wurden 44 Millionen Rezepte in Deutschland für Tranquilizer ausgestellt, d.h. rund 1 Milliarde Mark = fast 10 % ihres gesamten Aufwandes für Arzneimittel haben die gesetzlichen Krankenkassen für zweifelhafte Beruhigungsmittel ausgegeben. Jeder Bundesbürger konsumiert im Laufe seines Lebens 36 000 Tabletten. Der allgemeine Gesundheitszustand hat sich jedoch trotz steigenden Arzneimittelverbrauchs nicht gebessert, wirksame Arzneien ohne Nebenwirkungen gibt es nicht.

So ist es auch nicht verwunderlich, daß nach einer Repräsentativumfrage von RITTER und HABIGHORST bereits 72 % der niedergelassenen Ärzte bei ihren Patienten Therapiemethoden anwenden, die sie nicht auf Universitäten gelernt haben.

In einer Reihe von deutschen Universitätskliniken wird allerdings schon tagtäglich mit Akupunktur gearbeitet, z.Z. bei 12 Universitätskliniken oder Großkrankenhäusern. Durch die Erfolge dieser Heilmethoden angeregt, bemühen sich Jahr für Jahr Tausende von Ärzten in Deutschland, in Kursen und Seminaren die klassische Akupunktur (Körperakupunktur), die Schädelakupunktur und die neue Ohrakupunktur (Aurikulo-Medizin, von lat.: auricula = Ohrmuschel) zu erlernen und sich darin fortzubilden.

Die wissenschaftlichen Grundlagen der Akupunktur

Die Akupunkturpunkte stellen kein Phantasiegebilde dar, sondern unterscheiden sich in mehreren wissenschaftlich nachprüfbaren Fakten von ihrer Umgebung:

1. Anderer histologischer Aufbau

Je nach Lage der Entnahmestelle ergab sich eine differente Zusammensetzung der Effektoren und Rezeptoren in der Haut. Man kann die Arbeiten Prof. KELLNERs aus dem Institut für Histologie der Wiener Universität, der ein Material von über 10 000 histologischen Schnitten überprüfte, im wesentlichen dahingehend zusammenfassen, daß pro mm^2 im Akupunkturpunkt 0,31 Rezeptoren gezählt werden können, hingegen nur 0,16 Rezeptoren **außerhalb** des Akupunkturpunktes. Besonders untersucht wurde dabei das Auftreten von Meißnerschen Körperchen, Krauseschen Körperchen, von Glomusorganen sowie von glatten Muskelzellen.

Prof. HEINE von der Universität Herdecke hat festgestellt, daß sich für die Akupunkturpunkte ein spezifisches morphologisches Substrat beschreiben läßt, das folgende Eigentümlichkeiten hat: Es besteht aus einem Gefäß-Nervenbündel eines bestimmten Kalibers (Durchmesser ca. 5-7 mm), das die oberflächliche Körperfaszie durchstößt. Im Perforationsbereich sind um die Nerven (Durchmesser ca. 0,5-1 mm) mindestens zwei dünnwandige, konzentrische kollagene Zylinder entwickelt, die mit lockerem Bindegewebe gefüllt sind.

Auch Prof. SENELAR von der Universtität Montpellier beschreibt auf Grund seiner Akupunkturuntersuchungen beim Hasen dieses besondere Gefäß-Nervenbündel.

2. Andere elektrophysiologische Gegebenheiten

Die sogenannten "klassischen" Akupunkturpunkte des Körpers wurden von NIBOYET sowie auch von W. SCHMIDT und PUCHNER mit Wechsel- und Gleichstrom untersucht, später auch von MARESCH, KRACMAR und DUMITRESCU.

Zusammengefaßt wurden folgende Ergebnisse veröffentlicht:

a) Die Akupunkturpunkte zeigen einen geringeren Widerstand bei Gleichstrom und bei Wechselstrom als indifferente Hautstellen.

b) Die Kapazität an den Akupunkturpunkten (gemessen mit Wechselstrom) zeigt höhere Werte als an den indifferenten Hautstellen.

c) Zwischen den Akupunkturstellen und der umgebenden Haut besteht eine Potentialdifferenz von etwa 2 bis 60 mV.

Versuche von THALMANN, am Institut für Physiologie und Bioky-
bernetik der Universität Nürnberg-Erlangen, ergaben deutliche Unterschiede im elektrischen Verhalten der Akupunkturpunkte gegenüber den
indifferenten Hautstellen: An den Punkten war der elektrische Widerstand für Gleichstrom um das 3- bis 50fache geringer, bei Wechselstrom
die Impedanz um das 2- bis 8fache geringer als an den indifferenten
Hautstellen. Die Unterschiede der elektrischen Kapazitäten zwischen
dem jeweiligen Punkt und seiner Umgebung betrugen im Durchschnitt
das 3,4fache.

3. Verschiedene Hauttemperatur

Ferner stellte THALMANN an gesunden Versuchspersonen eine
Temperaturdifferenz an den Akupunkturpunkten gegenüber der Umgebung fest. BERGSMANN fand, daß bei akuten Prozessen der Punkt der
belasteten Seite signifikant wärmer als der der Gegenseite war.

ZEITLER zieht aus den geschilderten Faktoren diese Hypothese:

**Der Akupunkturpunkt scheint eine Art Sinnesorgan für physi-
kalische Erscheinungen der Umwelt an der Haut darzustellen, insbesondere für elektrisch meßbare Werte.**

Damit liegt auch auf der Hand, daß auf die Akupunktur die üblichen
kybernetischen Regeln Anwendung finden können. Bekanntlich findet
man oft insbesondere beim chronischen pathologischen Prozeß bei re-
gulatorischer Labilität einen positiven feed-back (circulus vitiosus).
Durch Akupunkturreflexe ist ein Eingriff in das schwingkreisähnliche
Rückkoppelungssystem möglich, wodurch der circulus vitiosus unter-
brochen wird. Dadurch können die Selbstheilungskräfte des Körpers
wieder wirken.

Man darf nicht vergessen, daß die Akupunktur mehrere tausend Jahre
alt ist und es damals weder in China noch in Europa eine Anatomie und
Neurologie gegeben hat. Das heißt, den Chinesen blieb gar nichts an-
deres übrig, als die von den Akupunkturpunkten ausgehenden günstigen
Reflexwirkungen in ein philosophisches System einzubauen, wie es der
Mentalität der damaligen Zeit entsprach. In den heutigen chinesischen

Lehrbüchern ist der gesamte philosophische Ballast über Bord geworfen worden und wird zunehmend durch neurophysiologische und neurochemische Forschungsergebnisse vor allem aus dem Institut für Physiologie der Academica Sinica in Shanghai (Leiter Prof. CHANG) ersetzt.

4. Neurophysiologische Forschungsergebnisse

Die Interferenz der Inputs von den Schmerzrezeptoren und den durch die Akupunkturstimulation erzeugten Inputs erfolgt in Schaltstellen des Rückenmarks und des Thalamusbereichs. Bei einem Gedankenaustausch 1976 mit Prof. CHANG, Prof. SHEN-EH und Mitarbeitern in Shanghai, übergaben uns diese ihre englischsprachigen wissenschaftlichen Arbeiten, die im CHINESE MEDICAL JOURNAL und in der SCIENTIA SINICA veröffentlicht wurden, und sie erklärten ihre gegenwärtigen Forschungsarbeiten. Zusammengefaßt kann man folgende Schwerpunkte anführen (THALMANN):

In einer Versuchsreihe werden bei immobilisierten Katzen viszerosomatische Reflex-Antworten durch Einzelreizstimulation des Nervus splanchnicus hervorgerufen und Akupunktureffekte auf diese Reflexantworten untersucht. Gleichzeitig wird versucht, beteiligte zentrale Strukturen zu bestimmen. Dabei ergibt sich:
- Viszero-somatische Reflex-Antworten durch Einzelreizstimulation des N. splanchnicus können durch Elektroakupunktur an den unteren Extremitäten gehemmt werden.
- Totale Durchschneidung des Rückenmarks auf zervikaler oder oberer thorakaler Ebene führt zur Vermehrung der Reflex-Anworten und deutlicher Verminderung des inhibitorischen Effekts der Elektroakupunktur.
- Durchschneidung der ventrolateralen Funiculi auf Höhe der thorakalen Ebene führt zur Aufhebung des Hemmungseffektes durch Elektroakupunktur an der unteren Extremität.
- Dezerebration auf der interkollikularen Ebene erzeugt weder ein Nachlassen der Reflexe noch eine deutliche Verminderung des inhibitorischen Effektes der Elektroakupunktur, jedoch wird der inhibitorische Effekt nach Abstellen der Elektroakupunktur aufgehoben.

- Der gesamte inhibitorische Effekt der Akupunktur verschwindet komplett nach Durchschneidung der unteren Medulla.
- Läsionen des mittleren Anteils der Medulla einschließlich des Nucleus magnus der Raphe schwächen den inhibitorischen Effekt der Akupunktur deutlich und zeigen sich in einem kompletten Verschwinden der "Nach-Inhibition", dagegen beeinflussen Läsionen des mittleren Anteils der Pons und des Mittelhirns den inhibitorischen Effekt nicht.
- Es wird angenommen, daß der Nucleus magnus der Raphe einen wesentlichen Anteil am Akupunkturgeschehen hat, indem durch ihn die supraspinalen Strukturen einen absteigenden inhibitorischen Effekt auf die viszero-somatischen Reflexantworten ausüben.

Die Chinesen sehen in ihren Versuchen eine gewisse Bestätigung für die Gate-Control-Theorie von MELZACK und WALL.

Diese Theorie geht von zwei Annahmen aus: Erstens, daß die schnell leitenden markhaltigen A-Delta-1- bzw. A-Delta-2-Fasern über Zwischenneurone die Impulsübertragung der langsamer leitenden marklosen C-Fasern präsynaptisch hemmen, daß also ein sogenanntes Eintrittskontrollsystem existiert, das in der Substantia gelatinosa vermutet wird. Zweitens: Es gibt ein zentrales Kontrollsystem, über welches das Eintrittskontrollsystem umgangen werden kann. Ob ein Reiz als Schmerz empfunden wird, hängt demnach von der gegenseitigen Beeinflussung dieser beiden Regelsysteme ab.

ZIMMERMANN (Heidelberg) kommt ebenfalls bei Katzen als Versuchstieren zu ähnlichen Ergebnissen wie die chinesischen Kollegen. In seinen Versuchen wurde eine Laminektomie von L 1 bis L 7 durchgeführt, ferner zur Akupunktur-Simulation die Nervi tibialis und peroneus superficialis freipräpariert. Der Schmerzreiz wurde durch einen Standard-Hitzereiz·auf die Katzenpfote erzeugt, der zu Entladungen (bursts) des entsprechenden Hinterhornneurons führte. Nach 10- bis 20minütiger Elektro-Stimulation sinkt die Frequenz der Entladungen sehr stark ab, wie die Ableitung mit Mikroelektroden von den Hinterhornneuronen des Rückenmarks ergab. Außer in diesen Schaltstellen des Rückenmarks kann aber auch innerhalb des Mittelhirns die Akupunktur einen hemmenden Einfluß auf die Übertragung nozizeptiver Schmerzreize ausüben. CHANG zeigte 1972 in Mikroableitungen an Ratten, daß die Aktionspotentiale im Nucleus parafascicularis des Thalamus, die durch einen Schmerzreiz (schmerzhaftes Kneifen des Rattenschwanzes) entstanden waren, nach milder akupunkturähnlicher Elektrostimulation abnahmen.

NOGIER führte 1976 ähnliche Versuche an Kaninchen durch. Hierbei wurde während der Ohrakupunktur eine niederfrequente elektrische Reizung als Schmerzreiz an den Nervus ischiadicus angelegt. Auch hier nahmen die im Thalamusbereich abgeleiteten Aktionspotentiale deutlich ab (Abb. 2 a/b). PAUSER und andere europäische Autoren kamen ebenfalls zu sehr ähnlichen Ergebnissen an Tieren mit Körperakupunktur (Abb. 2 c/d). An der Wiener Neurochirurgischen Klinik konnte schließlich bei zwei Stereothalomotomien die beim Versuchstier bereits bekannte Potentialabschwächung auch am Menschen demonstriert werden.

5. Neurochemische Forschungsergebnisse

PISCHINGER hatte bereits neben der nervalen eine humorale Wirkung der Akupunktur vermutet. Erste Hinweise in diese Richtung ergaben sich durch Arbeiten aus der medizinischen Hochschule Peking. Dr. HAN CHI-SHENG erläuterte uns dort seine Versuche an 30 Kaninchen:
- Ein Kaninchen wird akupunktiert und dann die Schmerzschwelle vor und nach der Akupunktur miteinander verglichen. Als Schmerzreiz wird ein definierter Hitzereiz auf die rasierten Nüstern gelenkt. Eine sehr deutliche und hochsignifikante Schmerzschwellenanhebung kann nachgewiesen werden.
- Das akupunktierte Kaninchen dient dann als Geberkaninchen: Sein Liquor wird auf ein zweites Kaninchen, auf das Empfängerkaninchen, übergepumpt (Abb. 3 a).

Bei der Gruppe der Empfängerkaninchen, die also selbst nicht akupunktiert worden sind, zeigt sich trotzdem eine Schmerzschwellenanhebung, die etwa zwei Drittel des Wertes der Geberkaninchen erreicht und ebenfalls hochsignifikant ist ($p < 0,01$).

Um den Nachweis zu führen, daß diese humorale Substanz nicht am Ort der Akupunktur-Stimulation entsteht und etwa von dort aus auf dem

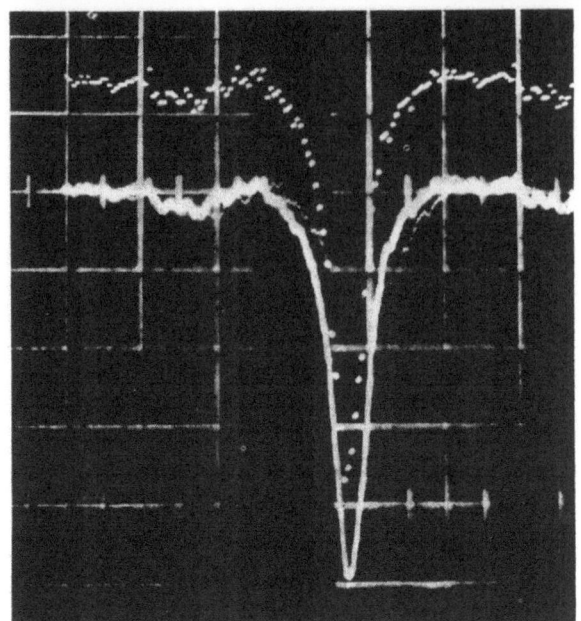

Abb. 2 a

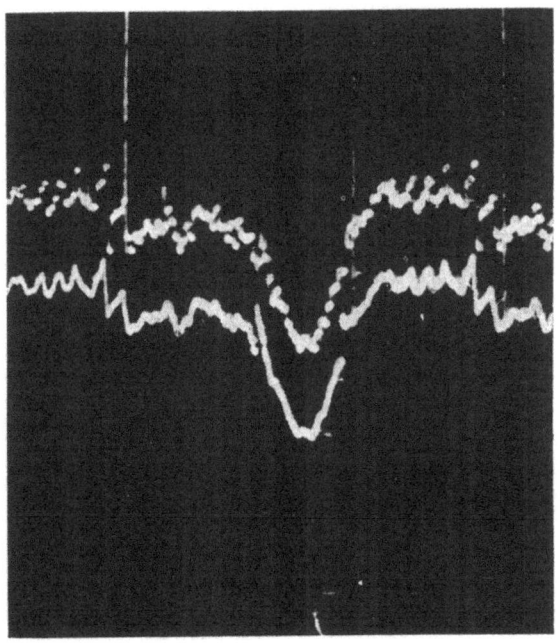

Abb. 2 b

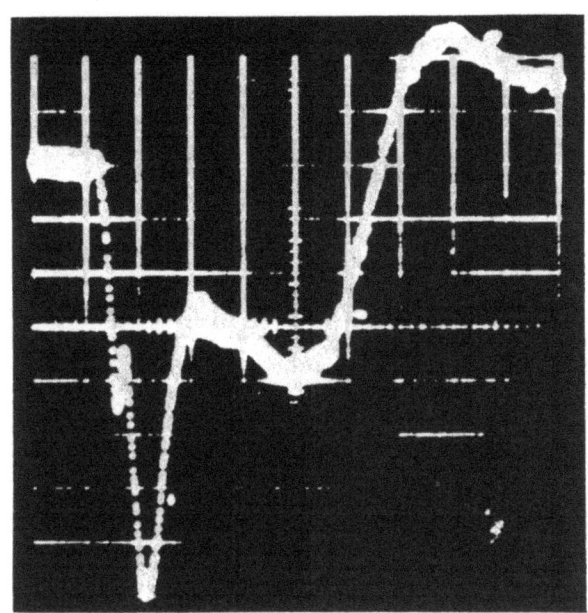

Abb. 2 c

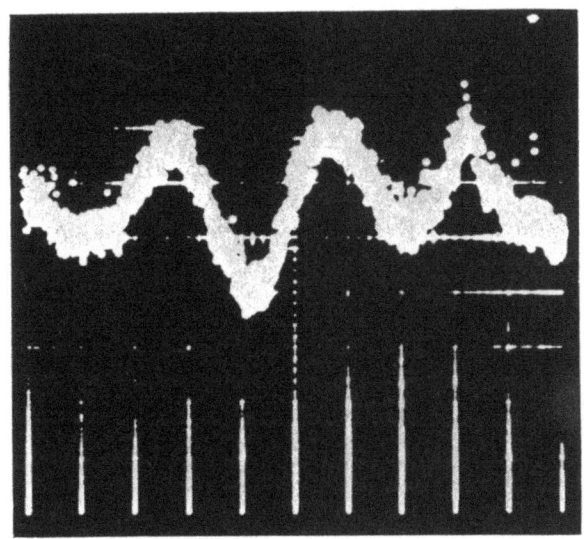

Abb. 2 d

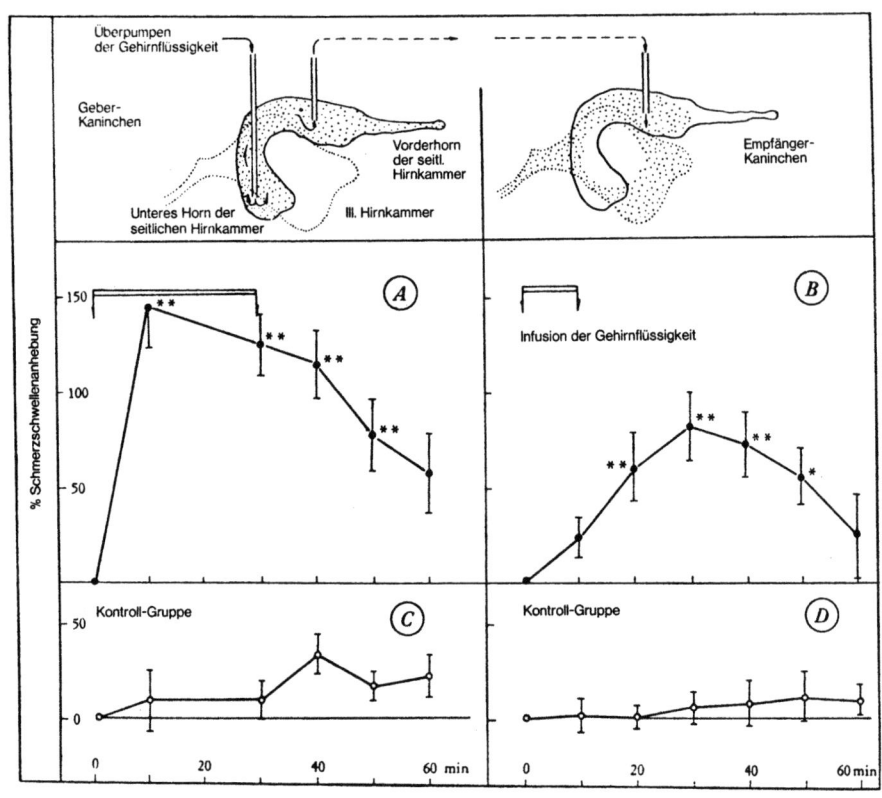

Abb. 3 a: statistische Angaben *P<0,05 **PP<0,01

Blutweg weitertransportiert wird, hat Prof. CHANG an 21 Versuchspersonen Akupunktur am Arm durchgeführt, wobei eine Blutdruckmanschette so stark aufgepumpt war, daß der Blutabfluß sicher unterbunden wurde. CHANG wies nach, daß die Akupunktur-Schmerzschwellenanhebung dadurch nicht beeinflußt wurde. Sein Mitarbeiter SHEN-EH versuchte dann an Katzen dieser humoralen Substanz durch Vergleichswirkung mit einem starken Morphinderivat näher zu kommen. Er durchtrennte einzelne Trakte des Rückenmarks in der lateralen weißen Substanz nahe den sensorischen Hinterhörnern und fand heraus, daß dadurch sowohl die Wirkung der Akupunktur wie auch die einer Morphingabe unterbunden werden konnte. Es lag nun nahe, noch einen Schritt weiter zu gehen und mit Morphinantagonisten (Naloxon) zu untersuchen, ob nicht auch die Akupunkturwirkung antagonistiert werden könne. POMERANZ berichtete über seine diesbezüglichen Versuche bei der Jahrestagung der Society of Neuroscience in Toronto.

Er zeichnete Einzelzellaktivitäten aus den Gehirnen anästhesierter Tiere auf und lokalisierte jene Zellen, die starke Erregung zeigten, wenn die Zehe des Tieres mit einer Pinzette gezwickt wurde. Die Akupunktur verminderte diese Erregung deutlich, und nach etwa 90minütiger Erholungspause zeigten diese Hirnzellen wieder das normale Erregungsmuster nach Schmerzreizung. Als POMERANZ die Hypophyse seiner Tiere entfernte, hatte die Akupunktur keinen hemmenden Effekt mehr. Dieses Ergebnis führte ihn zu der Vermutung, daß Endorphin (körpereigener Anti-Schmerzstoff), welches von der Hypophyse gebildet worden war, die Transmission eines nervalen Signals zu den Gehirnzellen blockieren könne, die auf Schmerzreize ansprechen. Wenn dieser durch Akupunktur gebildete Anti-Schmerzstoff die entsprechenden Schmerzrezeptoren des Gehirns blockieren könne, folgerte POMERANZ weiter, müsse es auch möglich sein, die Akupunkturwirkung durch einen Morphinantagonisten (Naloxon) ebenfalls zu antagonisieren und damit aufzuheben. Dies trat auch in seinen Versuchen ein, während Kontrollinjektionen mit physiologischer Kochsalzlösung ohne Effekt blieben (Abb. 3 b).
Um sicher zu gehen, daß bei Patienten nicht doch ein Suggestions- oder Hypnoseeffekt durch Akupunktur vorliegt, übertrug MAYER (Virginia) einen ähnlichen Versuchsablauf wie POMERANZ bei Tieren auf

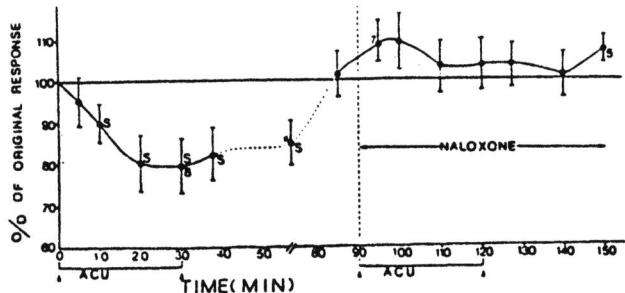

Abb. 3 b: Linker Teil: Hemmung der Hinterhornneuronen-
entladung und Akupunkturanalgesie.
Rechter Teil: Antagonisierung dieser Hemmung durch Naloxongabe

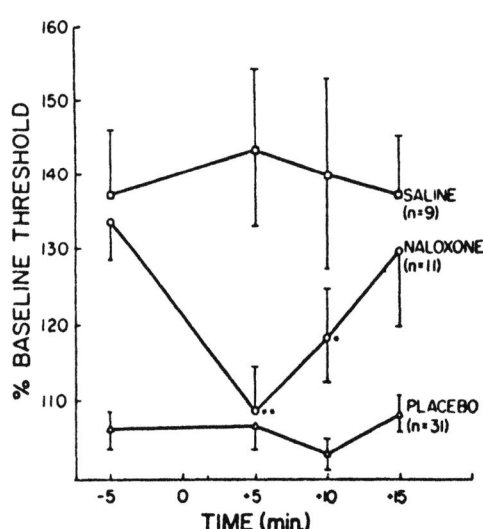

Abb. 3 c

freiwillige Versuchspersonen. Als sogenannten "reinen" Schmerzreiz verwendete er eine elektrische Zahnpulpareizung. Eine erste Gruppe von Probanden wurde nun hypnotisiert und erreichte einen deutlichen Anstieg der Schmerzschwelle. Die zweite Gruppe von Probanden wurde akupunktiert und erreichte eine Anhebung der Schmerzschwelle um 28%. Beiden Gruppen wurde nun der Morphinantagonist Naloxon injiziert: Bei den hypnotisierten Versuchspersonen änderte sich nichts, bei den akupunktierten Freiwilligen dagegen wurde die erhöhte Schmerzschwelle innerhalb weniger Minuten wieder auf das Ausgangsniveau reduziert (Abb. 3 c). Kontrollinjektionen mit physiologischer Kochsalzlösung veränderten bei beiden Versuchsgruppen nichts. Aufgrund der vorliegenden Untersuchungsergebnisse kann mithin ein hypnoseähnlicher Effekt der Akupunktur ausgeschlossen werden.

Akupunkturanalgesie setzt Beta-Endorphine frei

V.CLEMENT-JONES aus der Endokrinologischen Abteilung des St. Bartholomews Krankenhaus in London wollte sich mit dem indirekten Nachweis der Endorphin-Wirkung der Akupunktur über den Antagonisten nicht begnügen, sondern ging den direkten Weg über die Beta-Endorphin-Bestimmung im Liquor vor und nach Akupunktur. Bei 10 Schmerzpatienten und 8 Gesunden zur Kontrolle wurde über einen liegenden Lumbalkatheter Liquor entnommen und der Gehalt von Beta-Endorphin radioimmunologisch bestimmt. Alle 10 Schmerzpatienten berichteten über eine deutliche Schmerzlinderung durch die Akupunkturanalgesie, die bis zu zwei Tagen anhielt. Nur bei diesen Patienten stieg auch der Beta-Endorphinspiegel im Liquor stark an.

Experimentieller Beweis der Opiatrezeptoren für die Akupunkturanalgesie

Um ohne Anwendung von Morphinantagonisten den Wirkungsanteil der Opiatrezeptoren zu prüfen, untersuchte POMERANZ die Akupunkturanalgesie bei zwei Mäusestämmen:

CXBK-Mäusen fehlen Rezeptoren für Opiate, während C57BL-Mäuse, der Elternstamm, aus dem die CXBK hervorgegangen sind, normale Rezeptoren aufweisen. Die Mäuse mit normalen Opiatrezeptoren zeigten auch eine normale **Akupunkturanalgesie nach Stimulation** des Punktes Di 4. Die CXBK-Mäuse dagegen konnten nur schwach analgesiert werden.

PEARSON gibt in Abb. 3 d) einen Überblick über die topographische Verteilung der Endorphine im ZNS des Menschen. Die Abb. 3 e) zeigt die Aminosäuresequenzen der Enkephaline bzw. des Beta-Endorphins.

Veränderungen der Neurotransmitter Serotonin und Noradrenalin

Je nach Auswahl der Punkte ist die Akupunktur in der Lage, die sich in etwa polar verhaltenden Neurotransmitter Serotonin und Noradrenalin zu beeinflussen. In Tierversuchen konnten die Chinesen bereits 1973 diese Veränderungen nachweisen. Am Menschen zeigten BIRK-MAYER und Mitarbeiter einen signifikanten Anstieg der 5-Hydroxyindolessigsäure nach Akupunktur im Harn (Biogene Transmitter und Akupunktur, Karl F. Haug Verlag).

6. EEG-Ergebnisse

Prof. SALETU wies anhand der computerisierten Intervallanalyse nach, daß das EEG-Bild nach Akupunktur verschieden von dem nach Hypnose ist: das Akupunktur-EEG zeigte eine Zunahme von Alpha- und Betaaktivitäten, das Hypnose-EEG dagegen **gerade das Gegenteil,** nämlich eine Abnahme von Alpha- und Betaaktivitäten.

Die experimentellen Arbeiten der Professoren Pauser und Zerobin zu den wissenschaftlichen Grundlagen der Akupunktur

Für den interessierten Leser bringen wir die Originalarbeiten von Prof. Pauser und Prof. Zerobin im Anhang dieses Buches.

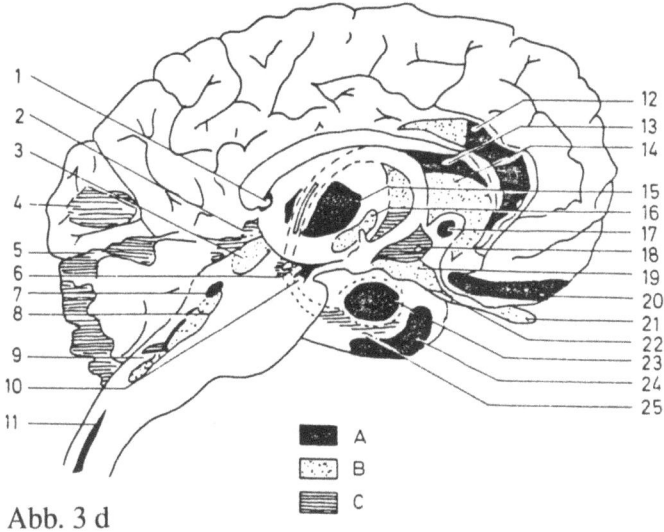

Abb. 3 d

Topographische Verteilung der Endorphine im
ZNS des Menschen, nach PEARSON, zitiert nach J. SI-
MON, La recherche 8/78, 416, 1977.

A: große Anzahl von Rezeptoren, B: mittlere Anzahl von Rezeptoren, C: geringe Anzahl von Rezeptoren.

1. Habenula, 2. Colliculus, 3. periaquäduktale graue Substanz,
4. Lobus occipitalis, 5. Kleinhirn, 6. Substantia nigra, 7. Locus
coeruleus, 8. Formatio reticularis, 9. Area postrema, 10. Nucleus interpeduncularis, 11. Substantia gelatinosa, 12. Gyrus
cinguli, 13. Bereich unter dem Balken des Gehirns, 14. Corpus
striatum, 15. Nucleus medialis thalami, 16. Nucleus ventralis
ant. thalami, 17. Septum-Zone, 18. Globus pallidus, 19. Hypo-
thalamus, 20. Cortex frontalis inferior, 21. Bulbus olfactorius,
22. Trigonum olfactorium, 23. Amygdala, 24. Lobus temporalis, 25. Hippocampus.

H-TYR-GLY-GLY-PHE-LEU-OH	LEUCIN -ENKEPHALIN

Abb. 3 e
H-TYR-GLY-GLY-PHE-MET-OH   METHIONIN -ENKEPHALIN

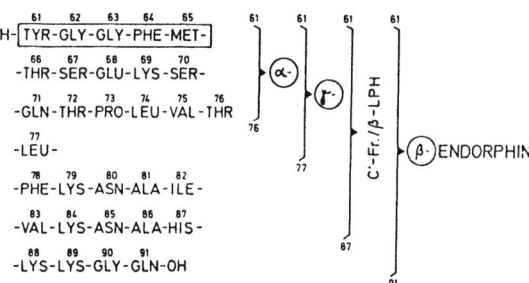

Die Indikationen der Akupunktur

Die wichtigste Frage für Akupunkturärzte ist nicht - wie manche Kollegen glauben - **welchen** Punkt steche ich, sondern sie lautet: Ist dieser Fall überhaupt für die Akupunkturtherapie geeignet?

1. Akupunktur zur Beseitigung von Schmerzen

Wenn wir hier die Indikationen der Akupunktur abhandeln und den ersten großen Bereich, nämlich Akupunktur gegen Schmerzzustände betrachten, so muß selbstverständlich bedacht werden, daß Schmerzen zunächst einmal ein Alarmsignal des Körpers sind; deshalb darf auch **nur** nach einwandfreier ärztlicher Diagnosestellung akupunktiert werden. Wenn allerdings eine Krankheit oder Störung wohl bekannt ist, z.B. immer wiederkehrender Wetterkopfschmerz oder andauernde Knieschmerzen bei Kniegelenkarthrose usw., dann ist der Schmerz nur noch lästig. Auf einen anderen Aspekt weist DR. NOGIER in seinem Lehrbuch der Aurikulotherapie (Ohrakupunktur) hin: "Man vermeide es, Schmerzen auszuschalten, die zur Beobachtung eines Krankheitsverlaufs oder zur Indizierung einer Operation nötig sind." Auch ist die Akupunktur nicht monoman zu handhaben. Wenn für die jeweilige Krankheit Medikamente (bes. Herztherapie) oder Diät (z.B. Magenulkus, Leberleiden) angezeigt sind, soll man die Akupunktur dazu kombiniert anwenden, denn **Akupunktur ist mit allen anderen Therapieformen gut zu kombinieren.**

Folgende Schmerzzustände sind im allgemeinen gute Akupunkturindikationen:
- Wirbelsäulenschmerz (Ischias, zur Unterstützung der manuellen Therapie usw.)
- Gelenkschmerzen allgemein
- Migräne
- Neuralgien
- Magengeschwür
- Angina pectoris (außerdem übliche Herztherapie!)
- Herpes Zoster

2. Akupunktur gegen funktionelle Störungen und zur Anregung von Funktionen

Nach dem Erfolg bei der Schmerzbehandlung wurde schon vor mehreren tausend Jahren die Akupunktur auch bei anderen Krankheitsbildern eingesetzt, so bei Kreislaufstörungen, zur Funktionsanregung von Organen und Eingeweiden usw. Was für die Behandlung von Schmerzen gilt, ist auch hier richtig: Es darf erst nach einwandfreier ärztlicher Diagnose akupunktiert werden. Folgende Störungen oder mangelnde Funktionen sind im allgemeinen gute Akupunkturindikationen:
- Im Bereich von Organen und Eingeweiden: Leber, Galle, Niere, Darm (Obstipation), Magen (subazid-hyperazid), Pankreas, Herzinsuffizienz (zusammen mit Digitalis)
- Im hormonellen Bereich: Schilddrüse, Thymus usw.

3. Akupunktur gegen Allergien

Gegen Heuschnupfen und Asthma kann der erfahrene Akupunkturarzt in der Regel gute Erfolge erzielen. Erst wissenschaftliche Arbeiten sind von NOLTE/BERGER und KLIEN bereits erschienen.

4. Akupunktur gegen psychische Störungen

Nach den Erfolgen auf anderen Gebieten wird mittlerweile die Akupunktur auch zur Behandlung psychischer Krankheiten mit herangezogen und erfährt dadurch eine beträchtliche Ausweitung ihrer Anwendungsmöglichkeiten. Selbstverständlich ist auch hier die einwandfreie ärztliche Diagnose eine Grundvoraussetzung.

Folgende psychische Leiden stellen im allgemeinen gute Akupunkturindikationen dar:
- Suchtkrankheiten
- Schlaflosigkeit
- Herzneurose
- Magenneurose
- Enuresis nocturna

Nur für den erfahrenen Akupunkturarzt:
- Angstzustände, auch Prüfungsangst, Platzangst
- Reaktive Depressionen
- Stottern
- Colitis ulcerosa (bei Überwiegen der psychischen Komponente)
- Morbus Crohn

Relative und absolute Kontraindikationen der Akupunktur

Bei einigen Krankheiten ist Akupunktur nicht angezeigt.

Relative Kontraindikationen:

- Unmittelbar nach großen physischen und psychischen Anstrengungen; eine entspannende Akupunktur ist allerdings möglich.
- Die hormon-aktiven Punkte sollen während der Menstruation nicht gestochen werden; sehr wohl kann aber eine laufende Behandlung, bei der diese Punkte nicht Verwendung finden, weitergeführt werden.

Absolute Kontraindikationen:

- Schmerzen mit Operationsindikation (Appendizitis, Gallenblasenempyem usw.)
- Alle Erbkrankheiten
- Endogene Depression, Schizophrenie
- Kontagiöse und venerische Erkrankungen
- Degenerative und heredodegenerative Leiden mit vorwiegendem Befall des Rückenmarks
- Demyelinisierende Erkrankungen

Die hormonaktiven Punkte bei Schwangeren sollen **nicht** gestochen werden, sehr wohl kann aber z.b. eine Ischiasbehandlung durchgeführt werden.

Karzinome, es kann aber der **Karzinom-Schmerz** behandelt werden (Vorteil: Akupunktur erzeugt keine Sucht!).

Der Platz der Akupunktur in der Schulmedizin

1. In der Anästhesiologie und pain-clinic (Schmerztherapie)

Eines der wichtigsten Anwendungsgebiete der Akupunktur wird sicherlich die Analgesie bei operativen Eingriffen sein. Diese Entwicklung hat in der Bundesrepublik bereits eingesetzt: Nahezu täglich wird in großen Kliniken - Universitätsklinik Düsseldorf und Giessen, Herzzentrum München, Urologische Universitätsklinik München, II. Universitätsfrauenklinik München, chirurgische Universitätsklinik und auch Universitätspoliklinik in München - unter Akupunktur-Analgesie operiert, weniger häufig auch in anderen Krankenhäusern. Dies ist allerdings erst ein Anfang, verglichen mit den Verhältnissen in China. Daß in China die Akupunktur speziell im Hinblick auf die Möglichkeit der Analgesie bei Operationen erforscht und weiterentwickelt wurde, lag an der Aufforderung des Vorsitzenden MAO, die "chinesische Medizin auf eine neue Höhe zu bringen". Die ersten Versuche, die Akupunktur auch als Narkose-Ersatz zu nutzen, verliefen recht erfolgreich und dabei wurden auch die Vorteile der Akupunktur-Analgesie offenbar:

- Im Gegensatz zur üblichen Narkose beeinträchtigt die Akupunktur-Analgesie weder Atmung noch Kreislauf noch Leber-, Nieren- und Darmfunktion. Sie ist also auch bei älteren oder geschwächten Patienten anwendbar, denen eine Allgemeinnarkose nicht zugemutet werden kann.

- Nach- und Nebenwirkungen der Vollnarkose wie Übelkeit, Darmatonie, Blasenatonie usw. entfallen. Der frischoperierte Patient braucht sich nicht erst von der Narkose zu erholen - der Heilungsprozeß beginnt sofort.

- Da der Analgesie-Effekt noch erhebliche Zeit anhält, werden Wundschmerzen, die sonst häufig medikamentös bekämpft werden müssen, gut unterdrückt.

- Für einen weiteren Vorteil möchte ich Prof. Dr. Horst BOURMER zitieren, Facharzt für Chirurgie und Anästhesie, sowie Vorsitzender des Hartmann-Bundes. BOURMER schrieb nach Rückkehr von seiner Chinareise im Verbandsblatt "Der deutsche Arzt" (Heft 21/74): "... man muß berücksichtigen, daß die Akupunkturnarkose hinsichtlich ihrer Gefährlichkeit weit hinter unseren Allgemeinnarkosen zurücksteht."

- Die Stiftung "Volkswagenwerk" schätzt die Gefährlichkeit der herkömmlichen Narkose wie folgt ein: Weil es bei jeder dreißigsten Operation Narkosekomplikationen gebe, mitunter tödliche, und weil weitgehend ungeklärt sei, auf welche Weise die Narkosemittel die Funktionen des Gehirns beeinflussen, bewilligte der Stiftungsvorstand Anfang 1976 1,1 Millionen DM für ein Forschungsprogramm.

- Dank der oben dargestellten Vorteile können die Patienten die Klinik in der Regel früher verlassen als nach Operationen unter Vollnarkose.

- Der Verzicht auf gasförmige Narkosemittel, die sonst bei längeren Eingriffen unerläßlich sind, wirkt sich außerdem umweltfreundlich aus. Gerade in den letzten Jahren sind größere Statistiken über die Schädigung von Anästhesisten und anderen im Operationssaal tätigen Personen durch gasförmige Narkosemittel erschienen, die auf statistisch gesichertes vermehrtes Auftreten von kindlichen Mißbildungen, Schlaflosigkeit, Leberschäden und malignen Entartungen des retikuloendothelialen Systems hinweisen.

Aufgrund der beschriebenen Vorteile wird in der VR China wie auch in Europa und den USA in zunehmendem Maße die Akupunkturanalgesie eingesetzt.

In dem Universitätskrankenhaus Nr. 3 in Peking wurde uns angegeben, daß durch genaueres Stechen einiger sorgsam ausgewählter Punkte sich die die Ergebnisse der Akupunkturanalgesie in den letzten Jahren so verbessern ließen, daß auch die Gesamthäufigkeit der Akupunkturanalgesien im Vergleich zu chemischen Narkosen deutlich gesteigert werden konnte. An Zahlen wurden uns genannt:

- 1974: 20% aller Operationen in Akupunkturanalgesie
- 1975: 30% aller Operationen in Akupunkturanalgesie
- 1976: 40% aller Operationen in Akupunkturanalgesie

In Deutschland wurden mittlerweile schon über 10 000 Operationen unter Akupunktur als Bestandteil der Kombinationsnarkose erfolgreich durchgeführt. Trotzdem wird doch noch gelegentlich die Mutmaßung laut, der durch die Stimulationsakupunktur erreichte analgetische Effekt beruhe auf Suggestion. Prof. MAYERHOFER (Wien) entgegnete darauf auf dem Anästhesieweltkongreß in Mexiko 1976:

- "Damit Akupunkturanalgesie eintritt, muß das Nervensystem intakt sein. Einstechen der Nadeln in eine gelähmte Extremität oder eine lokal anästhesierte Region bleibt wirkungslos.

- Es genügt nicht, die Nadeln einfach einzustechen. Der betreffende Punkt muß wenigstens einige Minuten lang mechanisch oder elektrisch gereizt werden.

- Auch Tiere können unter Akupunkturanalgesie operiert werden.

- Den schmerzstillenden Effekt erreicht man selbst dann, wenn der Patient von der Akupunktur nichts weiß bzw. eingeschläfert wurde. Viele Akupunkturanalgesien werden mit einer Inhalationsnarkose bzw. mit einer Pentothal-Injektion kombiniert. Hierbei genügt eine ganz oberflächliche Narkose, die allein niemals für eine Operation ausreichen würde".

Auch in Blindstudien ist der Akupunktureffekt eindeutig nachweisbar. Nachdem Frau Dr. OTT aus dem Institut für Anästhesiologie der Universität München bei über 700 großen chirurgischen Eingriffen Ohrakupunktur-Kombinations-Analgesie praktiziert hatte, wurde eine Blindstudie mit folgender Konzeption durchgeführt:

"Zwischen die Stimulationselektroden und das Stimulationsgerät wurde ein sogenanntes Phantom geschaltet. Nach einem dem Anästhesisten unbekannten Code blockierte dieses Phantom die Stimulation, d.h. die Ohrnadeln sind zwar angelegt, aber der elektrische Reiz bleibt aus. Der Anästhesist hatte sich ausschließlich an den hämodynamischen und vegetativen Reaktionen des Patienten zu orientieren. Nach Abschluß der Studie wurde der Code eröffnet, und es stellte sich heraus, daß die nicht-stimulierten Patienten einen **21fach** höheren intraoperativen Schmerzmittelverbrauch hatten als die stimulierten." (OTT in Ärztlicher Praxis Nr. 10/77).

Als neues Fachgebiet innerhalb der Anästhesiologie wurde zunächst in Amerika und dann auch bei uns die "pain-clinic" eingeführt. Darunter versteht man die Schmerzbehandlung bei Krankheitsfällen, deren Ursache wohl bekannt, aber nicht therapierbar ist, so daß man sich auf eine reine Schmerzbekämpfung beschränken muß. Nachdem MAYER und POMERANZ 1976 nachwiesen, daß durch Akupunktur körpereigene Schmerzunterdrückungssubstanzen, sogenannte Endorphine (aus endogen und Morphin zusammengezogene Wortschöpfung), freigesetzt werden, hielt auch die Akupunktur in Europa wie in Übersee Einzug in renommierte pain-clinic-Abteilungen in Universitätskrankenhäusern. Als besonderen Vorteil der Akupunktur stellte POMERANZ bei der Jahrestagung der Society of Neuroscience in Toronto 1976 heraus: "The release of a brain chemical by acupuncture is preferable to injecting endorphin for treatment of pain, because injections are addictive (suchterzeugend), while acupuncture is not." Damit wurde zum ersten Male vor führenden Neurophysiologen und Neurochemikern darauf hingewiesen, daß die nicht-suchterzeugende Therapie durch Akupunktur der suchterzeugenden Injektionstherapie starker Schmerzmittel vorzuziehen ist.

2. Der Platz der Akupunktur in den übrigen medizinischen Sparten

Wenn man sich noch einmal die schon aufgeführten Indikationenslisten der Akupunkturtherapie ansieht, so bedarf es sicherlich keiner Prophetie, vorherzusagen, daß die Akupunktur in den folgenden Fachbereichen starke Beachtung finden wird, um nur einige aufzuführen:

- Orthopädie (z.B. Wirbelsäulen- und Gelenksbeschwerden)
- Innere Medizin (z.B. Magengeschwür, Leber- Gallenbeschwerden, Obstipation, Angina pectoris zusammen mit üblicher Herztherapie)

- Kinderheilkunde (z.B. Bettnässen, Stottern, Konz. Störungen)
- Frauenheilkunde (z.B. Menstr. Beschwerden, hormonelle Migräne)
- Neurologie-Psychiatrie (z.B. Neuralgien, Schlaflosigkeit, Sucht-krankheiten, Migräne)
- Urologie (z.B. Prostatabeschwerden, Reizblase)
- Pulmonologie (z.B. Asthma, Reizhusten)
- HNO (z.B. Heuschnupfen, chronische Sinusitis)
- Zahnheilkunde (z.B. Algien nach Extraktionen und als Analgesiemethode)

3. Akupunktur als Vorsorgemedizin

Der Sinn der Akupunktur liegt nicht nur in der Linderung von Schmerzen und Beschwerden, sondern auch in der Vorsorge von Krankheiten. Heute noch wird zu ca. 80% kurative Medizin betrieben. Alle Zukunftsforscher sind sich aber einig, daß schon in zehn Jahren die prophylaktische Medizin von den jetzigen 20% auf 80% ansteigen und dann die kurative Medizin nur noch 20% betragen wird. Dies ist nicht nur vom Standpunkt der Gesundheitspolitik aus sinnvoller, sondern auch vom Standpunkt der Volkswirtschaft aus, da dadurch enorme Summen eingespart werden können.

Immer mehr geht der Trend dahin, Krankheiten noch im subklinischen Zustand zu behandeln, d.h. einer Krankheit schon entgegenzutreten, bevor sie echten Schaden angerichtet hat.

Zum Beispiel soll man bei Fettleber schädigende Noxen meiden, zusätzlich kann man aber außerdem die Akupunktur einsetzen, um Funktionen anzuregen (z.B. Leber, Galle, Darm), oder um den Ausbruch einer Krankheit zu verhindern, z.B. prophylaktische Akupunktur des Heuschnupfens im Februar vor der eigentlichen Pollenzeit.

4. Akupunktur: Heilmethode ohne Nebenwirkungen

Man spricht viel von der Giftigkeit und Gefährlichkeit von ursprünglich für harmlos gehaltenen Medikamenten.

Es wäre töricht, sich undifferenziert gegen alle Pharmaka zu wenden. Dies gilt selbst für Medikamente mit bekannten starken Nebenwirkungen, die man aber unter Abwägung aller Gesichtspunkte trotzdem verschreibt. Die Akupunktur ermöglicht in vielen Fällen eine Verminderung der Einnahme von Medikamenten; oft gelingt es sogar, sie ganz wegzulassen. Jede Reduzierung muß aber mit dem behandelnden Arzt abgesprochen werden. Eine lege artis durchgeführte Akupunktur, d.h. wenn die Gesetze der Sterilität beachtet werden und der Arzt auch die anatomischen Stellen kennt, wo eine Akupunktur nur unter Vorsicht erfolgen darf, zeigt sicher keine Nebenwirkungen. Es sei aber darauf ausdrücklich hingewiesen:

Es darf nur nach einwandfreier Diagnosestellung akupunktiert werden. Die Akupunktur sollte nur vom wissenschaftlich geschulten Arzt ausgeübt werden.

Wissenschaftlich fundierte Akupunktur-Ausbildung

Die Resonanz der wissenschaftlich ausgerichteten Akupunkturkurse in der deutschen Ärzteschaft ist äußerst positiv. So konnte die Deutsche Akademie für Akupunktur und Aurikulo-Medizin bereits etwa 5000 Ärzte als Mitglieder aufnehmen und wurde dadurch zur größten wissenschaftlichen Akupunkturärzteorganisation der westlichen Welt. Für Anfragen betr. Kurse gebe ich die Akademieanschrift bekannt:

Deutsche Akademie für Akupunktur u. Aurikulomedizin, eingetragener gemeinnütziger Verein, Connollystr. 26, 8000 München 40 / Olymp. Dorf, Tel. 089/3517171

Die Akademie bildet nur Ärzte aus (Heilpraktiker u.a. sind nicht zugelassen), da die Akupunktur nur vom wissenschaftlich geschulten Arzt durchgeführt werden sollte.
Kleinere Akupunkturgesellschaften versuchen in der letzten Zeit durch viel Eigenwerbung auf sich aufmerksam zu machen. Liest man solche Kursprogramme, dann heißt es, Anfängerstufe oder Grundstufe oder Basiskurs. Keine andere Akupunkturgesellschaft aber bietet Ihnen, wie wir, auch später Kurse für weit Fortgeschrittene und Experten an. Wenn Sie Kompetenz in der Ausbildung suchen, dann gehen Sie zum Schmied, nicht zum Schmiedchen.

Die verschiedenen Akupunkturverfahren und ihre Entwicklung

1. Entwicklung der klassischen chinesischen Akupunktur, sogenannte Körperakupunktur

Es ist allgemein bekannt, daß sich die Körperakupunktur auf einige tausend Jahre zurückverfolgen läßt (Abb. 4 zeigt eine klassische Darstellung der Meridiane und Punkte), wobei sich in jüngster Zeit durch Ausgrabungen sogar noch neue Erkenntnisse gewinnen ließen. Man fand in dem Sarg des Prinzen Ching von Chungsan, der im 2. Jh.v. Christi beerdigt wurde, Gold- und Siberakupunturnadeln; die Goldnadeln waren noch einwandfrei erhalten, die Silbernadeln dagegen waren stark korrodiert (Abb. 5).

In der VR China ist an allen Universitäten und Ausbildungsstätten Akupunktur für alle Medizinstudenten Pflichtfach. Auch in den Schulen wird Akupunktur gelehrt, die Schüler stechen sich gegenseitig (Abb. 6). Auch die gerichtete Massage der Akupunkturpunkte, die sogenannte Akupressur, ist in China weit verbreitet und wird auch in den Schulen gelehrt (Abb. 7).

Durch das Vordringen anderer Akupunkturverfahren (wie Ohr- und Schädelakupunktur) hat sich das Akupunkturrepertoire der Ärzte stark verbreitert. Einige Indikationen sind neu für die Akupunktur hinzugekommen.

Eine Weiterentwicklung der Körperakupunktur durch Neuentdeckungen hat es offensichtlich in der VR China in den letzten Jahren nur in geringem Umfange gegeben. Durch die Erfolge der Akupunkturanalgesie angespornt, bei der man ja die Anzahl der Nadeln zur Erreichung der Schmerzunterdrückung in der letzten Zeit immer mehr reduziert hat, kann man vielleicht diesen analogen Entwicklungstrend in der VR China auch in der klassischen Körperakupunktur entdecken. Auch sogenannte "verbotene Punkte" sind meistens in Eigenversuchen erforscht worden und werden nun bei speziellen Indikationen doch angewendet.

Abb. 4

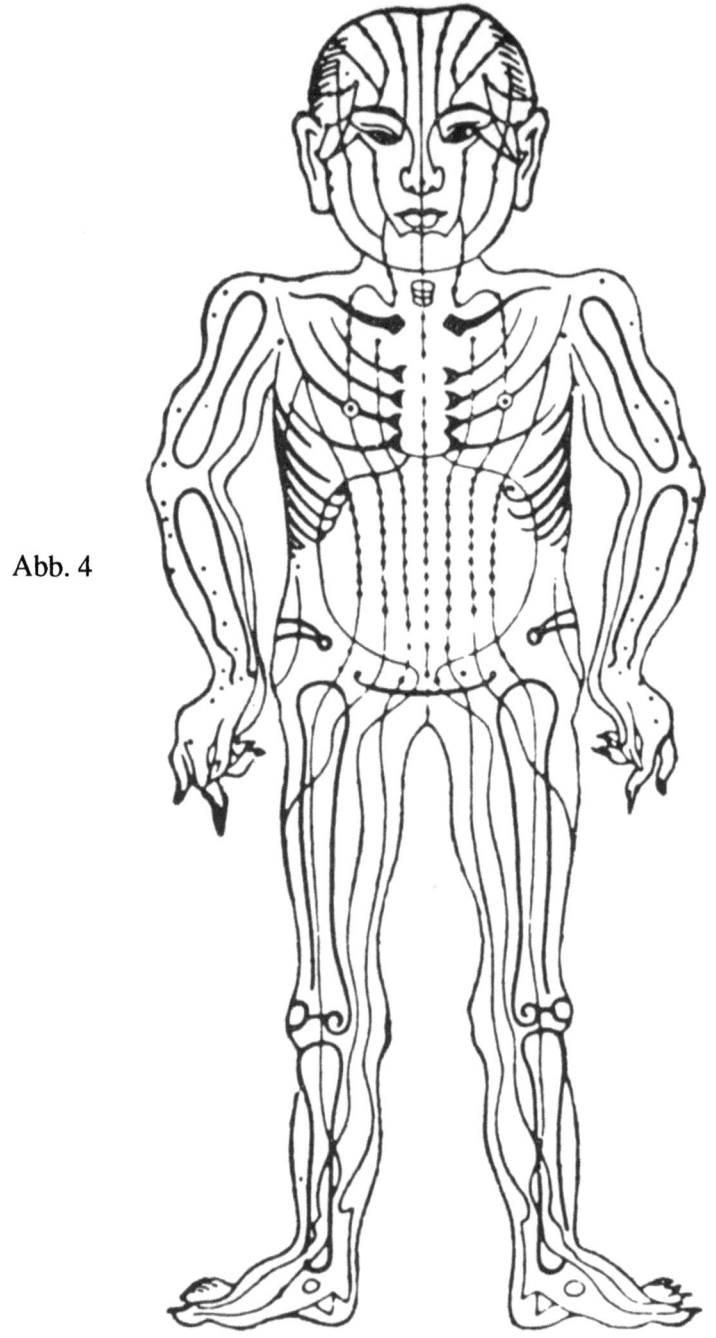

Abb. 4: Klassische chinesische Darstellung der Meridiane und Punkte

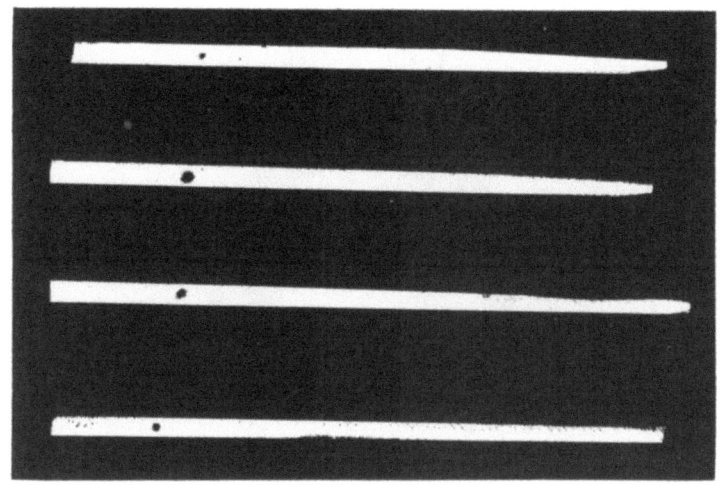

Abb. 5: Schon im 2. Jahrhundert v. Christi gab es im alten China nachweislich Gold- und Silbernadeln

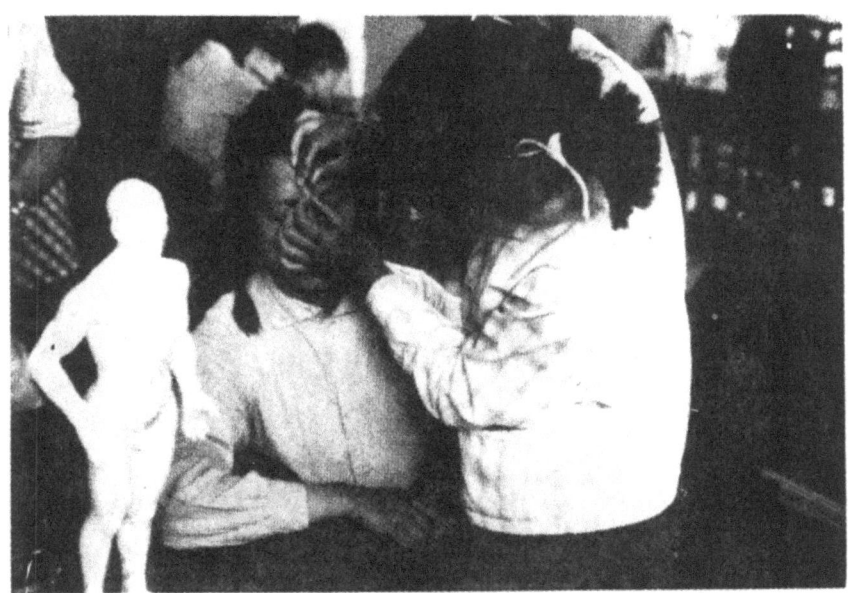

Abb. 6

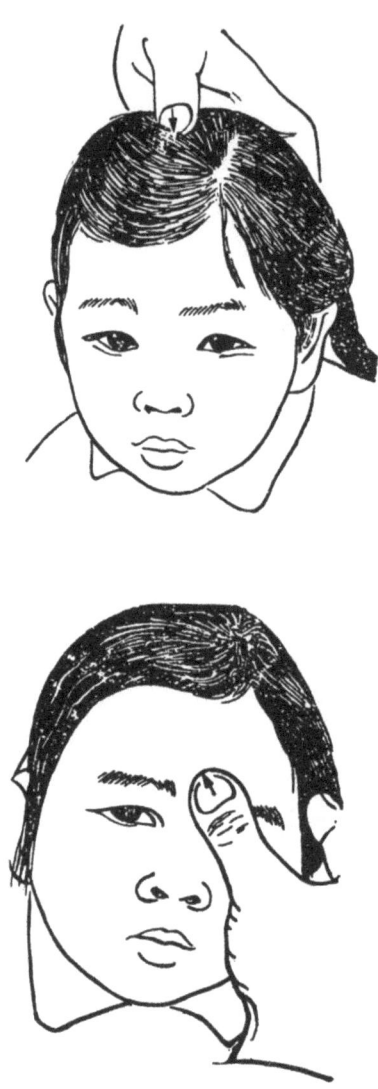

Abb. 7: Bei der Akupressur darf nie gegen die Meridianrichtung massiert werden

Ein Beispiel hierfür ist der Punkt Yamen, der angeblich für bestimmte Formen der Taubstummheit Verwendung findet.

Einzelheiten der Geschichte der Akupunktur möge der interessierte Leser in der Spezialliteratur, z.B. The Story of Chinese Acupuncture and Moxibustion von Fu Wei-kang, Peking 1975, nachlesen (Übersetzung von PETRICEK und ZEITLER, erhältlich beim Karl F. Haug Verlag).

Von Prof. BOURMER, dem Präsidenten des Hartmannbundes, stammt folgender Satz zur Geschichte: "Als therapeutische Maßnahme blickt die Akupunktur-Methode immerhin auf eine 4000jährige Geschichte zurück, und man darf wohl bei aller Kritik der Überzeugung sein, daß eine Methode, die reiner Bluff ist, sich sicherlich keine 4000 Jahre hält. Es ist sicherlich keine Prophetie, vorauszusagen, daß man bei einer weiteren wissenschaftliche Behandlung der Akupunktur als Therapieform wie auch als Narkose, noch eine positive Überraschung erleben wird."

Die Gliederung der Akupunkturpunkte (nach ZEITLER)

Die Akupunkturpunkte sind gegliedert nach ihrer Zugehörigkeit zu bestimmten Meridianen, die ihrerseits eine Rückwirkung auf Organe bzw. Organsysteme haben.

Unter dem Meridian eines Organs oder Hohlorgans versteht man formal eine Verbindungslinie, die durch eine Reihe von empirisch als wirksam nachgewiesenen Punkten markiert ist. Diese Punkte stehen in Beziehung zu einem Organ, die sich dadurch äußert, daß bei einer Funktionsstörung oder einer Organerkrankung ein oder mehrere Meridianpunkte sensibel werden können.

MENG nimmt an, daß die Meridiane einer im ZNS fixierten Verbindung von Hauptfunktionen im Sinne unbedingter Reflexe entsprechen. Zu diesen "kortikalen Assoziationsganglien" würden dann die Meridianverläufe der Körperakupunktur korrespondieren.

Bei Untersuchungen der Akupunkturpunkte mit sogenannten durchstimmbaren Lasern (das sind Farbstofflaser, deren Wellenlänge kontinuierlich verstellbar ist), fanden NOGIER, BAHR und KROY in ersten Ergebnissen, daß alle Akupunkturpunkte jeweils eines Meridians in eine Resonanzerregung zu bringen sind. Jeder Meridian hat eine eigene zugehörige Laserwellenlänge. Auch die jeweils korrespondierenden Ohrpunkte und das betroffene Organ selbst zeigen dieselben Resonanzerscheinungen.

Die altchinesische Philosophie und Medizin betrachtet in der Natur und am lebenden Körper alle sich abspielenden Vorgänge nach einem sich polar verhaltenden System. Die Akupunktur wird daher auch, je nach der individuellen Erkrankung, die sich in etwa polar verhaltenden Neurotransmitter Serotonin und Noradrenalin beeinflussen. Erste wissenschaftliche Versuche und Beweise (Serotoninanstieg) sind bereits veröffentlicht worden (RIEDERER, BIRKMAYER). Der Zustand des "Sinnesorgans" Akupunkturpunkt läßt sich aus dem Zustand der einzelnen Meridiane ableiten und gibt dadurch gleichzeitig Ansatzpunkte für eine mögliche Therapie.

Die verschiedenen Arten der Körperakupunkturpunkte

- **Tonisierungspunkt**
Liegt immer auf seinem zugehörigen Meridian und muß bei Energiemangel im entsprechenden Funktionskreis gestochen werden.

- **Sedativpunkt**
Liegt immer auf seinem zugehörigen Meridian und muß bei Energieüberfluß im entsprechenden Funktionskreis gestochen werden.

- **Quellpunkt**
Hat eine Verstärkerfunktion für die Wirkung eines gestochenen Hauptpunktes.

- **Durchgangspunkt**
Verbindet zwei Meridiane miteinander (vergleichbar arteriovenösen Anastomosen).

- Alarmpunkt
ist bei ausgeprägten Krankheiten in dem ihm zugehörigen Funktionskreis meist ausgesprochen drucksensibel und weist damit auch eine
diagnostische Wertigkeit auf.

- Zustimmungspunkte
Liegen in ihrer Gesamtheit dorsal und zwar auf dem medialen Teil
des sogenannten Blasenmerdians und zeigen in etwa segmentale
Gliederung. Jedes Segment ist einem Funktionskreis zugehörig.
Durch die Kombination des entsprechenden Alarmpunktes mit seinem Zustimmungspunkt kann man einen pathologischen Funktionskreis gut therapeutisch beeinflussen.

- Reunionspunkte
Zeigen Reunionswirkung, also gemeinsame Wirkung durch Querver-
bindung mehrerer Meridiane. Vergleich: Eine überlastete Kreuzung
mehrerer Hauptstraßen führt zu einem Autostau in den Zubringern.
Eine bessere Verkehrszirkulation (Energiezirkulation) ist von der
Kreuzung (Reunionspunkt) aus zu steuern.

- Kardinalpunkte (Schlüsselpunkte)
Schalten außergewöhnliche Meridiane ein und haben in der Aku-
punktur für Fortgeschrittene Bedeutung für chronisch-rebellierende
Erkrankungen.

- Neupunkte und Punkte außerhalb der Meridiane
Haben empirisch verifizierte Wirkung häufig im lokalen oder regionalen
Bereich.
(Siehe: ZEITLER/BAHR: Extra- und Neupunkte in der heutigen Aku-
punkturpraxis)

Innerer und äußerer Meridianverlauf

Aus Japan wurde bekannt, daß ein Patient nach einem partiellen
Blitzschlag "meridiansensibel" wurde.

Man versteht darunter das Phänomen, daß Patienten bei starker Stimulation des Anfangs- bzw. Endpunktes oder des Quellpunktes eines

Meridians, ohne vorher den Meridianverlauf zu kennen, diesen im Sinne einer Ausstrahlung des Nadelgefühls angeben können.

Solche Patienten sind natürlich für die Akupunkturforschung äußerst interessant, und so wurde in Peking und Shanghai systematisch nach meridiansensiblen Menschen geforscht. MENG berichtet, daß etwa 2 % der Untersuchten sich als dafür geeignet erwiesen. Besonders sensible Personen konnten nicht nur den äußeren Meridianverlauf an der Haut, sondern auch den inneren zu den einzelnen Organen oder Eingeweiden angeben. Durch diese Forschungen konnten somit die von alters her angegebenen Meridianverläufe bestätigt werden. Da für das Verständnis der Wirkung eines Akupunkturpunktes a) lokal, b) regional, c) überregional als Fern- und Systemwirkung, d) psychisch die Kenntnis des inneren Meridianverlaufs hilfreich ist, sind auf den folgenden Seiten diese Verläufe gestrichelt mitangegeben.

Da sich das vorliegende Buch als Einführung in die Grundlagen der Akupunktur versteht, sind die Meridianverläufe nur mit den etwa 100 wichtigsten Punkten angegeben. Als weiterführendes Lehrmaterial für die Einzelpunkte usw. empfehlen wir den Band unserer Lehrbuchreihe: ZEITLER/BAHR, Meridiane, ihre Punkte und Indikationen.

Meridiane, ihre wichtigsten Punkte und Indikationen

Häufig verwendete Akupunkturpunkte sind nach ihrer Zugehörigkeit zu den Meridianen geordnet, sowie wichtige Extrapunkte.

Von insgesamt 160 angeführten Punkten wurden ca. 100 durch Unterstreichung besonders kenntlich gemacht. Diese Punkte können als Basis für die praktische Ausübung der Akupunktur für Anfänger gelten.

Diese Arbeitsunterlage ist für die Teilnehmer an Kursen und Seminaren der Körperakupunktur für Anfänger vorgesehen und bewußt äußerst knapp gehalten. Sie kann keinesfalls ein Lehrbuch ersetzen. Die Verwirrung durch teilweise Verwendung unterschiedlicher Zählungen der Akupunktur-Punkte nach verschiedenen Autoren wurde beseitigt und nur noch nach den modernen chinesischen Angaben verfahren.

Verwendete Abkürzungen:

+ = Tonisierungspunkt
- = Sedativpunkt
Q = Quellpunkt
Lo= Durchgangs-Passage-Anknüpfungspunkt
K = Kardinalpunkt = Schlüsselpunkt
A = Alarmpunkt
Z = Zustimmungspunkt
M = Meisterpunkt = Spezialpunkt

Erläuterung der chinesischen Maßeinheit 1 cun

Die Chinesen verwenden ein Körpermaß, das cun (= 10 Fen) zur anatomischen Lokalisation der Punkte. 1 cun entspricht der Breite des Daumens (des Patienten) an seiner breitesten Stelle und damit ungefähr 1 1/2 Querfingern.

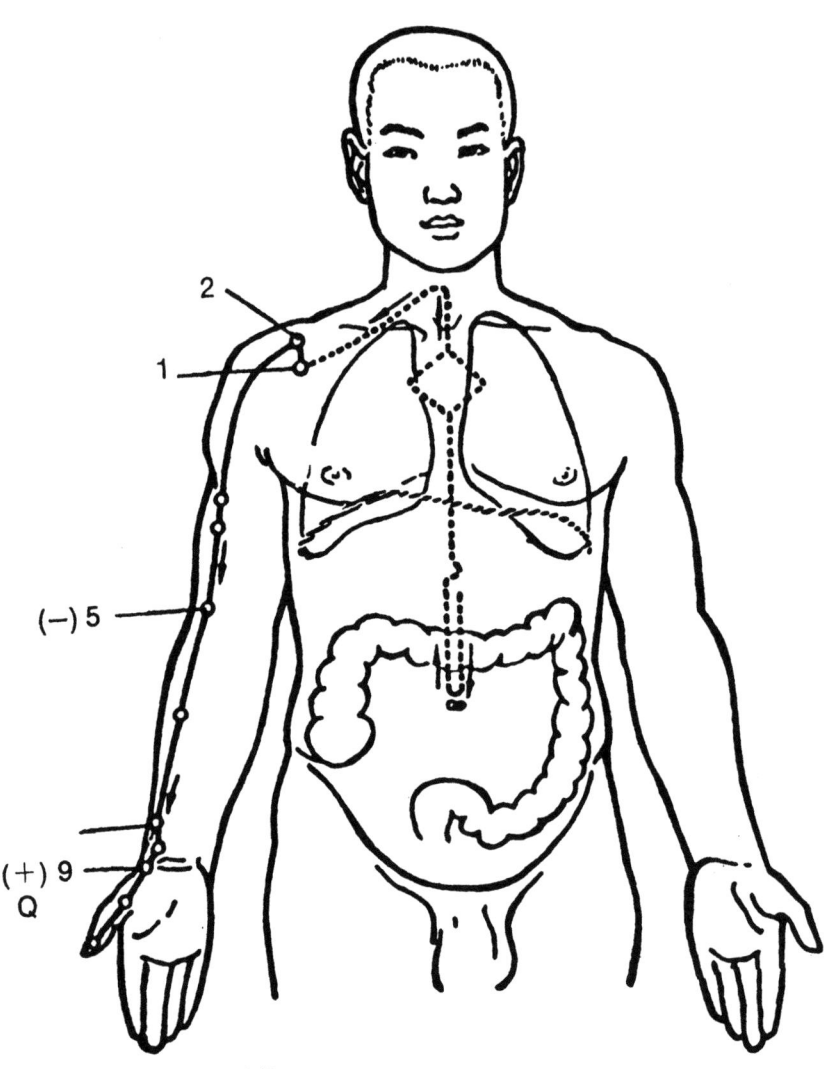

Abb. 8 Lungenmeridian

Tonisierungspunkt (+)	=	Lu 9
Sedativpunkt (−)	=	Lu 5
Quellpunkt (Q)	=	Lu 9
Durchgangspunkt (Lo) zu Di 4	=	Lu 7
Zustimmungspunkt	=	B 13
Alarmpunkt	=	Lu 1
Kardinalpunkt, der den „Wunder- meridian" Jenn Mo einschaltet	=	Lu 7

LUNGENMERIDIAN = Lu, Yin, Verlauf: zentrifugal, 11 Punkte

Lu 1:   A. der Lungen, Spezialpunkt zur Behandlung aller Lungenaffektionen, juckende Dermatosen, Nachtschweiß, Angst- bzw. Sorgepunkt.

Lokalisation: a)1 Cun unter der Clavikula und 6 Cun seitlich der ventralen Medio-Sagitallinie, in einer Höhe mit KG 20.
b) Über eine gedachte Vertikale, die 2 Cun lateral der Mamille verläuft, findet man 1 Cun unter dem Unterrand der Clavikula den Punkt Lu 1.

Punktur: Bis 2 Fen senkrecht oder 5 Fen schräg (Cave Pleuram!).

Lu 5:   -, Ho-Punkt, besonders gegen nächtliche Beschwerden, Husten, Atembeklemmung, Juckreiz, Sensibilitätsstörungen, Ellenbogenschmerzen, Krampfneigung, Spezialpunkt gegen Hauterkrankungen im Gesichtsbereich.

Lokalisation: In der Mitte der Ellenbogenfalte, an der radialen Seite der Bicepssehne.

Punktur: 3 Fen - 1 Cun senkrecht.

Lu 7:   K. für das Konzeptionsgefäß, Lo zu Di 4, M. für alles Geschehen im Thoraxraum, Hemicranie, Facialis, Trigeminus, Rachenbereich, Asthma bronchiale, Keuchhusten, Impotenz, Frigidität, rheumatoide Schmerzen, Psychasthenie, Anti-Depression.

Lokalisation: a) 2 Cun proximal der Handgelenksquerfalte, über der A. radialis, in Höhe des Processus styloideus radii.
b) Hilfsmethode zu a): Beim Kreuzen beider Daumen, dort wo die Zeigefingerspitzen auf der A. radialis zu liegen kommen.

Bemerkung: Aus Gründen der mangelhaften anatomischen Kenntnisse der "Barfußärzte" und um Komplikationen zu vermeiden, in der modernen chinesischen Literatur verlegt an den Processus styloideus radii, 1 1/2 Cun oberhalb der Handgelenksfalte. Beachte: Dafür Punktur schräg nach unten 1 Cun!

Punktur: 2 Fen schräg in Richtung der Arterie, in Meridianrichtung.

Lu 9:   + Q, M. für Gefäßkrankheiten, Arythmien, ähnliche Wirkung wie Lu 7, zusätzlich besonders Herzschmerzen, Tachycardieneigung.

Lokalisation: Radialisrinne, in Höhe der Handgelenksquerfalte. (Auch hier in der modernen chinesischen Literatur aus den bei Lu 7 angeführten Gründen Lokalisation: Radial neben A. radialis in Vertiefung).

Punktur: 2 Fen senkrecht oder 5 Fen schräg. (Cave arteriam!).

Lu 11:   M. für Halskrankheiten, Analgesiepunkt (z.b. für Tonsillektomie).

Lokalisation: 1 Fen proximal und lateral vom äußeren Nagelfalzwinkel des Daumens.

Punktur: 2 Fen in Meridianverlauf oder Blutung hervorrufen (zur Sedierung).

DICKDARMMERIDIAN = Di,Yang, Verlauf: zentripetal, 20 Punkte

Di 1:   M. gegen Zahnschmerzen, Laryngitis, Pharyngitis, asthmoide Bronchitis, Paraesthesiae der Finger, Herpes labialis, Ting-Punkt.

Lokalisation: 1 Fen proximal und lateral vom äußeren (daumenseitigen) Nagelfalzwinkel des Zeigefingers.

Punktur: 2 Fen in Meridianverlauf, evtl. zur Sedierung Blutung hervorrufen.

Di 2:   -, Stoffwechselpunkt, siehe Di 3.

Lokalisation: In einem Grübchen, radial und distal des Metacarpo-Phalangealgelenkes des Zeigefingers. (Daumen in die geschlossene Faust versenken, am Ende der Falte, die knapp vor dem Grundgelenk entsteht.)

Punktur: 2-5 Fen senkrecht.

Di 3:   Stoffwechselpunkt, M. gegen Akne, Wirkung auf Haut und Schleimhäute, fördert die Diurese, Stomatitis, Glossitis, Zahnschmerzen im Unterkiefer, Spasmen und Algien der Hände.

Lokalisation: In einem Grübchen, das proximal vom Capitulum des Metacarpale II tastbar ist.

Punktur: 3 Fen senkrecht - 1 Cun schräg nach ulnar.

Di 4:   Q., Verbindung von Lu 7, Stoffwechselpunkt, Analgesiepunkt = Thalamuspunkt, Kopfschmerzen, Nasen-Rachenaffektionen, Zahnschmerzen, Ohrenleiden, Facialis, Trigeminus, febrile Zustände, Gelenkschmerzen an den o.E., Colitiden, Obstipation, Menstruationsstörungen,

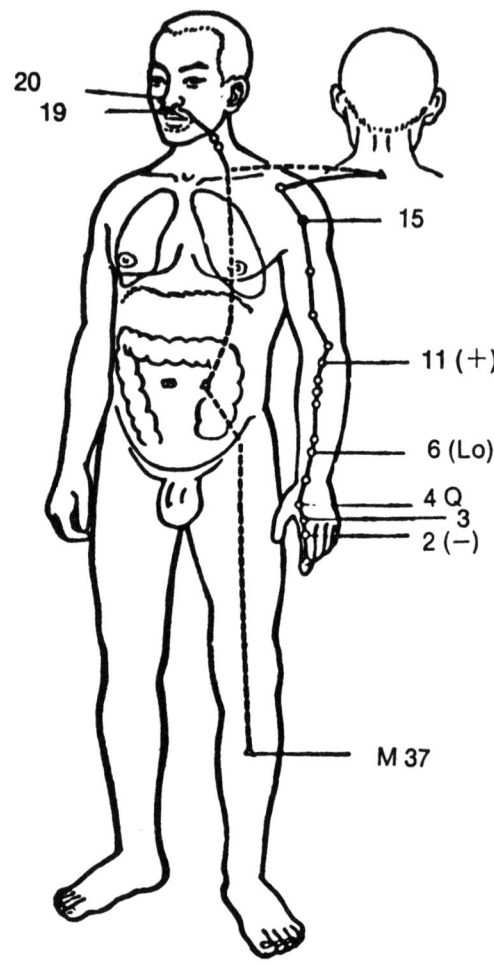

Abb. 9 Dickdarmmeridian

Tonisierungspunkt (+)	=	Di 11
Sedativpunkt (−)	=	Di 2
Quellpunkt (Q)	=	Di 4
Durchgangspunkt (Lo)	=	Di 6 zu Lu 9
Zustimmungspunkt	=	B 25
Alarmpunkt	=	M 25
Punkt mit HO-Funktion = direkte Einwirkung auf das Hohlorgan, den Dickdarm	=	M 37

Hauterkrankungen, besonders mit Juckreiz, übermäßiges Schwitzen, neurasthenische Zustandsbilder mit Lu 7.

Lokalisation: Etwas distal vom Winkel, den Metacarpale I und II bilden, näher zu Metacarpale II. (Bei gestreckten Fingern entsteht, wenn man den Daumen an den Zeigefinger preßt, ein Muskelwulst neben dem Metacarpale II, dessen höchster Punkt der Lokalisation von Di 4 entspricht, also ca. in der Mitte des Metacarpale II und radial von diesem.)

Punktur: 3 Fen - 1 Cun schräg in Meridianverlauf.

Di 6: Lo zu Lu 9, Zahnschmerzen, Tonsillitis, Gesichtsneuralgien, Kraftlosigkeit der Finger, unaufhörliche Logorrhoe (mit LG 16).

Lokalisation: An der Außenseite des Unterarmes, 3 Cun über der Handgelenksfalte, distal vom Radiusköpfchen. (Beim Kreuzen der Daumen - siehe Lu 7 - zeigt die Spitze des gestreckten Zeigefingers der obenauf liegenden Hand, an der Außenseite des Radius angelegt, auf den Punkt.)

Punktur: 3-5 Fen senkrecht oder schräg.

Di 11: +, M. gegen Paresen, fiebersenkend, siehe Di 4, häufig zur Unterstützung von dessen Wirkung.

Lokalisation: Bei maximal gebeugtem Arm, am äußersten lateralen Ende der Ellenbogenquerfalte.

Punktur: 5 Fen - 2 Cun senkrecht.

Di 14: Schulter-Armsyndrom (Arm kann nicht seitlich gehoben werden).

Lokalisation:	An der Außenseite des Oberarmes, etwas distal vom Ansatz des M. deltoideus.
Punktur:	3 Fen senkrecht - 1 Cun schräg aufwärts.
Di 15:	M. gegen Paresen der oberen Extremitäten, führender Punkt bei Schultergelenksbeschwerden.
Lokalisation:	An der Schultervorderseite, vor und lateral vom Acromio-Claviculargelenk, in dem ventralen der beiden Grübchen, die dort beim Heben des Armes entstehen.
Punktur:	3 Fen senkrecht oder bis 1 Cun schräg.
Di 16:	komplettiert Wirkung von Di 15.
Lokalisation:	In der Vertiefung zwischen dem acromialen Ende der Clavicula und dem obersten Anteil der Spina scapulae.
Punktur:	5 Fen - 1 Cun senkrecht.
Di 19:	Indikationen siehe Di 20.
Lokalisation:	5 Fen horizontal seitlich des Anfanges der Naso-Labialrinne = 5 Fen seitlich von LG = Tou MO 26, unter dem lateralen Rand des Nasenflügels. (Um diesen Punkt zu erreichen, kreuzt der Meridian nach neuer Literatur am Punkt LG 26 die Seiten).
Punktur:	2-5 Fen schräg.
Di 20:	M. für Nasenaffektionen, Analgesiepunkt für die oberen Frontzähne, asthmatoide Bronchitis auf Basis einer allergischen Rhinitis, Facialisparese, Trigeminusneuralgie.
Lokalisation:	5 Fen seitlich der Mitte des Nasenflügels, am oberen Ende der Nasolabialfalte, in einem Grübchen.

Punktur: 2-5 Fen schräg nach medial.

<u>Neupunkt 12</u>: nach ZEITLER Di 20-01, bildet eine funktionelle Einheit mit Di 20 für chronische Nasennebenhöhlenaffektionen. Er liegt ca. 1 Querfinger oberhalb von Di 20. Vom Di 20 aus soll tangential eine dünne Stahlnadel bis zum Neupunkt 12 vorgeschoben werden.

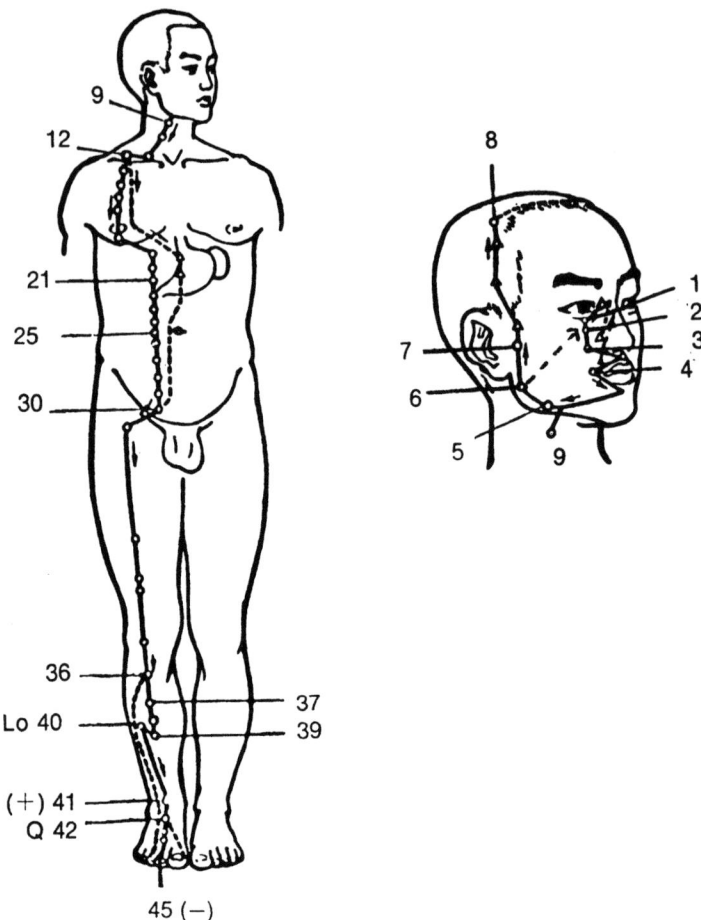

Abb. 10 Magenmeridian

Numerierung nach "Essentials of Chinese Acupuncture"

Tonisierungspunkt	=	M 41
Sedativpunkt	=	M 45
Quellpunkt	=	M 42
Durchgangspunkt (Lo)	=	M 40 zu MP 3
Zustimmungspunkt	=	B 21
Alarmpunkt	=	KG 12
HO-Funktion für den Dickdarm	=	M 37
HO-Funktion für den Dünndarm	=	M 39

MAGENMERIDIAN = Ma, Yang, Verlauf: zentrifugal, 45 Punkte

Ma 2:	Augenleiden, Trigeminusneuralgie, (siehe Di 20).
Lokalisation:	In dem Grübchen, das dem Foramen infraorbitale entspricht.
Punktur:	3-5 Fen senkrecht oder schräg nach unten.
Ma 4:	Spezialpunkt gegen Facialisparese, Zahnschmerzen, Trismus.
Lokalisation:	1 Querfinger neben dem Mundwinkel.
Punktur:	2-5 Fen schräg oder bis Ma 3 durchstechen.
Ma 6:	Unterkiefer - Zahnbereich, Facialis, Trigeminus, Tic adjuvant gegen Stottern, circumorale Hautveränderungen.
Lokalisation:	Am Unterkieferwinkel, am Ansatz des Masseters an der oberen Mandibulakante (Mund öffnen lassen).
Punktur:	3 Fen senkrecht - 1 Cun schräg, in Richtung zu Ma 7.
Ma 8:	heftige Kopfschmerzen, Hemicranie, Facialis, Trigeminus 1. Ast, Augenschmerzen, Tränenfluß.
Lokalisation:	Am oberen Rand der Schläfengrube, 4 Querfinger = 3 Cun oberhalb und 1 Querfinger hinter dem Orbital-Jochbeinwinkel, am Winkel des Schläfen-Stirnhaaransatzes.
Punktur:	2 Fen - 1 Cun schräg, Nadel nach abwärts oder aufwärts gerichtet.
Ma 10:	Spezialpunkt gegen Heiserkeit, Stimmermüdung.

Lokalisation:	Am Vorderrand des M. sternocleidomastoideus, seitlich der Mitte des Schildknorpels. Mitte der Strecke Ma 9 - Ma 11.
Punktur	2 Fen senkrecht - 1 Cun schräg - tangential in Meridianrichtung.
Ma 14:	Herzangst, Neurasthenie, Extrasystolie, funktionelle Stenocardie (dzt. wieder modern, - Nitro-Salbenmassage, wie auch bei KS 3, Lu 5 - lokale Anwendungen bekannt sind).
Lokalisation:	Im 1. ICR auf der Mammillarlinie, in Höhe von KG 20.
Punktur:	3-8 Fen schräg.
Ma 21:	Gastralgien, Ulcuskrankheit, Magenneurose.
Lokalisation:	2 Cun seitlich der ventralen Medianlinie, in einer Höhe mit KG 12, also 4 Cun oberhalb der Nabelhöhe.
Punktur:	3 Fen - 1 Cun senkrecht.
Ma 23:	wie Ma 21, Oberbauchsysndrom.
Lokalisation:	2 Cun seitlich der ventralen Medianlinie, in Höhe von KG = Jenn Mo 10 und Ni 17, also 2 Cun über Nabelhöhe.
Punktur:	3 Fen - 1 Cun senkrecht.
Ma 25:	A. des Dickdarms, alle Erkrankungen des Magen-Darm-Traktes, adjuvant bei Fermententgleisung.
Lokalisation:	2 Cun seitlich der ventralen Medianlinie in Nabelhöhe. (Wir finden in derselben Höhe von medial nach lateral KG = Jenn Mo 8, Ni 16, Ma 25).
Punktur:	3 Fen - 1 Cun senkrecht.

Ma 27:	wie Ma 25, jedoch mehr für den Unterbauchbereich.
Lokalisation:	2 Cun unter Ma 25 und 2 Cun seitlich der ventralen Medianlinie, in einer Höhe mit KG 5 und Ni 14.
Punktur:	3 Fen - 1 Cun senkrecht.
Ma 36:	Ho-Punkt, wirkt auf den Allgemeinzustand, psychisch ausgleichend bes. bei Stimulation links; auf den Magen-Darm-Trakt, kreislaufregulierend, fördert Kraft und Durchblutung der u.E., Gonarthralgien, unterstützend bei allen Hauterkrankungen, Miktionsstörungen, Enuresis.
Lokalisation:	a) 3 Cun unter der Unterkante der Patella, distal vom "äußeren Knieauge" = Ma 35, zwischen dem M. tibialis anterior und dem M. flexor digitorum communis. b) 2 Querfinger unterhalb des Fibulaköpfchens und 1 Querfinger lateral der Tibiakante. c) Der Patient legt seine rechte Hand auf sein rechtes Kniegelenk, so daß die Palma manus über der Patella liegt, der Mittelfinger auf der Tibiakante, so erreicht nun die Spitze seines maximal nach lateral und unten gestreckten Ringfingers den Punkt Ma 36.
Punktur:	1 - 1 1/2 Cun in Meridianrichtung.
Ma 37:	Ho-Funktion auf den Dickdarm, Colitis, Appendicopathie.
Lokalisation:	3 Cun unter Ma 36, auf einer Vertikalen, parallel zur Tibiakante.
Punktur:	1 - 1 1/2 Cun in Meridianrichtung.
Ma 39:	Ho-Funktion auf den Dünndarm, Enteritiden.

Lokalisation:	3 Cun unter Ma 37, lateral der Tibiakante. Dies entspricht dem Mittelpunkt der Strecke Tuberositas tibiae-Sprunggelenksfurche.
Punktur:	etwa 1 Cun in Meridianrichtung.
Ma 40:	Lo zu MP 3, Spezialpunkt gegen überreichliches Sputum.
Lokalisation:	Am Vorderrand der Fibula = 2 Cun lateral des Vorderrandes der Tibia, in der Mitte der Strecke zwischen Malleolus externus und Ma 35 am Rande des M. peronaeus.
Punktur:	1/2 - 1 Cun schräg, etwas nach medial.
Ma 41:	+, zur Anregung der Magenfunktion, auch Stomatitiden, Geschmacksstörungen, Angst, Unruhe, lokal für Sprunggelenke und Vorfuß.
Lokalisation:	In der Mitte der Fußwurzel = vordere Sprunggelenksquerfalte, am unteren Tibiarand, in einer deutlich tastbaren Vertiefung, zwischen den Sehnen des M. extensor hallucis longus und des M. extensor digitorum longus.
Punktur:	5 Fen - 1 Cun senkrecht.
Ma 42:	Q., siehe Ma 41, Muskelschwäche des Fußes.
Lokalisation:	Am höchsten Punkt des Fußrückens, knapp neben der A. dorsalis pedis, über dem Gelenk des Os naviculare mit dem Os cuneiforme 2 und 3.
Punktur:	3-5 Fen senkrecht (Cave arteriam!).
Ma 44:	Zahnschmerzen, Gingivitis, Dyspepsie, Meteorismus, Alpträume.

Lokalisation:	5 Fen oberhalb der Interdigitalfalte, zwischen den Grundgelenken der 2. und 3. Zehe, näher jenem der 2. Zehe.
Punktur:	3 Fen - 1 Cun senkrecht oder schräg.
<u>Ma 45:</u>	-, Hypersekretion, Hypermotilität, trockener Mund, Neurasthenie, Ting-Punkt.
Lokalisation:	1 Fen proximal und lateral vom fibularen Nagelfalzwinkel der 2. Zehe.
Punktur:	1-3 Fen senkrecht.

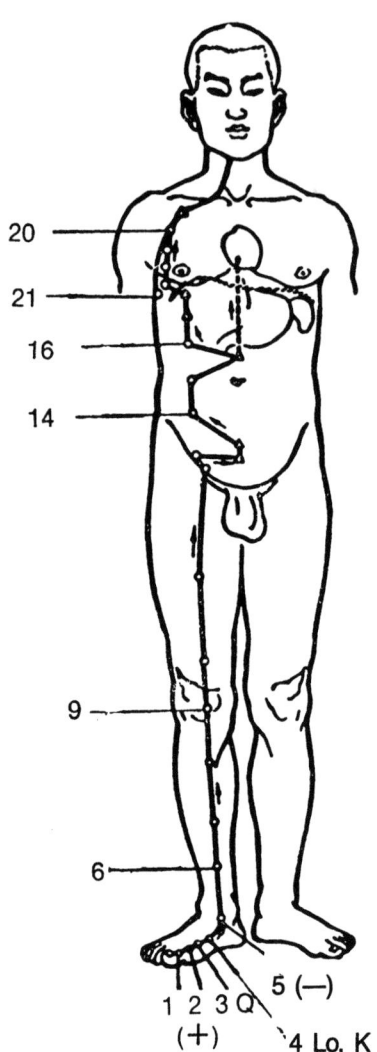

Abb. 11 Milz-Pankreas-Meridian

Tonisierungspunkt (+)	=	MP 2
Sedativpunkt (−)	=	MP 5
Quellpunkt (Q)	=	MP 3
Durchgangspunkt (Lo)	=	MP 4 zu M 42
Zustimmungspunkt	=	B 20
Alarmpunkt	=	Le 13
Kardinalpunkt, über den der „Wundermeridian" Tchong Mo eingeschaltet werden kann	=	MP 4

MILZ-PANKREAS-MERIDIAN = MP, Verlauf: zentripetal, 21 Punkte

MP 2: +, Insuffizienz des MP-Systems, chron. Erschöpfungszustände, Schläfrigkeit am Tage, Konzentrationsschwäche (mit LG 20), Stimulation links gegen Angst.

Lokalisation: An der medialen Seite der Großzehe, in einem Grübchen, am proximalen Ende der Grundphalanx. (Dort wo sich der Farbton der Haut von licht auf rötlich abgrenzt).

Punktur: 2-5 Fen senkrecht.

MP 3: Q., Verbindung von Ma 40, hyperacide Gastralgien, Darmkoliken, Hämorrhoiden (mit MP 1), Diarrhoe, aber auch Obstipation.

Lokalisation: Am inneren Fußrand, in einem Grübchen, etwas hinter' dem Großzehengrundgelenk auf der Sehne des M. adductor hallucis.

Punktur: 2-5 Fen senkrecht.

MP 4: K. (Gefäß der breiten Bahn = Chung Mo), M. gegen alle Durchfälle, Verdauungsschwächen, Bindegewebsschwäche, depressive Stimmung, Knöchelschmerzen, Cor nervosum, Phobien, Dysmenorrhoe, Lo zu Ma 42. Interferon-ähnliche Wirkung.

Lokalisation: An der Innenseite des Fußes, am inneren Rand des Gelenkes, zwischen Os metatarsale 1 und Os cuneiforme 1. (Der Höhe nach am Übergang des Farbtones von rötlich nach weiß).

Punktur: 3 Fen - 1 Cun senkrecht.

MP 5: -, M. gegen Bindegewebsschwäche, Varizen, Hämorrhoiden, Verdauung - siehe MP 3.

Lokalisation:	In der Vertiefung, die sich im Winkel zwischen dem Os naviculare und der Sehne des M. tibialis anterior bildet.
Punktur:	2-5 Fen senkrecht.
MP 6:	Gruppen Lo der 3 Yin-Meridiane des Fußes, Spezialpunkt gegen alle Erkrankungen des inneren Genitales, Durchblutungsförderung allgemein, besonders aber bis ins kleine Becken, Verdauungsstörungen, Fermententgleisung, alle klimakterischen Beschwerden.
Lokalisation:	3 Cun oberhalb der Spitze des Malleolus medialis, am Hinterrand der Tibia = 1 Cun cranial von Ni 8.
Punktur:	1/2 Cun senkrecht - 1 Cun schräg.
MP 9:	Ho-Punkt, M. für Kniegelenke, Miktionsstörungen, weibliches Genitale, Verdauung siehe MP 3.
Lokalisation:	An der Innenseite des Kniegelenkes, in einer Vertiefung unter dem Condylus medialis = 2 Cun unter der Kniegelenksfalte, in Höhe der Tuberositas tibiae. (Man kann auch zuerst den Punkt Gb 34 lokalisieren und findet dann MP 9 in ähnlicher Lage aber an der Innenseite).
Punktur:	3 Fen - 1 Cun senkrecht.
MP 10:	"Helfershelfer" v. MP 9, zusätzlich Urticaria, Dermatitiden, Pruritus.
Lokalisation:	3 Cun oberhalb der Kniegelenksfalte, an der Innenseite des Oberschenkels. Wenn man bei gebeugtem Knie die Handfläche der rechten Hand über das linke Knie des Patienten legt, so lokalisiert die Daumenspitze den MP 10.
Punktur:	1/2 - 2 Cun etwas schräg nach oben.

MP 15:	Enteritiden, Meteorismus, Diarrhoe, atonische Obstipation.
Lokalisation:	4 Cun lateral der Medianlinie, in Nabelhöhe.
Punktur:	5 Fen senkrecht oder bis 1 1/2 Cun schräg.
MP 21:	"Großes Lo". Vegetative Dystonie.
Lokalisation:	Auf der Medio-Axillarlinie, in Höhe des 6. ICR.
Punktur:	5-8 Fen schräg.

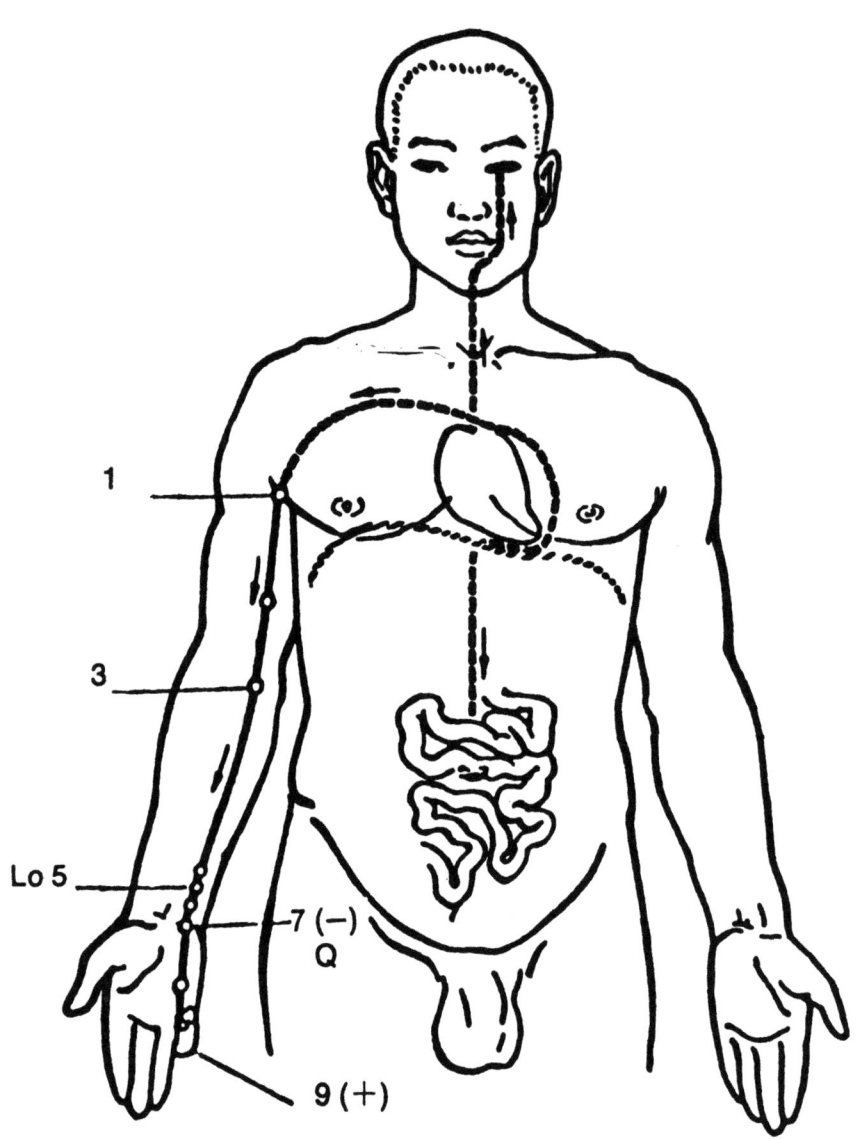

Abb. 12 Herzmeridian

Tonisierungspunkt (+)   =   H 9
Sedativpunkt (−)   =   H 7
Quellpunkt (Q)   =   H 7
Durchgangspunkt (Lo)   =   H 5 zu Dü 4
Zustimmungspunkt   =   B 15
Alarmpunkt   =   KG 14

HERZMERIDIAN = He, Verlauf: zentrifugal, 9 Punkte

He 3:   = Ho Punkt, mit direkter Wirkung auf das Organ, Kreislauflabilität Epicondylitis, Ulnarisneuralgie.

Lokalisation: Bei gebeugtem Unterarm, am Ende der medialen Ellbogenquerfalte, zwischen diesem Ende und dem medialen Epicondylus humeri.

Punktur: 3 Fen - 1 Cun senkrecht.

He 5:   Lo zu Dü 4, Freudlosigkeit, Prüfungsangst, vorwiegend nervöse Herzbeschwerden, Neurasthenie, loco-regional auf Handgelenk und Arm wirkend (Meridianverlauf!).

Lokalisation: 1 Cun proximal der volaren Handgelenksfalte über der A. ulnaris, in Höhe der Ulnarapophyse.

Punktur: Fast paralleler Einstich zum Gefäß bis 1 Cun oder senkrecht 3 Fen.

He 7:   Q. -, allgemeine Unruhe, Nervosität, Depressionen, Herzschmerzen, Tachycardieneigung, Schlafstörungen.

Lokalisation: An der radialen Seite des Os pisiforme in einem Grübchen in der Höhe der volaren Handgelenksfalte, über der A. ulnaris. (Bei Indikationen meist stark druckempfindlich).

Punktur: 3-8 Fen senkrecht oder schräg oder entlang der lateralen Kante des M. flexor carpi ulnaris und des Unterrandes des Os pisiforme, in Richtung zur radialen Seite.

He 9:   +, Ting-Punkt, Einschaltpunkt des tendino-muskulären Meridians, psychische Schwächezustände, Angst, Depressionen, Kollaps, Schock, hypotone Krisen, Palpitationen, stenocardische Beschwerden.

Lokalisation:	2 mm medial und proximal vom daumenseitigen Nagelfalzwinkel des kleinen Fingers.
Punktur:	1-3 Fen senkrecht.

DÜNNDARMMERIDIAN = Dü, Verlauf: zentripetal, 19 Punkte

Dü 1:
    Ting-Punkt des tendino-muskulären Meridians, (siehe He 9), Laktationsbeschwerden, Kollaps, Ohnmacht.

Lokalisation:
    1 Fen = ca. 2 mm lateral und proximal vom **äußeren** Nagelfalzwinkel des Kleinfingers.

Punktur:
    2 Fen in Meridianrichtung.

Dü 3:
    +, K. für das Lenkgergefäß, M. für Spasmolyse, allgemeiner Schleimhautpunkt, epileptiforme, tetanieforme Anfälle, Schmerzen in der oberen BWS., Schulter-Armsyndrom, Schädeldachschmerzen, Zustände nach cerebralen Insulten, Tremores, Kontrakturen, Wirkung bes. auf den motorischen Teil des plexus coeliacus.

Lokalisation:
    Bei Faustschluß die Handtellerquerfalte über die ulnare Handkante hinaus verfolgen, am Ende dieser Falte findet man den Punkt.

Punktur:
    1 Fen - 1 Cun senkrecht oder schräg. (Der senkrechte Stich bis zu einer solchen Tiefe ist nur möglich, wenn die Nadel am palmaren Rand des Metacarpale V vorbeigeführt wird!).

Dü 4:
    Q, Verbindung von H 5 (Lo), Arthralgien der Hand- und Fingergelenke, Schreibkrampf, Cephalea, Tinnitus, adjuvant bei Cholecystopathien.

Lokalisation:
    An der Ulnarseite des Handgelenkes, zwischen dem Os metacarpale V und dem Os hamatum in einer Vertiefung.

Punktur:
    3-5 Fen senkrecht.

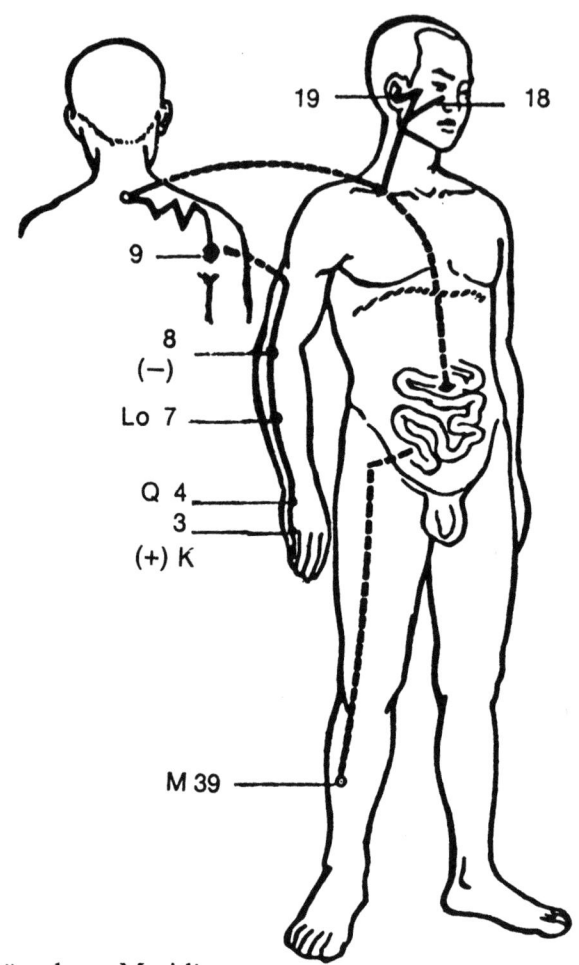

Abb. 13 Dünndarm-Meridian

Tonisierungspunkt (+)	=	Dü 3
Sedativpunkt (−)	=	Dü 8
Quellpunkt (Q)	=	Dü 4
Durchgangspunkt (Lo)	=	Dü 7 zu H 7
Zustimmungspunkt	=	B 27
Alarmpunkt	=	KG 4

Kardinalpunkt zur Einschaltung des
„Wundermeridians" Tou Mo = Dü 3
HO-Funktion für das Hohlorgan
Dünndarm = direkte Einwirkung über M 39

Dü 7:	Lo zu He 7, psychische Störungen, Finger-Arm- und Nackenschmerzen.

Dü 7:   Lo zu He 7, psychische Störungen, Finger-Arm- und Nackenschmerzen.

Lokalisation: Am lateralen, dorsalen Anteil des Unterarms, über dem Rand der Ulna, auf einer gedachten Verbindungslinie von Dü 5 zu Dü 8, 5 Cun proximal von Dü 5. (Entspricht etwa der Unterarmmitte, von Dü 5 zu Dü 8 beträgt die Entfernung 12 persönliche Cun).

Punktur: 3-8 Fen senkrecht.

Dü 8:   -, Ho-Punkt, Epicondylitis, Arm-Schulter, Nackenbereich epileptiforme Anfälle.

Lokalisation: Im proximalen Bereich der Vertiefung - Mulde, zwischen Olecranon und Epicondylus ulnaris, 0,5 Cun von der Olecranonspitze entfernt. Arm beugen, bei Druck auf den Punkt soll ein zum kleinen Finger hin ausstrahlender Schmerz verspürt werden.

Punktur   3-8 Fen senkrecht.

Dü 9:   Schmerzen im Schultergelenks- und Skapulabereich, Unfähigkeit, den Arm zu heben und nach hinten zu greifen (sog. "Schürzenbandpunkt"), adjuvant bei Hypakusis, Tinnitus.

Lokalisation: 1 Cun oberhalb des Endes der dorsalen Achselfalte (bei herabhängendem Arm) in einer deutlich tastbaren Vertiefung.

Punktur: 3 Fen - 1 Cun senkrecht. Moxibustion empfehlenswert.

Dü 18:   Zahnschmerzen im Oberkiefer, Sinusitis maxillaris, Facialisparese, Trigeminusneuralgie des II. Astes.

Lokalisation: Am Schnittpunkt einer durch den äußeren Augenwinkel gelegten Vertikalen mit dem Unterrand des Jochbeines, am Vorderrand des Ansatzes des M. Masseter, in einem Grübchen.

Punktur:	3 Fen - 1 Cun senkrecht oder schräg.

Dü 19:   Otitiden, Otalgie, Hypakusis, Tinnitus.

Lokalisation: Bei geöffnetem Mund in einer Vertiefung zwischen Tragus und Mandibulagelenk, über der A. temporalis superficialis.

Punktur   3 Fen - 1 Cun senkrecht.

BLASENMERIDIAN = Bl, Verlauf: zentrifugal, 67 Punkte

Bl 1: Unwillkürlicher Massagepunkt, Sinusitis frontalis, Trigeminusneuralgie I. Ast, Augenkrankheiten.

Lokalisation: Im Winkel, der von Orbita und Nasenwurzel gebildet wird, etwa dort, wo sich bei Brillenträgern seitlich die Nasenstütze abzeichnet. Präzise: 1 Fen medial und cranial vom inneren Augenwinkel (der Punkt wird häufig instinktiv massiert).

Punktur: 1-3 Fen senkrecht - 1 Cun entlang des Orbitarandes, wobei die Nadel nicht gedreht werden soll und eine Blutung verhindert werden muß. (Diese Stichtiefe könnte bestenfalls Augenärzten, die Akupunktur betreiben, zugemutet werden!).

Bl 2: Stirnkopfschmerzen, Schwindel, Konjunktivitis mit Tränenfluß, Sinusitis frontalis, häufig zusammen mit Yin Trang = P.d.M. = Extra 1.

Lokalisation: Am medialen Ende der Augenbrauen, in den Foramina supraorbitalia.

Punktur: 2-5 Fen schräg, subcutan, Nadel nach oben gerichtet.

Bl 8: Schädeldachschmerzen, Rhinitis, Epistaxis, Augenleiden, Konzentrationsschwäche.

Lokalisation: 1 1/2 Cun occipital von Bl 7 (ca. Höhe von LG 20).

Punktur: 2 Fen senkrecht oder bis zu 5 Fen schräg.

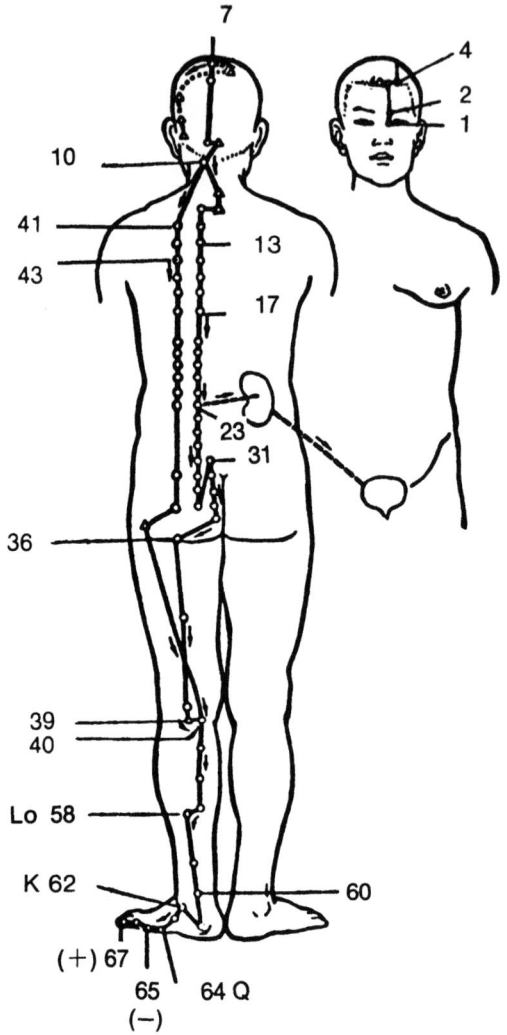

Abb. 14 a Blasenmeridian

Numerierung nach „Essentials of Chinese Acupuncture"

Tonisierungspunkt	=	B 67
Sedativpunkt	=	B 65
Quellpunkt	=	B 64
Durchgangspunkt (Lo)	=	B 58 zu N 3
Zustimmungspunkt	=	B 28
Alarmpunkt	=	KG 3
Kardinalpunkt zur Einschaltung des außerordentlichen Meridians yang-ch'iao-mo	=	B 62

Bl 10.	Unwillkürlicher Kratzpunkt, eher parasympathicotone Wirkung, Occipitalneuralgie, HWS-Syndrom, Neurasthenie, adj. bei Sehschwäche, Pharyngitis, Laryngitis.
Lokalisation:	1 Cun unter der Protuberantia occipitalis und 1 1/2 Cun lateral der dorsalen Medianlinie, in einer deutlich tastbaren Vertiefung. (Ca. 1/2 Cun oberhalb des natürlichen Haaransatzes, ca. in einer Höhe mit Gb 20).
Punktur:	5 Fen senkrecht - 1 Cun schräg.
Bl 11:	Nacken- und Schulterschmerzen, Paraesthesiae antebrachii.
Lokalisation:	1 1/2 Cun lateral vom unteren Rand des 1. Brustwirbeldornfortsatzes.
Punktur:	5 Fen - 1 Cun schräg.
Bl 13:	Z. der Lungen, alle Affektionen des Respirationstraktes, Schulter- und Rückenschmerzen, adjuvant gegen depressive Verstimmung.
Lokalisation:	1 1/2 Cun seitlich des unteren Randes des 3. BWD. (Hilfstip: Der Patient legt seine Hand über die kontralaterale Schulter am Nackenansatz, die Mittelfingerspitze zeigt dann auf Bl 13).
Punktur:	5 Fen - 1 Cun schräg.
Bl 14:	Z. des KS, Beklemmungsgefühl, Thoraxschmerzen, Präcordialschmerz, Bronchitiden, neurasthenischer Zustand.
Lokalisation:	1 1/2 Cun seitlich der dorsalen Medianlinie, in Höhe des unteren Randes des 4. BWD.
Punktur:	5 Fen schräg.

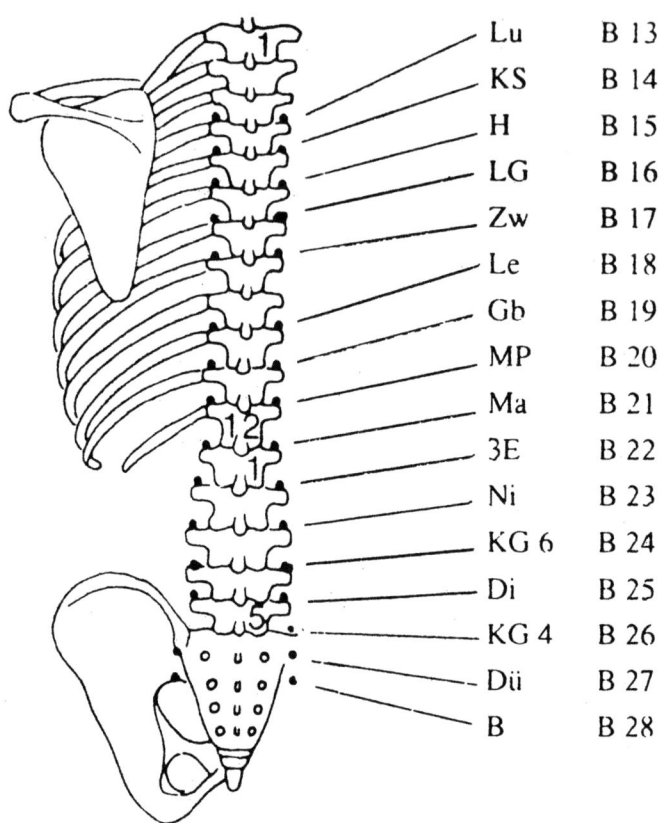

Lu	B 13
KS	B 14
H	B 15
LG	B 16
Zw	B 17
Le	B 18
Gb	B 19
MP	B 20
Ma	B 21
3E	B 22
Ni	B 23
KG 6	B 24
Di	B 25
KG 4	B 26
Dü	B 27
B	B 28

14 b: Die Zustimmungspunkte auf dem Blasenmeridian

Bl 15:   Z. des Herzens, Herzklopfen, Palpitationen, Unruhe, Neurasthenie, adjuvant auch gegen organisch bedingte Herzbeschwerden, Bronchitis, Dorsalgien.

Lokalisation: 1 1/2 Cun seitlich des unteren Randes des 5. BWD.

Punktur: 5 Fen schräg.

Bl 17:   Z. und M. des Zwerchfelles, Wirkung auf das Zwerchfell und die Atmungshilfsmuskulatur, adjuvant bei hämorrhagischer Diathese, Ösophagusspasmen, Römeld-Syndrom.

Lokalisation: 1 1/2 Cun seitlich des unteren Randes des 7. BWD.

Punktur: 5 Fen schräg.

Bl 18:   Z. der Leber, Leber- Gallen- und Magenleiden, allgemeiner Energiemangel, Husten mit Seitenschmerzen, adjuvant bei Augenkrankheiten (Retina).

Lokalisation: 1 1/2 Cun seitlich des unteren Randes des **9**. BWD.

Punktur   5 Fen schräg.

Bl 19:   Z. der Gallenblase, Hepatopathien, Cholecystopathien, bitterer Mundgeschmack, cholerische Stimmung, adjuvant bei "Gallenmigräne".

Lokalisation: 1 1/2 Cun seitlich des unteren Randes des 10. BWD.

Punktur: 5 Fen schräg.

Bl 20:   Z. des MP-Systems, Gastritiden, Ulcuskrankheit, Pankreasaffektionen, Fettunverträglichkeit, Dyspepsien, adjuvant bei Urticaria, Ödemneigung.

Lokalisation: 1 1/2 Cun seitlich des unteren Randes des 11. BWD.

Punktur:	5 Fen schräg.
Bl 21:	Z. und M. des Magens, Gastritiden, Ulcuskrankheit, Dyspepsie, Übelkeit, Erbrechen, Milcherbrechen der Kleinkinder.
Lokalisation:	1 1/2 Cun seitlich des unteren Randes des 12. BWD.
Punktur:	5 Fen schräg.
Bl 22:	Z. des 3 E-Meridians, adjuvant bei Insuffizienz der Atmungs-, Verdauungs- und Urogenitalfunktionen.
Lokalisation:	1 1/2 Cun seitlich des unteren Randes des 1. LWD.
Punktur:	5 Fen - 1 Cun senkrecht.
Bl 23:	Z. der Nieren-Nebennieren, corticotroper Punkt. Lumbalgien, ableitende Harnwege, alles was mit der Nebennierenfunktion zusammenhängt (Rheuma, Asthma, Haut, etc.).
Lokalisation:	1 1/2 Cun lateral des unteren Randes des 2. LWD.
Punktur:	5 Fen - 1 Cun senkrecht.
Bl 25:	Z. des Dickdarms, Verdauungsstörungen, Enteritiden, Colitis, Obstipation, Lumbalgien. Affektionen des Harntraktes, inneres weibliches Genitale, Pelveopathien, Ischialgien.
Lokalisation:	1 1/2 Cun seitlich des unteren Randes des 4. LWD.
Punktur:	5 Fen - 1 Cun senkrecht.
Bl 27:	Z. des Dünndarmes, Darmerkrankungen, Durchfälle, Miktionsschwierigkeiten, Adnexaffektionen, Pelveopa-

thien, Lumbago, Ischialgien.

Lokalisation:	1 1/2 Cun seitlich der dorsalen Medianlinie, in Höhe des 1. Sacralloches in der Vertiefung, die zwischen dem Os sacrum und der Spina iliaca posterior superior sichtbar und tastbar ist, in gleicher Höhe wie Bl 31.
Punktur:	3 Fen - 1 Cun senkrecht.
Bl 28:	Z. der Harnblase, Harnblasenaffektionen, Dysmenorrhoe, Durchfälle ebenso wie Obstipation, Lumbalgien, Sacralgien.
Lokalisation:	1 1/2 Cun lateral von der dorsalen Medianlinie in Höhe des 2. Sacralloches (auf der gleichen Höhe liegen medial davon Bl 32 und lateral Bl 53).
Punktur:	3 Fen - 1 Cun senkrecht.
Bl 31:	M. des Klimakteriums, hormonelle Wirkung, eutonisierend, Zyklusstörungen, sexuelle Versagenszustände, auch Klimakterium virile, Lumbalgien, Ischialgien.
Lokalisation:	Im 1. Sacralloch, in dessen distalem, medialem Quadranten.
Punktur:	5 Fen - 3 Cun senkrecht.
Bl 36:	Kreuzschmerzen, Ischias, Harnverhaltung, Hämorrhoiden.
Lokalisation:	In der Mitte der Glutäalquerfalte (identisch mit dem Valleyschen Druckpunkt).
Punktur:	1-2 Cun senkrecht.
Bl 40:	M. für Hautkrankheiten, Ho-Punkt, Stoffwechselpunkt, Testpunkt für Kniegelenke, Ischias, Kontrakturen im

Beinbereich, "Allergie-Punkt" der Körperakupunktur.
(Anti-Histaminwirkung bei Stimulation links).

Lokalisation: In der Mitte der Kniegelenksfalte und damit in einer
meist tastbaren Vertiefung in der Mitte der Kniekehle,
über der A. poplitea.

Punktur: 5 Fen - 1 Cun senkrecht.

Bl 43:   M. der "Lebenszentren". Allgemeine Tonisierung, nach
schweren chronischen Erkrankungen, adjuvant bei pul-
monalen Affektionen und depressiven Zustandsbildern.

Lokalisation: 3 Cun lateral des unteren Randes des 4. BWD oder am
oberen Rand der 4. Rippe, auf der Verlängerung der
Spina scapulae, 3 Cun seitlich der dorsalen Medianlinie.
Der Patient muß dazu sitzen und einen "Katzenbuckel"
machen, dann erst wird der Punkt zugänglich. Exakte
Lokalisation ist besonders bei diesem Punkt wichtig!

Punktur: 5 Fen schräg in Richtung zur Scapula. **Kollapsgefahr** bei
der Punktur einkalkulieren! Häufige Moxibustion wird
bei entsprechender Indikation empfohlen.

Bl 52:   Gleiche Höhe wie B 23 (Z. Niere, Nebenniere), Neben-
nierenwirkung, Allergien, nässende Dermatosen, adjuvant bei der Rheumatherapie, ableitende Harnwege, Impotenz, Lumbalgien, Ödemneigung.

Lokalisation: 3 Cun seitlich der Spitze des 2. LWD.

Punktur: 5 Fen - 1 Cun senkrecht.

Bl 58:   Lo zu Ni 3, Durchblutungsstörungen im Unterschenkel-
bereich, Crampi, restless legs, Ischialgien, arthritische
Beschwerden regional.

Lokalisation: 7 Cun oberhalb von Bl 60, am lateralen Rand des M.

gastrocnemius - oder: in der Mitte einer Linie vom äußeren Knöchel zum Kniegelenksspalt, an der äußeren hinteren Seite des Gastrocnemius.

Punktur: 5 Fen - 1 Cun senkrecht.

Bl 60: M. Punkt gegen alle Schmerzen im Meridianverlauf, PE-2-
Wirkung.

Lokalisation: In einer Vertiefung zwischen Achillessehne und äußerem
Knöchel, oberhalb des Fersenbeines.

Punktur: 4 Fen - 1 Cun senkrecht.

B 62: K. Punkt (aufsteigendes Yang-Gefäß = Yang-Tsiao Mo),
M. gegen nervöse Schlaflosigkeit (bes. für den Yang-
Typus), Lähmungen, Kontrakturen, ischialgieforme
Schmerzen, adjuvant bei Schwindel,
Scheitelkopfschmerzen, Erregungszuständen.

Lokalisation: In einer Vertiefung unterhalb des äußeren Knöchels, 1 Cun
von der Knöchelspitze aus gemessen, dort wo die
Hautfarbe von rötlich in weiß übergeht.

Punktur: 2-5 Fen senkrecht.

Bl 64: Q. Verbindung zu Ni 4, Indikationen siehe Bl 62.

Lokalisation: Am äußeren Fußrand, hinter der proximalen Tuberositas
des Os metatarsale V.

Punktur: 2-5 Fen senkrecht.

Bl 65: - Punkt, "zersprengende" Scheitelkopfschmerzen.

Lokalisation: Am äußeren Fußrand, unmittelbar proximal des
Grundgelenks der kleinen Zehe, in einer Vertiefung.

Punktur:	2-5 Fen senkrecht.
Bl 67:	+ Punkt, adjuvant bei Geburtseinleitung, Wehenschwäche.
Lokalisation:	1 Fen proximal und lateral vom äußeren Nagelfalzwinkel der kleinen Zehe.
Punktur:	1 Fen senkrecht oder Moxibustion, bes. zur Geburtserleichterung.

NIERENMERIDIAN = Ni. Yin, Verlauf: zentripetal, 27 Punkte

Ni 1: -, Punkt gegen "krisenhafte" Zustände, (Kollaps, Schock etc.), Kopfschmerzen, Brechreiz, Konvulsionen, dysurische Beschwerden, hysterische Reaktionen. Ting-Punkt.

Lokalisation: Wenn man die Fußsohle, ohne Zehen, durch gedachte Horizontallinien in drei gleiche Teile teilt, liegt Ni 1 auf der distalen Linie, in deren Mitte zwischen den Zehenballen. Arbeitstip: Zehen nach dorsal flektieren lassen.

Punktur: 3-5 Fen senkrecht.

Ni 2: Ebenfalls Sedativ-Punkt, RR regulierend, Schweißausbrüche, Affektionen der Blase und der ableitenden Harnwege, Menstruationsbeschwerden, Angstzustände.

Lokalisation: An der Innenseite des Fußes, knapp unterhalb der Tuberositas des Os naviculare, in einer kleinen Vertiefung.

Punktur: 3 Fen senkrecht.

Ni 3: Q, Verbindung von Bl 58, Nieren und Harnwege, Menstruationsstörungen, muskuläre und Sensibilitätsstörungen der u. Extr., Schwellungen - Knöchel - Vorfuß, Angst, Weinerlichkeit.

Lokalisation: Der Punkt liegt über dem Calcaneus, 0,5 Cun hinter dem inneren Knöchel, in einer Vertiefung, dort wo man das Pulsieren der A. tibialis posterior tasten kann. Der Punkt Ni 3 auf der Innenseite liegt praktisch dem Bl 60 auf der Außenseite gegenüber.

Punktur: 3 Fen.

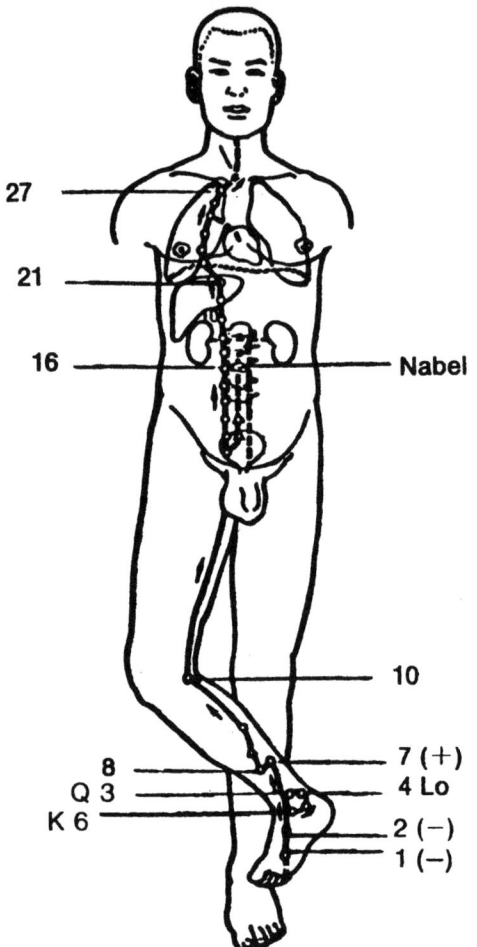

27 ——————

21 ——————

16 —————— Nabel

10

8
Q 3
K 6

7 (+)
4 Lo
2 (−)
1 (−)

Abb. 15 Nierenmeridian

Tonisierungspunkt	=	N 7
Sedativpunkte	=	N 1, N 2
Quellpunkt	=	N 3
Durchgangspunkt (Lo)	=	N 4 zu B 64
Zustimmungspunkt	=	B 23
Alarmpunkt	=	G 25
Kardinalpunkt zur Einschaltung des außerordentlichen Meridians yin-ch'iao-mo	=	N 6

| Ni 4: | Lo zu Bl 64, Kältescheu, Angst, Globusgefühl, Herzbeklemmung, asthmoide Zustände, Miktionsstörungen, Sprunggelenksschmerzen. |

Ni 4: Lo zu Bl 64, Kältescheu, Angst, Globusgefühl, Herzbeklemmung, asthmoide Zustände, Miktionsstörungen, Sprunggelenksschmerzen.

Lokalisation: Vom hinteren Knöchelrand aus gerechnet 1/2 Querfinger hinter dem inneren Knöchel, am Oberrand des Calcaneus, zwischen zwei Sehnen, 0,5 Cun unter Ni 3.

Punktur 3-5 Fen senkrecht.

Ni 6: K. (aufsteigendes Yin-Gefäß = Yin Tsiao Mo), M. gegen Schlafstörungen mit Stimulation links (mehr für den Yin-Typ; siehe auch Bl 62), gegen Beschwerden, die sich im Zusammenhang mit der Menstruation verschlimmern oder die nicht exakt angegeben werden können, allgemeines Krankheitsgefühl, Tranquilizerpunkt vom Valium-Typ.

Lokalisation: 1 Querfinger direkt unter dem inneren Knöchel in einer Vertiefung, unter der ein kleiner, aber deutlicher Knochenvorsprung tastbar ist.

Punktur 3-5 Fen senkrecht.

Ni 7: +, daher adjuvant zur Steigerung der Nebennierenfunktion (siehe Bl 23/52), Nephropathien - ableitende Harnwege.

Lokalisation: 2 Cun oberhalb des inneren Knöchels, von dessen höchster Stelle aus gerechnet und 1/2 Querfinger hinter dem posterioren Tibiarand, über der A. tibialis posterior, hinter dem M. flexor digitorum longus.

Punktur: 3-5 Fen senkrecht.

Ni 11: Regulationspunkt für die Sexualität, Miktionsstörungen, Harninkontinenz.

Lokalisation: Am oberen Rand des Os pubis, 0,5 Cun (transversale Cun für Thorax und Abdomen!) neben der ventralen Medianlinie in Höhe von KG = Jenn Mo 2. Diese Lokalisation finden wir in der modernen chinesischen Literatur, während sie bei vielen anderen Autoren mit 2 Querfinger angegeben wird.

Bemerkung: Kein wesentlicher Widerspruch, wenn man den Unterschied zwischen Querfinger und transversalem Thorax bzw. Abdominal-Cun in Betracht zieht.

Punktur: 3 Fen - 1 Cun senkrecht.

Ni 21: Oberbauchsyndrom, Übelkeit, Erbrechen, Singultus, Hypersalivation.

Lokalisation: 6 Cun oberhalb von Ni 16 (Ni 16 liegt in Nabelhöhe), 0,5 Cun lateral von KG 14.

Punktur: 5-7 Fen senkrecht.

Ni 27: Asthmatherapie - psychogene Faktoren, Ösophagusspasmen, Arthralgia sterno-clavicularis.

Lokalisation: Am Sternalrand, am unteren Anteil des Sternoclaviculargelenkes, in einer Höhe mit KG 21.

Punktur: Cave Pneumothorax bei senkrechtem Stich, besser 5 Fen schräg.

KREISLAUF-MERIDIAN = KS, Yin, Verlauf: zentrifugal, 9 Punkte;
(früher Kreislauf-Sexualität-Meridian genannt).

KS 3:   Ho-Punkt, Herzschmerzen, adjuvant gegen Hypertonie,
                Ellenbogen- und Armschmerzen, Tremor der Arme und
                Hände.

Lokalisation: In der Mitte der Ellenbogenquerfalte, an der medialen
                Seite des Sehnenansatzes des M. biceps (Arm etwas beu-
                gen).

Punktur: 2 Fen - 1 Cun senkrecht.

KS 6:   Lo zu 3 E 4, K. (Haltegefäß des Yin = Yin Oe), regulie-
                rende Wirkung auf das zirkulatorische Geschehen sowie
                hormonell - Sexualsphäre, weiters auch gegen Übelkeit,
                Erbrechen, Tachycardieneigung, asthmoiden Hustenreiz,
                Schmerzen im seitlichen Thoraxbereich, Konvulsionen,
                Neurasthenie.

Lokalisation: 2 Cun über der **distalen** Handgelenksquerfalte, in der
                volaren Mittellinie des Unterarmes, zwischen der Sehne
                des M. flexor carpi radialis und jener des M. palmaris
                longus.

Punktur: 3 Fen - 1 Cun senkrecht (in China: u.U. auf den Punkt 3
                E 5 durchstechen).

KS 7:   -, Q. Verbindung mit 3 E 5, Herpes Zoster thoracalis. In-
                tercostalneuralgien, sonst weitgehend wie KS 6, jedoch
                eher bei **Hyper**tonikern zu verwenden.

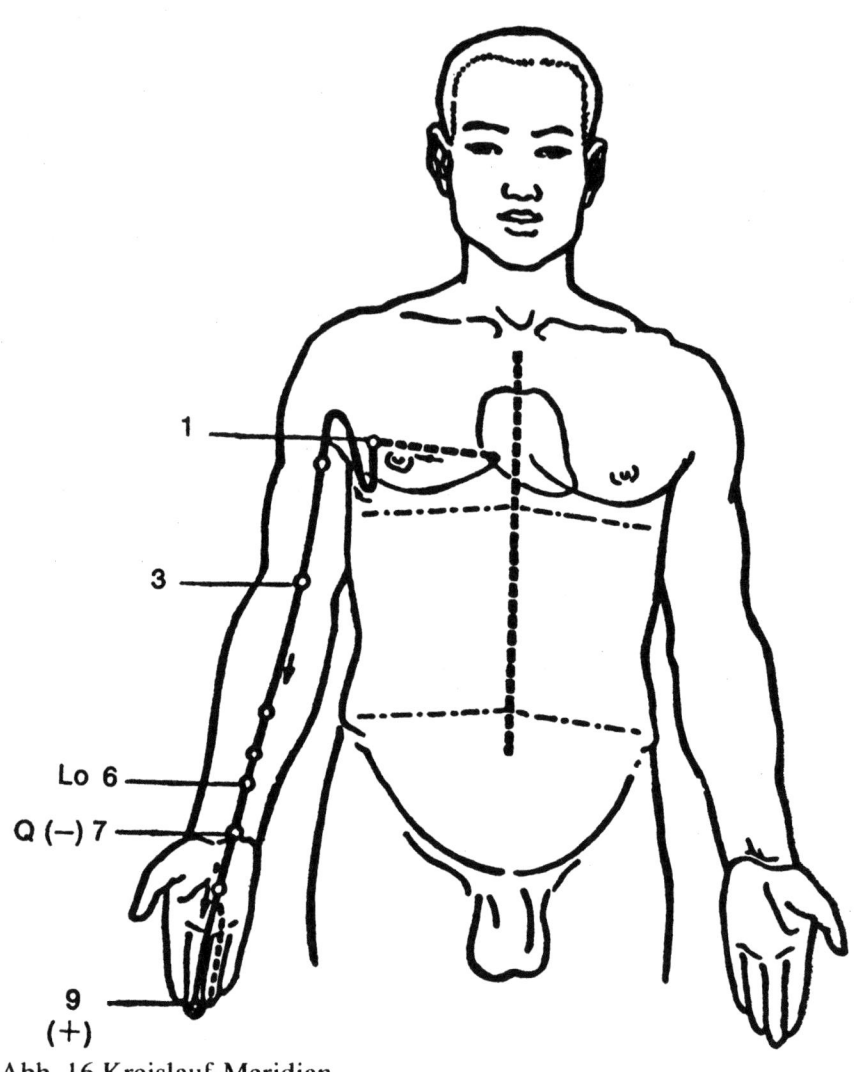

Abb. 16 Kreislauf-Meridian

Tonisierungspunkt (+)	=	KS 9
Sedativpunkt (−)	=	KS 7
Quellpunkt (Q)	=	KS 7
Durchgangspunkt (Lo) zu 3 E 4	=	KS 6
Zustimmungspunkt	=	B 14
Alarmpunkte	=	KS 1 u. N 11
Kardinalpunkt zur Einschaltung des „Wundermeridians" Yin Oe	=	KS 6

Lokalisation:	In der Mitte der größten distalen volaren Handgelenks-querfalte, zwischen den Sehnen des M. palmaris longus und des M. flexor carpi radialis.
Punktur:	3-5 Fen senkrecht.
KS 9:	+, Reunionspunkt für Gefäße, Kollaps, Ohnmachtsnei-gung, Hypotonie, Angst, Punkt gegen "krisenhafte" Zu-stände (siehe He 9, Dü 1, Ni 1). Ting-Punkt.
Lokalisation:	1 Fen proximal und medial vom radialen = zeigefinger-seitigen Nagelfalzwinkel des Mittelfingers.
Punktur:	1 Fen senkrecht.
KS 9-1:	2. Allergiepunkt
Lokalisation:	liegt gegenüber dem KS 9 auf dem ringfinger-seitigen Nagelfalzwinkel des Mittelfingers.
Punktur:	wird in der Regel nicht gestochen, da Hinweispunkt für Störfeld (Typ II).

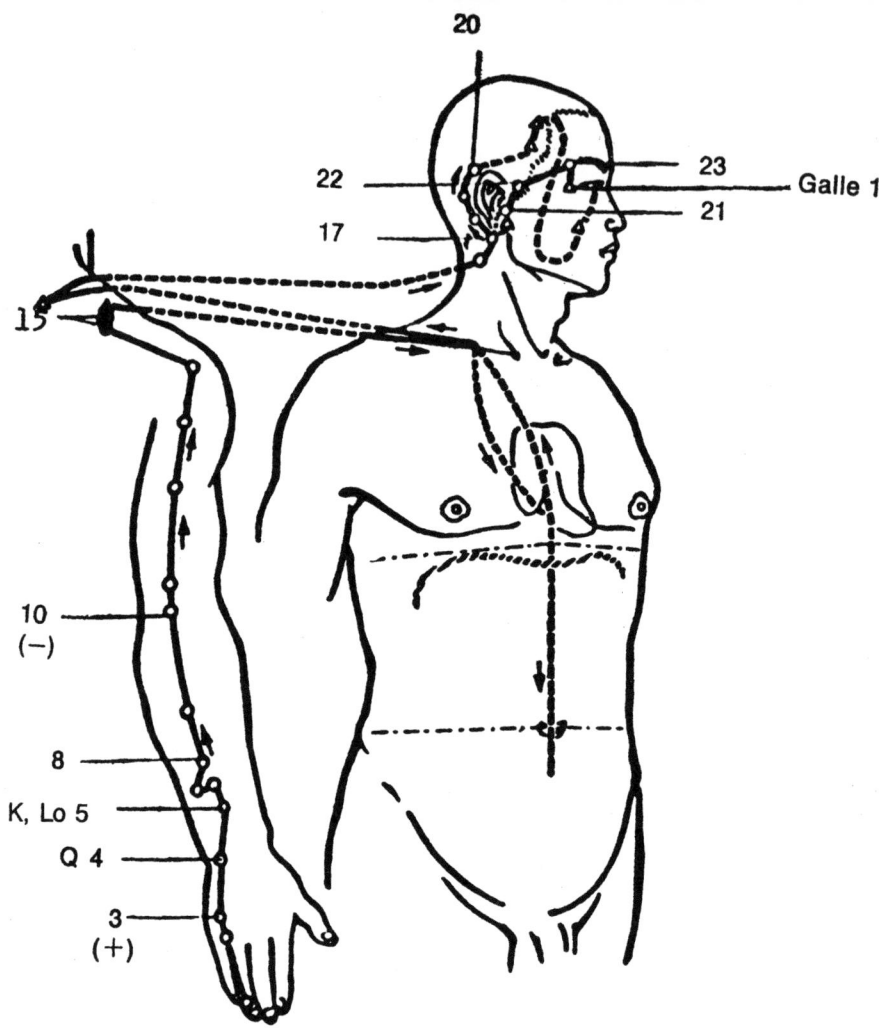

Abb. 17 Drei-Erwärmermeridian

Tonisierungspunkt (+)	= 3 E 3
Sedativpunkt (−)	= 3 E 10
Quellpunkt (Q)	= 3 E 4
Durchgangspunkt (Lo) zu KS 7	= 3 E 5
Zustimmungspunkt	= B 22
Haupt-Alarmpunkt	= KG 5
sexueller Alarmpunkt	= KG 7
digestiver Alarmpunkt	= KG 12
respirator. Alarmpunkt	= KG 17
Kardinalpunkt zur Einschaltung des „Wundermeridians" Yang Oe	= 3 E 5

DREI-ERWÄRMER MERIDIAN = E, Yang, Verlauf: zentripetal, 23 Punkte.

3 E 3: +, Gefäßkopfschmerz, Ohrgeräusche, Schulterschmerzen, Arthralgien der Finger- und Handgelenke; Cortisolpunkt (links zu stimulieren).

Lokalisation: Auf dem Handrücken, zwischen dem 4. und 5. Os metacarpale, auf gleicher Höhe wie Dü 3 (leichter Faustschluß ist zum Aufsuchen vorteilhaft).

Punktur: 2 Fen - 1 Cun schräg aufwärts.

3 E 4: Q, M. Punkt gegen vasomotorische Kopfschmerzen, adjuvant bei degenerativen Leiden, depressiven Zuständen, Begleiterscheinungen der Malaria, Distorsionen, Frakturen im Handgelenksbereich - nach Gipsabnahme; Insulinwirkung (links).

Lokalisation: Auf dem Handrücken über dem Gelenksspalt zwischen Os hamatum und Metacarpale IV, an der ulnaren Seite der Sehne des M. extensor digitorum communis.

Punktur: 2-5 Fen senkrecht.

3 E 5: Lo zu KS 7, K. (Haltegefäß des Yang, Yang Oe), M. gegen entzündliches und rheumatisches Geschehen, besonders im Bereich der "kleinen" Gelenke, adjuvant bei Hemiplegien, Schmerzen im Bereich des Meridianverlaufs,Tinnitus-Hypakusis, eitriges Sputum; "Thymus"-Punkt (links).

Lokalisation: 2 Cun oberhalb der posterioren dorsalen Handgelenksfalte, zwischen Ulna und Radius gegenüber dem volar gelegenen Punkt KS 6.

Punktur: 3 Fen bis 1 Cun senkrecht oder schräg.

3 E 6:   Abgeschlagenheitsgefühl, Obstipation, Druck- und Beklemmungsgefühl; Punkt der Schilddrüse (links).

Lokalisation: 1 Cun proximal von 3 E 5 = 3 Cun proximal der dorsalen Handgelenksfalte.

Punktur: 3 Fen - 1 Cun senkrecht.

3 E 7:   Punkt der Nebenschilddrüse (links)

Lokalisation: 1 QF ulnar von 3 E 6.

Punktur: 5 Fen - 1 Cun senkrecht.

3 E 8:   Gruppen-Lo-Punkt der drei Yang-Meridiane der Hand.

Lokalisation: 4 Cun proximal der dorsalen Handgelenksfalte, zwischen Ulna und Radius.

Punktur: 2 Fen - 1 Cun senkrecht.

3 E 10:   -,.Ho-Punkt gegen alle Beschwerden bei gegen Zugluft empfindlichen Patienten, Epicondylitis, Arm-, Schulter- und Nackenschmerzen, die zu den Ohren ausstrahlen.

Lokalisation: In einer deutlich tastbaren Vertiefung, 1 Cun oberhalb der Olecranonspitze, wenn der Arm leicht gebeugt wird.

Punktur: 3 Fen - 1 Cun schräg.

3 E 15:   M. der Arme, Wetterfühligkeit, Testpunkt - homolaterale Druckempfindlichkeit kann auf Herdgeschehen im Rachenraum - Tonsillen - Molarenbereich hinweisen.

Lokalisation: In der Mitte zwischen Gb 21 und Dü 13 am oberen Winkel der Scapula.

Punktur: 3-5 Fen senkrecht.

3 E 17:	erleichtert die behinderte Nasenatmung, entzündliches Geschehen im Zahnbereich, Trismus, Facialis-, Trigeminus-Neuralgie, Tinnitus, Otalgie, Hypakusis, Wirkung auf den Atlas.
Lokalisation:	In einer Vertiefung **vor** der Spitze des Proc. mastoideus hinter dem Ohrläppchen.
Punktur:	2 Fen senkrecht, bei tieferem Stich Kollapsgefahr!
3 E 21:	M. für <u>alles</u> Geschehen das Gehörorgan betreffend.
Lokalisation:	In Höhe der Incisura tragica superior, im Grübchen zwischen Helix und Tragus, in jener Vertiefung, die bei leicht geöffnetem Mund entsteht.
Punktur:	3 Fen senkrecht - 1 Cun schräg.
3 E 23:	Augen - Schläfen, Kopfschmerz, Blepharospasmus.
Lokalisation:	Am äußeren Ende der Augenbrauen, in einem Grübchen. (Über ein Sekundärgefäß Verbindung zu Gb 1).
Punktur	2-3 Fen schräg, horizontal.

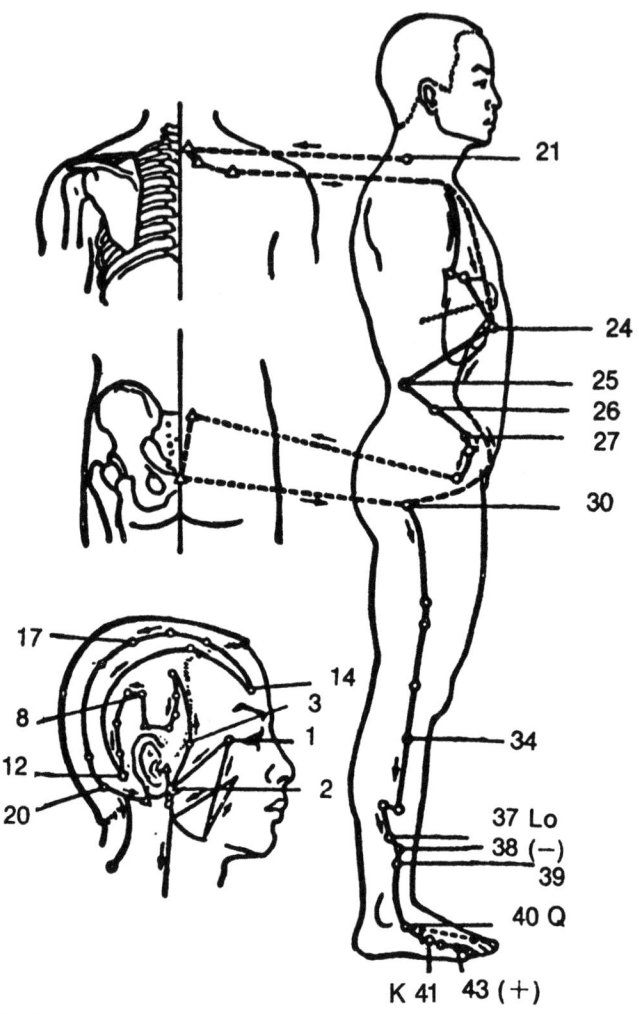

Abb. 18 Gallenblasenmeridian

Tonisierungspunkt (+)	=	G 43
Sedativpunkt (−)	=	G 38
Quellpunkt (Q)	=	G 40
Durchgangspunkt (Lo)	=	G 37 zu Le 3
Kardinalpunkt zur Einschaltung des		
„Wundermeridians" Tai Mo	=	G 41
Zustimmungspunkt	=	B 19
Alarmpunkte	=	G 23 / 24

GALLENBLASEN-MERIDIAN = Gb, Yang Verlauf: zentrifugal, 44 Punkte

Gb 1: Augenleiden, Stirn-Schläfenkopfschmerzen, Neuralgien in diesem Bereich.

Lokalisation: 5 Fen seitlich des äußeren knöchernen Orbitalwinkels.

Punktur: 3-5 Fen schräg, horizontal. Nadel nach lateral gerichet.

Gb 2: Otalgie, Tinnitus, Hypakusis, Kiefergelenk, Facialis, Zähne.

Lokalisation: In der Höhe der Incisura intertragica, am hinteren Rand des aufsteigenden Mandibulaastes, in einer Vertiefung, die entsteht, wenn man den Mund weit öffnet.

Punktur: 3 Fen - 7 Fen senkrecht (Cave Kiefergelenk!)

Gb 8: Migränoide- und Kopfschmerzen nach Alkoholgenuß, Brechreiz.

Lokalisation: 1 1/2 Cun über der Ohrmuschelspitze in einem Knochengrübchen.

Punktur: 3-5 Fen schräg, horizontal.

Gb 14: Testpunkt für Gallenaffektionen, Stirnkopfschmerzen, Trigeminusneuralgie I. Ast, Facialis, Augenaffektionen.

Lokalisation: Beim Blick geradeaus, genau über der Pupille, 1 Cun über der Mitte der Augenbrauen.

Punktur: 2-5 Fen senkrecht oder in Richtung Augenbrauen.

Gb 20: Pedant zu Bl 10, eher sympathikotone Wirkung, alle intracraniellen Störungen (Insulte, Folgezustände etc.) meniereformer Schwindel, allgemeine Schwäche des

Nervensystems, Nackenschmerzen, Torticollis.

Lokalisation: Am unteren Occipitalrand, hinter dem Mastoid in einer Vertiefung lateral des Ansatzes des M. Trapezius. Wenn man auf den Punkt Gb 20 klopft, spürt man die Repercussion im Ohr.

Punktur: 3 Fen senkrecht oder die Nadel in Richtung zur contralateralen Augenhöhle bis zu 1 Cun tief einstechen.

Gb 23: sekundärer Alarmpunkt; Cholecystopathien, Hypersalivation, Husten, asthmoide Atemstörungen.

Lokalisation: Im 4. ICR im Schnittpunkt der horizontalen Mamillarlinie mit der Präaxillarlinie (Pat. in Seitenlage den Arm heben lassen).

Punktur: 3-5 Fen schräg.

Gb 24: Hauptalarmpunkt seines Meridians, zusätzlich Fettunverträglichkeit, Hepatopathien, Singultus.

Lokalisation: Auf der vertikalen Mamillarlinie, im 7. ICR (Lokalisaton nach NIBOYET), ca. 5 Fen unter Le 14.

Punktur: 3-5 Fen schräg.

Gb 25: Alarmpunkt des Ni-Meridians, zusätzlich Nephropathien, auch Koliken.

Lokalisation: Am freien Ende der 12. Rippe. (Wenn man sich 1 1/2 Cun oberhalb des Nabels eine Horizontale denkt, schneidet diese den Punkt Gb 25).

Punktur: 3-5 Fen senkrecht.

Gb 26: Affektionen im kleinen Becken, Menstruationsstörungen, adjuvant bei hoher Ischialgie, Lumbago.

Lokalisation: Etwas vor dem höchsten Punkt des Darmbeinkammes, in der vorderen Axillarlinie, ca. 2 Fen über der Nabelhöhe.

Punktur: 3 Fen - 1 Cun senkrecht.

Gb 27: Gb 26, 27, 28 sind Punkte des sog. Gürtelgefäßes, das wie eine Spirale um den Bauch läuft und dabei alle vertikal verlaufenden Meridiane kontaktiert. Indikation wie Gb 26.

Lokalisation: 3 Cun unter Gb 26, auf der Höhe der Spina iliaca anterior superior. (7 Cun lateral von KG 4).

Punktur: 5 Fen - 1 Cun senkrecht.

Gb 30: Testpunkt für Knochenerkrankungen, Ischiastherapie, Hüft- und Kniegelenke, Paresen der unteren Extremität, Dermatitiden.

Lokalisation: a) Beim stehenden Patienten etwas hinter dem vorspringenden Punkt des Trochanter major in einer Vertiefung. b) In Seitenlage mit gestrecktem unteren Bein, beugt man das obere Bein mit der linken Hand, tastet nun den Punkt Gb 30 hinter dem Trochanter major in einer Vertiefung, etwa in Höhe des Hüftgelenkes.

Punktur: 5 Fen - 2 Cun senkrecht.

Gb 34: Ho-Punkt, M. für Muskulatur (auch glatte), Kniegelenk, Cholecystopathien, Ischialgien, Durchblutungsstörungen, Lähmungen, Kontrakturen.

Lokalisation: In der Vertiefung, die bei gebeugtem Knie vor und unter dem Fibulaköpfchen tastbar ist.

Punktur: 3 Fen - 1 Cun senkrecht.

Gb 37:	Lo zu Le 3, Peronäustestpunkt, Cholecystopathien, laterale Ischialgien, adjuvant bei Augenleiden (Analgesiepunkt), Schmerzen in der seitlichen Thoraxregion, Schläfenkopfschmerz.
Lokalisation:	5 Cun oberhalb des äußeren Knöchels, am hinteren Fibularand.
Punktur:	5 Fen - 1 Cun senkrecht.
Gb 38:	-, herumziehende Schmerzen, sonst wie Gb 37.
Lokalisation:	4 Cun oberhalb des äußeren Knöchels, am Hinterrand der Fibula.
Punktur:	5 Fen - 1 Cun senkrecht.
Gb 39:	Reunionspunkt für Knochenmark, Gruppen-Lo der Yang-Meridiane der Füße, wandernde rheumatische Gelenksschmerzen, cerebrale Insulte, deren Folgen, epileptiforme Anfälle, cholerische Ausbrüche, Appetitlosigkeit, Dyskinesie der Gallenblase, Verdauungsstörungen aus diesem Grund.
Lokalisation:	3 Cun oberhalb des äußeren Knöchels, am Hinterrand der Fibula.
Punktur:	3 Fen - 1 Cun senkrecht; bei tiefem Stich cave arteriam!
Gb 40:	Q., Verbindung zu Le 5, allgemeine Müdigkeit und Schwäche, Cholecystopathie, Ischialgie, Schmerzen und Affektionen der seitlichen Brustwand - Axilla.
Lokalisation:	Am Fußrücken, über dem Calcaneo-Cuboidgelenk, am vorderen unteren Anteil des äußeren Knöchels, in einem Grübchen.

Punktur:	3 Fen senkrecht - 1 Cun schräg.
Gb 41:	K. (Gürtelgefäß = Tai Mo), M. für Affektionen der "großen Gelenke", M. gegen rheumatische Beschwerden (meist Gb 41 rechts in Gold, 3 E 5 links in Gold), Anti-Prostaglandin E-1 Wirkung.
Lokalisation:	Dorsal, im Winkel zwischen den Metatarsalia IV und V, in einer Mulde. (Kleine Zehe nach außen ziehen).
Gb 43:	+, Intercostalneuralgie, Tinnitus, Schwindel, Kopfschmerzen. Atonie der Gallenfunktion, Obstipation.
Lokalisation:	An der Vereinigung der 4. und 5. Zehe, im Spatium interdigitale, näher dem Metatarso-Phalangealgelenk der 4. Zehe.
Punktur:	3-5 Fen senkrecht, Nadel nach aufwärts gerichtet.

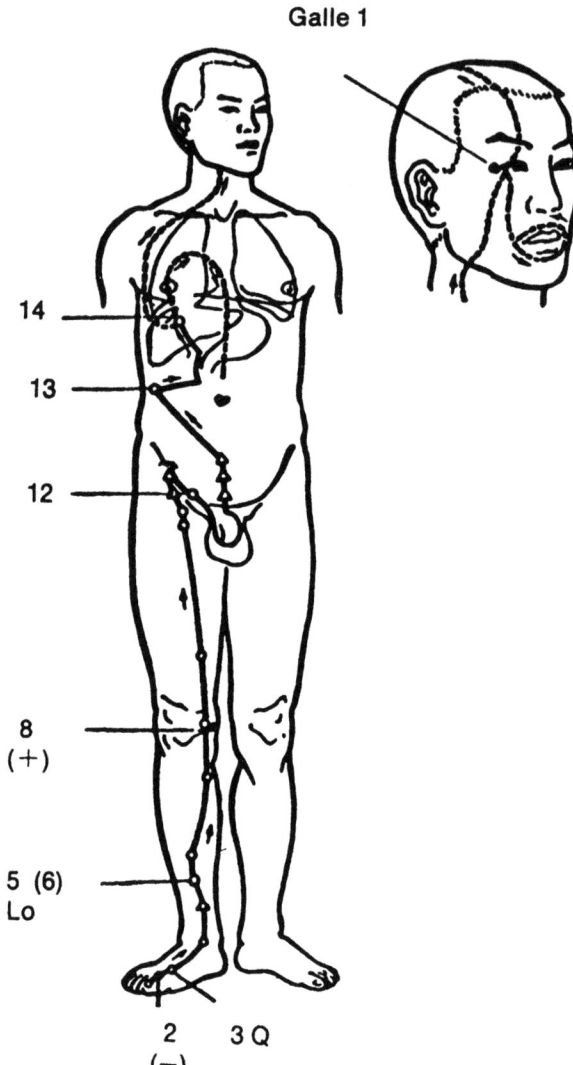

Galle 1

Abb. 19 Lebermeridian

Tonisierungspunkt (+)	=	Le 8 (9)
Sedativpunkt (−)	=	Le 2
Quellpunkt (Q)	=	Le 3
Durchgangspunkt (Lo)	=	Le 5 (6) zu G 40
Zustimmungspunkt	=	B 18
Alarmpunkt	=	Le 14
Alarmpunkt des MP-Meridians	=	Le 13

LEBERMERIDIAN = Le, Yin, Verlauf: zentripetal, 14 Punkte

Le 2:   -, M. für Spasmen aller Art, adjuvant bei Stauungen. Abdominelle Spasmen, Kontrakturen, Krampfhusten, Krämpfe bei Kindern, Glaukoma chron., Lichtscheu, Reizbarkeit.

Lokalisation: In der interdigitalen Hautfalte zwischen der 1. und 2. Zehe, am lateralen Ende des Großzehengrundgelenkes.

Punktur: 3-5 Fen schräg aufwärts.

Le 3:   Q, M. für Spasmen wie Le 2.

Lokalisation: In einer Vertiefung im Winkel zwischen dem 1. und 2. Metatarsale. (Bifurkation der A. dorsalis pedis - A. metatarsea perforans).

Punktur: 3-5 Fen senkrecht.

Le 5:   Lo zu Gb 40, Koliken, auch Dysmenorrhoe, Pruritis, Crampi,.

Lokalisation: 5 Cun oberhalb der Spitze, des inneren Knöchels, an der Innenkante der Tibia = 2 Cun cranial von MP 6, bzw. 1 Cun distal von MP 7.

Punktur: 3 Fen senkrecht - 1 Cun schräg.

Le 8:   +, Ho-Punkt, allgemein kräftigende Wirkung, hepatogene Insuffizienz, Dyspepsie, Colitis, abnorme Ermüdbarkeit, Dysurie, Pruritis vulvae, Impotentia coeundi, Kniegelenksbeschwerden, Reizbarkeit, Wutausbrüche, Kopfschmerzen nach Alkoholabusus, Sehstörungen - schlechtes Dämmerungssehen.

Lokalisation: Am medialen Ende der Kniegelenksfalte, neben dem In-

nenrand der Tuberositas tibiae, vor der Sehne des M. se-
mimembranaceus.

Punktur:	3 Fen - 1 Cun senkrecht.

Le 13:   A. des MP-Systems, M. zur Stoffwechselaktivierung, alle
Störungen des Verdauungstraktes, (bes. Prankreasinsuffi-
zienz) und deren Folgezustände, allgemein tonisierend,
ACTH-Punkt.

Lokalisation: Unter dem freien Ende der 11. Rippe, an deren Schnittpunkt mit der Medio-Axillarlinie. (Beim stehenden Patienten zeigt die Ellbogenspitze bei gebeugtem und ange-
legtem Arm auf den Punkt).

Punktur: 3 Fen - 1 Cun senkrecht oder schräg.

Le 14:   A. der Leber, Leber-Magen-Darmstörungen, dazu See-
krankheit, Emesis grav.

Lokalisation: Auf der Mamillarlinie, wo diese den 6. ICR schneidet.

Punktur: 3 Fen - 1 Cun schräg.

LENKERGEFÄß = Tou Mo = LG, Yang-betont, Verlauf nach cranial,
28 Punkte

LG 1:   Hämorrhoiden, Proctitis, Coccygodynie.

Lokalisation: Auf der Medianlinie, in der Mitte zwischen Steißbein-
                         spitze und Anus.

Punktur: 5 Fen - 1 Cun schräg, etwas aufwärts.

LG 3:   Zustände nach WS-Traumen, Commotio, Paresen der u.
                         Extr., Menstruationsstörungen, lokal-regionale Schmer-
                         zen.

Lokalisation: Unter der Dornfortsatzspitze des 4. LW.

Punktur: 3 Fen - 1 Cun schräg nach aufwärts.

LG 4:   M. für die Sexualität, Einwirkung auf die Nebennieren,
                         (siehe Bl 23/52, Ni 7), Impotenz, Frigidität, Affektionen
                         des inneren weiblichen Genitales, Müdigkeit - "kreuz-
                         lahm", Erschöpfung, Enuresis, hämmernde Kopfschmer-
                         zen.

Lokalisation: Unter der Dornfortsatzspitze des 2. Lumbalwirbels.

Punktur: 3 Fen - 1 Cun schräg aufwärts.

LG 9:   Spezialpunkt gegen chron. Husten, Atembeschwerden,
                         die den Schlaf stören, Entwicklungsstörungen bei Kin-
                         dern.

Lokalisation: Unter dem Dornfortsatz des 7. Thorakalwirbels.

Punktur: 3 Fen - 1 Cun schräg aufwärts.

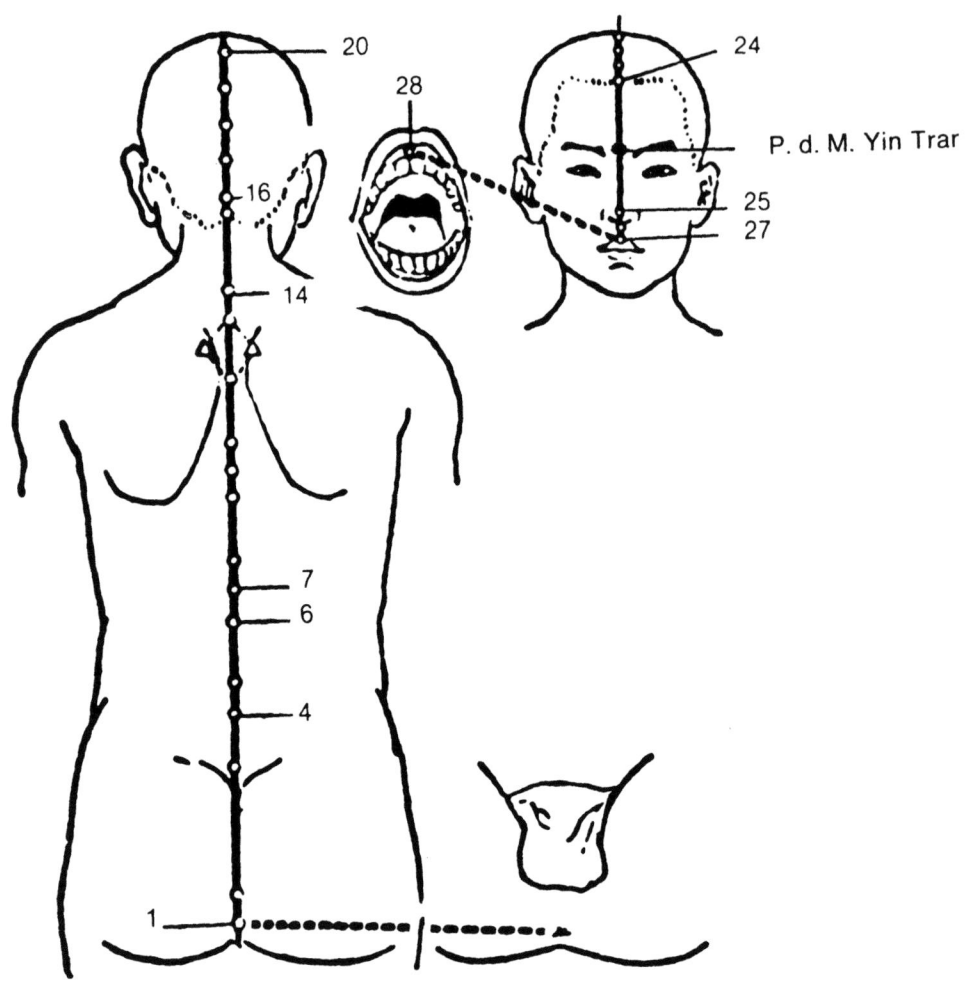

Abb. 20 Lenkergefäß . **Als Einschaltpunkt für das außergewöhn-**
liche Gefäß = „Wundermeridian" Tou-Mo, gilt Dü 3.

LG 14:	Reunionspunkt aller Yang-Meridiane, völliger Energiemangel, Erschöpfungszustände - Schulter - Nackenbereich erfassend (Spinne).
Lokalisation:	Auf der dorsalen Medianlinie, unter dem Dornfortsatz des 7. Halswirbels.
Punktur:	3 Fen - 1 Cun schräg aufwärts.
LG 16:	Hypophysenwirksam und Thalamuswirksam (mit P.d.M. = Yin Yang = Längsdurchflutung), Anregung der intracraniellen Zirkulation (cerebrale Insulte), Vertigo, Scheitelkopfschmerzen, epileptiforme Anfälle.
Lokalisation:	Auf der dorsalen Medianlinie, in einer Vertiefung, knapp unterhalb der Protuberantia occipitalis externa.
Punktur:	3-8 Fen senkrecht, tiefer Stich ist zu vermeiden.
LG 19:	Siehe ehemals Tonsur der katholischen Priester - sedierend und calmierend, cerebrale Kongestionen, Konzentrationsschwäche, (siehe KG 15).
Lokalisation:	Auf der Medianlinie, in einer deutlichen Vertiefung, am Schnittpunkt der Lambda und Pfeilnaht, 1 1/2 Cun hinter dem nachfolgenden LG 20.
Punktur:	3-8 Fen schräg.
LG 20:	"100 Reunionen - Polarstern", oberste Anteile des Gyrus präcentralis!; ein Haupt-Energiepunkt, Stimulationspunkt der Lateralität (zusammen mit KG 24), cerebrale Insulte und Vasculopathien, Kopfschmerzen, Unsicherheit, Schwindel, Konzentrationsmangel, Einfluß auf Beckenbodenmuskulatur, Anal- und Blasensphinkter.
Lokalisation:	Auf der Medianlinie, dort wo sich diese mit einer durch die Ohrmuschelspitze gelegten, gedachten Vertikalen

trifft, in einem kleinen Grübchen. Oder: 1 1/2 Cun frontal von LG 19 bzw. 8 Cun oberhalb des P.d.M. = Yin Trang.

Punktur:	2 Fen senkrecht - 1 Cun schräg, oder Tangentialstechen zu einem Punkt der Punktekombination "Weisheit der vier Götter" = LG 20-1, -01 = P.a.M. 1 = Extra 6.

LG 23:   Stirnkopfschmerzen, Nasenaffektionen, Schwindel, Verwirrtheitszustände.

Lokalisation: Auf der Medianlinie, 4 Cun oberhalb des P.d.M. = Ying Trang.

Punktur: 1 Fen senkrecht - 5 Fen schräg.

Yin Trang: ein Hauptenergiepunkt, Hinweispunkt für "Oszillation",
= Extra 1   bildet mit Bl 2 das "magische Dreieck", M. der Nase und
= LG 24 - 2 der Nasennebenhöhlen, Stirnkopfschmerzen, Schlaflosigkeit, Augenkrankheiten, Spezialpunkt gegen Konvulsionen der Kinder (siehe LG 16).

Lokalisation: Auf der Medianlinie am Nasenrücken, dort wo die Augenbrauen tatsächlich oder gedacht zusammenstoßen.

Punktur: Längsfalte bilden und die Nadel von oben schräg in Richtung auf den Punkt einstechen.

LG 26:   Hauptpunkt gegen "krisenhafte Zustände" (siehe Ni 1, He 9, KS 9), Schock, Kollaps, Koma, Hitzschlag, Ohnmacht, Hysterie, adjuvant bei akuter Lumbago, Gesichtsödem.

Lokalisation: In der Mitte des Philtrums, am Ende des oberen Drittels des Nasolabialrinne.

Punktur: 3 Fen senkrecht - 8 Fen schräg aufwärts.

* Der P.d.M. (Point des Merveille) = Yin Trang = Yintang liegt zwar auf dem Lenkergefäß und wird deshalb hier erwähnt. Er gehört jedoch zu den "Extrapunkten", siehe dort.

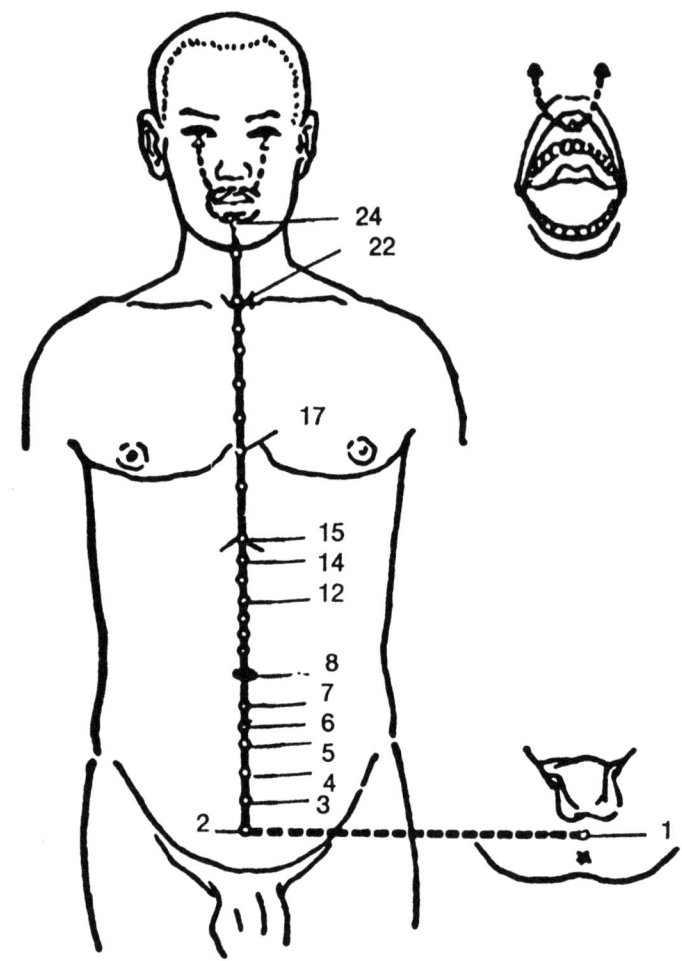

Abb. 21 Konzeptionsgefäß   Als Kardinalpunkt zur Einschaltung

des außergewöhnlichen Gefäßes = „Wundermeridian" Jenn-Mo, dient Lu 7.

KG 3 = Alarmpunkt des Blasen-Meridians
KG 4 = Alarmpunkt des Dünndarm-Meridians
KG 5 = Haupt-Alarmpunkt des 3 E-Meridians
KG 7 = sex. Alarmpunkt des 3 E-Meridians
KG 12 = digest. Alarmpunkt des 3 E-Meridians
KG 17 = respir. Alarmpunkt des 3 E-Meridians
KG 14 = Alarmpunkt des Herz-Meridians

KONZEPTIONSGEFÄß = Jenn Mo = KG, Yin-betont, Verlauf nach cranial, 24 Punkte.

KG 3: A. des Blasenmeridians, Menstruationsstörungen, Dysmenorrhoe, Fluor, Impotenz, Reizblase, Enuresis, adjuvant bei pelveoperitonitischen Reizzuständen.

Lokalisation: Wenn man die Strecke Symphyse-Nabel in fünf gleiche Teile teilt, liegt KG 3 am proximalen Ende des ersten Fünftels, oberhalb der Symphyse auf der ventralen Medianlinie.

Punktur: 1/2 - 1 Cun senkrecht.

KG 4: A. des Dünndarms, Leere und Erschöpfungszustände, Schwindel, Ohnmachtsneigung, Enteritis, Spasmen und Unterbauchkoliken, Miktionsbeschwerden, Impotenz, Prostatalgie, Fluor mit Schwächezuständen.

Lokalisation: Auf der ventralen Medianlinie, 2 Fünftel oberhalb der Symphyse. (Siehe Messung bei KG 3).

Punktur: 1/2 - 1 Cun senkrecht.

KG 5: Haupt-A. des 3. E, "Genitales Zentrum", "Eingangstor des Lebens"; siehe KG 4, Hinweispunkt für Vitaminmangel E, B-1, B-3, B-6.

Lokalisation: Auf der ventralen Medianlinie, 3 Fünftel oberhalb der Symphyse.

Punktur: 1/2 - 2 Cun senkrecht.

KG 6: "Meer der Energie", M. gegen Erschöpfungs- und Mangelzustände, hypotone Kreislaufinsuffizienz, Sex-Schwäche, sonst siehe KG 4.

Lokalisation:	Auf der ventralen Medianlinie, in Höhe des 4. Fünftels oberhalb der Symphyse. (Entspricht bei **schlanken** Personen ca. 2 Querfinger unter dem Nabel, bzw. 1 1/2 Cun unterhalb des Nabelmittelpunktes).
Punktur:	1/2 - 1 Cun senkrecht.
KG 7:	A. des unteren 3 E = Exkretions- und Sexualfunktion.
Lokalisation:	1 Cun unter der Nabelmitte = ca. 1 Querfinger unter dem Nabelrand.
Punktur:	1/2 - 1 Cun senkrecht.
KG 12:	Digestiver A. des 3 E, A. des Magenmeridians gegen Magen- und Oberbaucherkrankungen, Erbrechen, Dyspepsie, Meteorismus, Singultus, Neurasthenie, Punkt des Vegetativums, Hinweispunkt für Amalgam- und Quecksilberintoleranz.
Lokalisation:	Auf der ventralen Medianlinie, genau in der Mitte zwischen dem Nabel und der Schwertfortsatzspitze.
Punktur:	1/2 Cun - 1 Cun senkrecht. Es kann auch tangential zu benachbarten Punkten durchgestochen werden, z.B. zu KG 10, KG 15, Ma 21. Nach der Mahlzeit nicht zu tief stechen!
KG 13:	M. gegen krampfartige Oberbauchschmerzen, sonst wie KG 12.
Lokalisation:	3 Achtel unter der Xyphoidspitze = 5 Cun oberhalb des Zentrums des Nabels.
Punktur:	1/2 - 1 Cun senkrecht.
KG 14:	A. des Herzmeridians, Römheld-Syndrom, Aortalgie, Reisekrankheit, Hyperemesis gravidarum.

Lokalisation: 1/8 unter der Xyphoidspitze = 6 Cun oberhalb des Nabels.

Punktur: 3 Fen senkrecht oder 1 Cun schräg.

KG 15: M. der vitalen Yang-Energie, zusammen mit LG 19 "Bellergal der Akupunktur" allein gegen Zorn, Herz- und Magenschmerzen, Singultus, Erbrechen, Aerophagie, epileptiforme Anfälle.

Lokalisation: An der Spitze des Xyphoid. (Gestreckte Haltung einnehmen lassen).

Punktur: 3 Fen - 1 Cun schräg.

KG 17: Respiratorischer A. des 3 E, Husten, Asthma bronchiale, Beklemmungsgefühl, psychosomatischer Hauptpunkt (Typ Lexotanil), Herzschmerzen, Ösophagusspasmen, Intercostalneuralgie, Laktationsschwierigkeiten.

Lokalisation: Auf der Sternummitte in Höhe des 4. ICR in der Mitte zwischen den Brustwarzen (beim Mann).

Punktur: 5 Fen - 1 Cun schräg.

KG 22: Reizhusten, asthmoide Bronchitis, Sodbrennen, Globusgefühl, Brechreiz; Vitamin-A-Punkt.

Lokalisation: In der Mitte der Incisura jugularis, in Höhe des Ansatzes der Clavicula.

Punktur: 2 Fen senkrecht.

KG 23: Hypersalivation, thyreoidea-wirksam, Pharyngitis, Laryngitis.

Lokalisation: Auf der Medianlinie, im Winkel wo der Hals in den

Kinnbereich übergeht (Incisura thyreoidea cranialis).

Punktur:	2 Fen - 1 Cun schräg, etwas nach aufwärts.

KG 24:   Akutes Cervikalsyndrom, Zahnschmerzen, Facialisparese, Trigeminusneuralgie des III. Astes. Zusammen mit LG 20 bei Störungen der Lateralität, Stottern, Legasthenie.

Lokalisation: In der Mitte der mentolabialen Furche.

Punktur: 2 Fen senkrecht oder bis 5 Fen schräg.

Sogenannte EXTRAORDINARY POINTS: (z.T. außerhalb der Meridiane; siehe Abb. 22 und Abb. 23.

Extra 1:   = Yintang = P.d.M.: auch als LG 25 bezeichnet.

Lokalisation: Mittelpunkt der Verbindungslinie der beiden medialen
                Augenbrauenenden = Glabella.

Indikationen: ein Hauptenergiepunkt, Stirnkopfschmerz, Schwindel,
                Nasenerkrankungen, Augenerkrankungen, Krämpfe bei
                Kindern, Hypertonie; Hinweispunkt auf "Oszillation".

Punktur: schräg, 3-5 Fen.

Kommentar: Wie die vielfache Erwähnung dieses Punktes von der
                Tradition her bis zur modernsten chinesischen Literatur
                zeigt, ein sehr wichtiger Punkt. Er galt als Spezialpunkt
                gegen die Konvulsionen der Kinder, die mit Durchfällen
                einhergehen, wie als Punkt dessen Stimulierung sofort
                eine behinderte Nasenatmung zu beheben imstande ist.
                Bei Kopfschmerzen in der Stirngegend wurde seine Mas-
                sage zwischen Daumen und Zeigefinger empfohlen. Mit
                Bl 2 bildet er das sogenannte "vordere magische Drei-
                eck" mit seiner besonderen Wirksamkeit bei Sinusitis
                frontalis, mit LG 16 verwenden wir ihn zur "Längsdurch-
                flutung" des Schädels und in der Schädelakupunktur ist
                einer der Meßpunkte zur Bestimmung der wichtigsten
                Zonen. Dies ist jedoch nur ein Bruchteil dessen, was die
                Literatur über den YIN TANG zu bieten hat, da er zu den
                wichtigsten "klinischen Zeichen" gehört, aus deren Zu-
                stand und Farbe man nach der traditionellen chinesischen
                Medizin diagnostische Rückschlüsse, die Funktion be-
                stimmter Organe und auch der mit ihnen zusammen-
                hängenden psychischen Veränderungen betreffend, zie-
                hen kann.

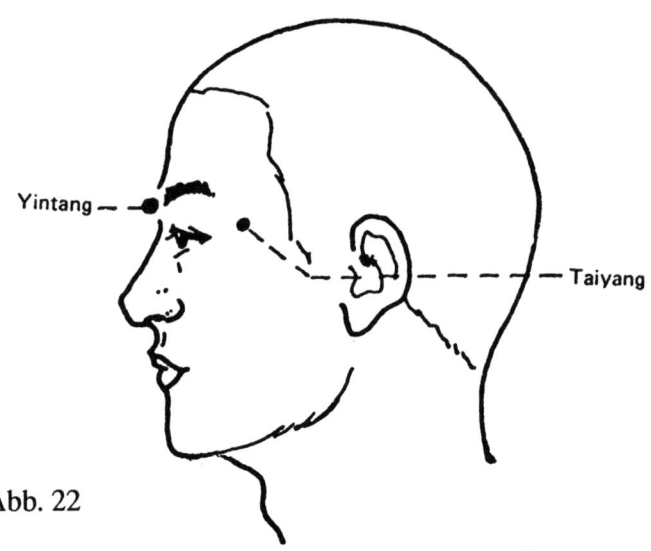

Abb. 22

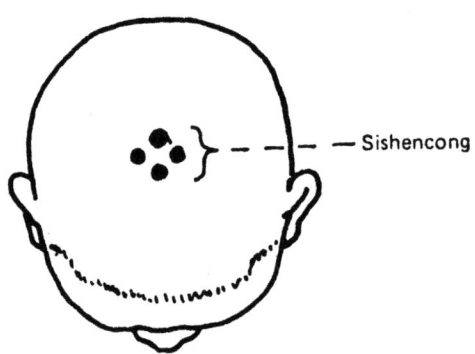

Abb. 23

Extra 2: = Taiyang: "Höchstes, vollkommenes, unübertreffliches Yang", "Sonne".

Lokalisation: In der Temporalregion, in der Mitte zwischen dem äußeren Ende der Augenbrauen und der temporalen Haargrenze; "Vogelzeigepunkt".

Indikationen: Migräne, Kopfschmerzen besonders bei Frauen, Augenaffektionen, Facialisparese, Trigeminusneuralgie, Zahnschmerzen, Schmerzen in der Augenregion, Schmerzen in den Kiefergelenken, sog. "Querdurchflutung" - Anregung der Schädeldurchblutung und Hypophysenfunktion.

Punktur: senkrecht, 5-8 Fen, oder schräg abwärts 1 - 1/2 Cun, oder mit der Dreikantnadel und bluten lassen. Bei Migräne wurde in der Tradition die Massage des Punktes mit einer Opiumsalbe empfohlen.

Extra 6: = Shi Sheng Cong, Szu Shen Tsung, Se Schen Tsung. "Weisheit der vier Götter", "vier kluge Götter".

Lokalisation: Die vier Punkte liegen je 1 Cun nach frontal und okzipital (am LG) sowie beiderseits lateral von LG 20 = Pae Roe = Bai Hue.

Indikationen: Cerebrale Insulte, Kopfschmerz, Schwindel,Unsicherheit, Epilepsie, Apoplexie, psychische Erkrankungen. Wirkt allgemein beruhigend, antispastisch.
Bei Kindern: Lernstörungen, schwache Gedächtnisleistung, Konzentrationsschwäche.

Punktur: 3-5 Fen, horizontal, subkutan, bei Kindern Laser Frequenz F.

Kommentar: Die Indikationen leiten sich von jenen ab, die für LG 20 = Pae Roe = "Hundert Reunionen", dem Reunionspunkt für das gesamte Yang, beschrieben werden.

Extra 21:	= Huatou Jiaji. In der Mitte zwischen innerem Verlauf des Blasenmeridians und den Dornfortsätzen = LG.

Lokalisation: Die Punkte liegen an den beiden Seiten der Wirbelsäule ca. 1/2 Cun neben der Medianen, von C 1 bis S 4. Als spezielle Huatuojiaji gelten insgesamt 28 Punkte, je 14 links und rechts der Wirbelsäule.
Die Punkte der Halsregion und Lumbalregion sind bei den speziellen Huatuojiaji nicht eingeschlossen.

Indikationen: Im wesentlichen sind die Indikationen ähnlich jenen der Punkte des Blasenmeridians in dieser Gegend. Sie werden eher bei akuten Erkrankungen und bei Jugendlichen empfohlen.

Punktur: An der LWS, 1 1/2 Cun, leicht schräg in Richtung der Wirbelsäule. An der BWS und HWS nur 1/2 - 1 Cun. Es soll ein lokales "Dehnungsgefühl" auftreten.

Kommentar: Die Huatuojiaji umfassen als EXTRA 21 bzw. P.a.M. 85 den P.a.M. 56, sowie die "Neu-Punkte" 48, 49, 51, 52 und 56, der auch als Point curieux 9 beschrieben wurde.
P.a.M. 56 = Zhu Ce = "seitlich der Säule" = Bl 13-01.

Neu-Punkt 48 = Wei Re Xue = "Magenwärme" = Bl 14-01.
Neu-Punkt 49 = Zhong Chuan = "Mittlerer Asthmapunkt" = Bl 15-01.
Neu-Punkt 51 = Pi Je Xue = "Milzwärme" = Bl 16-01.
Neu-Punkt 52 = Shen Re Xue = "Nierenwärme" = Bl 17-01.
Neu-Punkt 56 = Shen Ji = "Nierenrücken" = Bl 23-01.

Die vorgenannten Punkte wurden von uns zusammengefaßt, wie dies auch in der neuesten Literatur geschieht. Ihre Benennung stammt von dem "Gottähnlichen Arzt" HUA TUO, der etwa um 200 n. Chr. lebte und der bereits damals die Analgesie mittels Akupunktur kannte. Er nannte das "Nadelgefühl" die "erstarrendmachene, siedende Kraft".
Der Japaner KEN SAVADA (gest. 1961), bezeichnete diese Punkte als "innere Blasenlinie" und empfahl sie mit denselben Indikationen wie sie

die Punkte des Blasenmeridians je nach Lokalisation haben, jedoch bei akuten Krankheitszuständen und besonders für die Behandlung von Kindern unter 6 Jahren.
Auch Dr. HO PU YEN wies in einer mündlichen Mitteilung darauf hin, die inneren Punkte eher für akute Zustände, die äußeren für chronische Leiden zu verwenden.

Extra 32: = Xiyan = "Auge des Knies" = Ma 35 - 02, spiegelbildlich zur Ma 35.

Lokalisation: a) Die Knieextrapunkte sind zwei Punkte, die beiderseits des Apex patellae in einer Vertiefung liegen. Der laterale Punkt ist identisch mit Ma 35 = Tou Pi = "Kalbsnüstern".
b) Bei EXTRA 32: Die Xiyan-Punkte liegen am medialen und lateralen Foramen des Ligamentum patellae. Knie beugen lassen.
c) Bei Point curieux 35: Der Punkt liegt an der anterioren Seite des Knies, auf der Höhe des Gelenksspaltes, am Innenrand des Ligamentum patellae. Wenn das Knie etwas gebeugt wird, kann man eine Höhlung tasten, daher der Name "Knieauge". Der Punkt ist symmetrisch zum Ma 35, der am äußeren Rand des Ligamentums liegt.

Indikationen: Kniegelenksbeschwerden, Kniegelenksentzündung, bei Point curieux 35 auch gegen Ischias.

Punktur: schräg, 7 Fen - 1 Cun.

Kommentar: Ma 35 hat die Indikationen: Schmerzen im Knie mit Sensibilitätsstörungen, "wenn sich der Kranke niedergekniet hat, kann er kaum mehr aufstehen", Rheuma, Hydrops des Kniegelenks, Unterschenkelödeme, die durch "Feuchtigkeit" entstanden sind (zum Organsystem Magen - MP gehört in der Überlieferung die "Feuchtigkeit" als pathogene Energie).
Gegen Kniebeschwerden wird zusätzlich zu den "Knieaugen" die Kombination Ma 35, Ma 36 und MP 6 besonders empfohlen.

Extra 33:   = Lanwei = "Appendixpunkt" = Ma 37 - 1.

Lokalisation: 2 Cun unter Ma 36, etwas näher zu Ma 37, auf dem Magenmeridian (ein Punkt der bei der Appendikopathie oft deutlich empfindlich wird).

Indikationen: Akute und chronische Appendizitis, Kolitis, Gastralgie, Paralyse der unten Extremitäten.

Punktur: senkrecht, 1 - 2 Cun.

Kommentar: "Appendix" bezeichnet bereits die Hauptindikationen dieses Punktes. Er wird sowohl diagnostisch verwendet, - seine Empfindlichkeit gilt als positives klinisches Zeichen im Rahmen der Symptome, besonders der chronischen und subakuten Formen der Appendizitis - als auch in China bei stationären Patienten, therapeutisch.

Als kritische Grenzen gelten: Keine starke Défense, Temperatur rektal unter 38, Leukozytenzahl unter 12000, keine peritonealen Reizerscheinungen.

Unter diesen Aspekten gelang es, wie aus China berichtet wird, unter Benützung dieses Punktes, wobei die Nadeln lange Zeit belassen und immer wieder stimuliert werden, in über 80% der Fälle die Appendizitis innerhalb von 48 Stunden zum Abklingen zu bringen.

Für unsere Verhältnisse kommt wohl nur die diagnostische Bedeutung des Punktes in Frage.

Der Zusammenhang zwischen Ma 37-1 und seiner oben beschriebenen Wirkung ergibt sich daraus, daß der Punkt Ma 37 = Shang Ju Xu = Ku Sing Chang Lienn, als Ho-Punkt für den Dickdarm gilt, d.h. daß von ihm aus direkt auf das Hohlorgan eingewirkt werden kann, wie auch seine Indikationen - Bauchschmerzen, Verdauungsstörungen, Meteorismus, Durchfälle - zeigen.

Extra 35:   = Dannang = G 34-1, "Gallenblasenpunkt"

Lokalisation: 3 Querfinger unterhalb des tastbaren Fibulaköpfchens.

Indikationen: Akute und chronische Cholezystitis, Cholelithiasis.

Punktur: schräg, 2-3 Cun.

Nadelungstechniken in der Körperakupunktur

- 1. Locus dolendi-Stechen: Älteste Form der Akupunktur.
  Es wird dabei an den schmerzhaften Stellen eine Nadel gesetzt, die
  etwa 10 Minuten liegen bleibt und dann entfernt wird.
  Diese Form ist vor allem bei umschriebenen Stellen der Schmerzhaftigkeit oder lokalisierten Prozessen angezeigt. Hierbei werden nicht
  unbedingt klassische Akupunkturpunkte verwendet. Beispiel: Ein
  Abszeß bei dem die Nadel in den Übergang zwischen inflammierter
  Haut und normaler Haut gestochen wird.Oder bei einer Trigeminusneuralgie des 2. Astes nur die lokalen Punkte: Ma 2, Dü 18, Di 20,
  Ma 5.
- 2. Eine Erweiterung dieser Form der Akupunktur ist es, wenn man in
  der Nähe des Prozesses gelegene Akupunkturpunkte sticht, unabhängig von ihrer Zugehörigkeit zu bestimmten Meridianen oder Punktsy-
  stemen (sogenannte Punkte außerhalb der Meridiane).
- 3. Akupunktur mittels Nadelung von Fernpunkten:
  Es werden hierbei bewährte Erfahrungen verwendet, um bestimmte
  Meridiane über ihre Tonisierungs- oder Sedativpunkte oder Punkte
  mit bekannter Wirkung zu beeinflussen.

Die Körperakupunktur als Therapie (nach Zeitler)

Was hat die Akupunktur in unserer modernen westlichen Medizin,
die gerade in den letzten Jahrzehnten ungeheure Erfolge erzielen konnte
und trotzdem immer mehr kritisiert wird, zu suchen?

- 1. Die Akupunktur hat ihre Heilerfolge nicht nur in der Vergangen-
  heit, sondern auch gerade in den letzten Jahrzehnten, sowohl in ihrer
  therapeutischen Form, als auch zur Erzielung von Hypalgesien bei
  mannigfaltigen Operationen an Menschen und Tieren aufzuweisen.
  Akupunktur ist weltweit wohl die am meisten verbreitete Heilmethode.

- 2. Bei entsprechender Kenntnis ihres Einsatzes zählt sie zu den risi-
  koärmsten therapeutischen Maßnahmen, wobei sie häufig imstande

ist, hochwirksame, aber mit entsprechenden toxischen Nebenwirkungen belastete Medikamente zumindest teilweise zu ersetzen.

- 3. Als Teil einer Ganzheitsmedizin vermag sie den modernen Forderungen nach einer multifaktoriellen Betrachtungsweise jeglicher Erkrankung nachzukommen. So verwirklicht sie auch die Ansprüche, die z.b. bei der Behandlung psychosomatischer Krankheitsbilder gestellt werden müssen.

- 4. Sie ist, und dies wird viel zu wenig herausgestellt, unabhängig von der Intelligenz des Patienten (siehe ihre Erfolge in der Veterinärmedizin).

- 5. Sie erfordert außer Wissen und erlernbarer Geschicklichkeit nur einen geringen materiellen Aufwand.

- 6. Die Akupunktur ist außerdem mit jeglicher anderen Therapie kombinierbar. Dies bedeutet, daß sie im Rahmen unserer modernen Therapie zum Wohle der Patienten ihren adäquaten Platz haben muß.

Es darf natürlich nur akupunktiert werden, wenn die Diagnose einwandfrei feststeht und eine Indikation für die Akupunktur vorliegt.

Einige Standardpunktekombinationen

Es ist möglich, durch kybernetisch durchdachte Reize an bestimmten Regionen der Körperoberfläche Reaktionen lokaler, regionaler, überregionaler und allgemeiner Art auf den Organismus auszuüben.

Die an den Akupunkturpunkten = Konzentrationspunkten der Haut gesetzten Reize lösen deutliche Reaktionen im somatischen und psychischen Bereich aus.

Der oberflächliche Verlauf (es gibt auch tiefe Verläufe mit Verbindungen zu den entsprechenden Organsystemen) der Meridiane = Leitbahnen, besteht aus einer Aneinanderreihung von möglichen Reizeingabearealen zur Beeinflussung der somato-psychischen Funktionen der Organsysteme. Die Auswahl der Punkte erfolgt nach Kriterien, die sich empirisch millionenfach bewährt haben und z. T. auch wissenschaftlich bewiesen werden konnten. Eine kybernetisch kluge Auswahl der Punkte ermöglicht es, Nadeln einzusparen.

Die Zukunft der Akupunktur liegt in ihrer Kombinationsoffenheit mit allen anderen gebräuchlichen Heilmethoden, in ihrer Freiheit von Stör- oder Nebenwirkungen und nicht zuletzt in der Rentabilität.

Nicht die Methode ist schuld an Versagern und Unzukömmlichkeiten, sondern ihr Mißbrauch durch unqualifizierte Therapeuten!

Achtung:

1. Eine exakte Diagnostik muß vor der Akupunktur erfolgen.

2. Der Patient als Individuum läßt sich grundsätzlich nicht in ein Punktschema pressen. Der Anfänger muß die wahrscheinlichsten Punkte für den Patienten aussuchen, der Fortgeschrittene erlernt eine Technik, die wirklich aktiven Punkte herauszufinden (kontrollierte Akupunktur mit RAC-Technik).

Erkrankungen in alphabetischer Reihenfolge:

Angstzustände:
Ma 36, He 9, Ni 2, KG 15, Zusatzpunkt: Ni 6 (besonders links), KG 17.

Appetitlosigkeit:
He 9, KS 6, Ma 41, KG 12.

Aufstoßen (als Symptom):
KG 12, 13, 14, 21; Ma 41, Bl 17, Bl 21, Zusatzpunkt Ni 6 (besonders links), KG 17.

Bauchspeicheldrüse, etwa Z. n. chron. Pankreatitis:
MP 4, MP 6, KS 6, Bl 20.

Bettnässen:
KG 24, LG 20, MP 6, Ma 36, Bl 67, Zusatzpunkt KG 3.

Blähungen (als Symptom):
Dü 3, Di 4, Di 10, KS 6, Ma 37, Zusatzpunkt Ma 25.

Blasenstörungen: 1. Entzündungsanfälligkeit:
Bl 67, MP 6, KG 3, 6; Zusatzpunkt MP 4 (vor allem links).
2. Reizblase:
LG 20, KG 3, 6; Ma 36, Le 3, Zusatzpunkt Ni 6 (vor allem links), KG 17.

Brechreiz (als Symptom):
Le 13, 14; Ma 21, KG 6, Zusatzpunkt KG 24, LG 20.

Bronchitis:
Lu 7, KG 15, 17; Ni 27, LG 14, Ma 40, Zusatzpunkt MP 4 (vor allem links).

Depressionen:
He 9, He 5, KG 6, 15; Ma 36, MP 2 (links), Zusatzpunkt KG 24, LG 20, KG 17.

Durchblutungsstörungen:
1. der Arme und Hände:
KS 9, Dü 3, Di 4, 10, 11; Zusatzpunkt KS 7.
2. der Beine und Füße:
MP 6, Gb 34, Ma, 36, KS 9; Zusatzpunkt KS 7.
3. des Gehirns:
LG 20 und "Weisheit der 4 Götter", KG 6, KS 9, Zusatzpunkt KS 7.

Durchfall:
Le 2, 3; MP 4 (bes. links), KG 4, Di 4, Zusatzpunkt Dü 3 als Schleimhautpunkt, Ma 25 als Alarmpunkt des Dickdarms.

Gallenblasenstörung:
Gb 34-1, Gb 37, KG 12, 13; Zusatzpunkt Le 13, 14; Bl 19.

Hautallergie:
Di 4, Di 11, Bl 40, Ni 2.

Hautjucken:
Di 4, Di 11, MP 6, Le 6, Bl 13.

Heiserkeit:
Ma 9, 10; Lu 11, 3 E 3 (links); Zusatzpunkt MP 4 (links).

Herz:
1. nervöses Herz: He 5, KG 15, 17; Ma 36.
2. Anregung: He 9, He 5, KS 6, KG 15, 17.

Heuschnupfen:
Di 4, Di 19, 20; Yin Tang, Bl 1, 2; Bl 12,; wichtiger Zusatzpunkt Bl 40.

Hormonelle Störungen:
1. Menstruationsstörungen:
Gb 3, MP 6, KG 6, Zusatzpunkt Tae Yang (Schläfe), Bl 31, LG 4.
2. Klimakterium:
LG 4, Bl 31, He 9, He 5, Zusatzpunkt KG 17.

Hüftgelenksschmerzen:
Gb 30, LG 16 - Yin Tang (Längsdurchflutung) zusätzlich: Gelenk lokal bestrahlen, Ohrpunkt des Gelenkes.

Ischiasentzündung:
Bl 31, 32, 36, 40, 58, 60; Gb 30, 34; Hinweis: Bl 60 besonders rechts.

Knieschmerzen:
Gb 34, Ma 36, Bl 40, vier lokale Punkte: zwei oberhalb und unterhalb links und rechts der Kniescheibe, Di 4, Gb 41 re, 3 E 5 li.

Konzentrationsstörungen und Vergeßlichkeit:
LG 20 und "Weisheit der 4 Götter", KS 6, KG 6; Zusatzpunkt KG 24.

Kopfschmerz und Migräne:
1. ausgelöst durch Leber-Galle-Störung mit Lokalisation hinter dem Auge seitlich:
Gb 34-1, Le 2, 3; lokale Punkte im Bereich Gb 14, Zusatzpunkt Tae Yang (Schläfe).
2. ausgelöst durch Wettereinflüsse:
3 E 5 links, 3 E 23, KG 10, 12, 13; Hinweis: Störfeld suchen!
3. hormonelle Auslösung mit Lokalisation besonders an der Schläfe:
Gb 3, He 5, MP 6, Bl 31, KG 5, 6; Zusatzpunkt Tae Yang (Schläfe), LG 4.
4. Cervikalmigräne:
Bl 10, LG 14, Bl 11, Gb 20, Gb 21, Bl 2; Zusatzpunkt Bl 60 besonders rechts.
5. ausgelöst durch depressive Verstimmung:
Behandlung der Depression: He 9 rechts, Lu 7 rechts, Ni 6 links; lokale Punkte im Schädelbereich, Tae Yang (Schläfe).

Leber: Funktionsanregung oder Hepatopathie:
Le 3 Silber, Le 8 Gold (beides rechts); Gb 34-1, KG 17, 18; Zusatzpunkt KG 24, LG 20, Di 1-1 (Lateralität, rechts).

Magenschmerzen und Ulcus: Ma 23, KG 13, KG 17, Ma 36, Ma 39, bei Duodenalulcus Le 2, 3.

Mandelentzündung:
Lu 11, Di 4, Dü 3, Dü 17; Zusatzpunkt Lu 7, MP 4 (vor allem links).

Nasen- und Nasennebenhöhlenaffektionen:
Ma 2, 3, Di 19, 20, Yin Tang Bl 1, 2; Di 4, Zusatzpunkt MP 4 (vor allem links) und lokale Bestrahlung der NNH.

Nervosität und Reizbarkeit:
LG 20, 19; KG 15, Ma 36 links, Zusatzpunkt Ni 6 vor allem links, KG 17.

Niere: zur Funktionsanregung:
Ni 3, 10; Gb 25, Bl 23, Zusatzpunkt bei chron. Entzündung MP 4 vor allem links.

Phantomschmerz:
LG 19, 20; Di 4 locus dolendi am **gesunden** Körperteil, lokale Bestrahlung des Stumpfes.

Prostataerkrankung:
Le 3, MP 6, KG 6, Ma 36, bei chron. Entzündung MP 4 vor allem links.

Schlafstörungen:
1. Einschlafstörung:
Yin Tang, Ma 36 links, Ni 6 links, KG 17.
2. Durchschlafstörung: Ma 36 links, Gb 34-1, Le 3, Le 8, KG 17.

Schulter-Armschmerzen:
LG 14, 3 E 15, Di 4, 10, 14, 15; Dü 4; Zusatzpunkt: lokale Punkte der HWS; Gb 41 re, 3 E 5 li.

Schwindel: (gutes Beispiel, daß exakte Diagnostik vor Akupunktur unerläßlich!) als Symptom bei:

1. Kreislauflabilität: KG 5, 6, He 9, KS 9.

2. Kleinhirnaffektion: Bl 10, Gb 20 und Areal der Schädelakupunktur für das Kleinhirn.

3. ohrbedingt: 3 E 21, 3 E 5, KS 6, KS 9.

Sexualsphäre: z.B. Impotenz, Frigidität:
KG 4, 6; LG 4, Bl 31, He 9, Ma 36, Zusatzpunkt KG 24, LG 20.

Sinusitis:
Yintang (Extra 1), Di 20 rechts und links, von dort aus wird je eine
Nadel sehr schräg gestochen zum Di 20-1; bei Allergien: Nadelung und
Moxa auf den Punkten Bl 40 links, 3 E 3 links und 3 E 5 links.

Stottern:
Di 1-1 (Lateralität, rechts), KG 15, KG 24, LG 20; He 5, Ma 36 und Bestrahlung der motorischen Sprachzone 1 links und rechts (Schädelakupunktur).

Tennisellbogen:
Lu 5, Di 10, 11; Dü 4, Dü 9 und lokal druckempfindliche Zusatzpunkte
der HWS; Gb 41 rechts, 3 E 5 links.

Verstopfung:
1. atonische Obstipation:
Di 4, 10, 11; Ma 37, Bl 25 Zusatzpunkt Gb 34-1, Gb 37.
2. spastische Obstipation:
Di 4, Dü 3, Le 2, 3; Ma 36 (links), Zusatzpunkt Ni 6 (links), KG 17
(links).

Wirbelsäule:
1. HWS-Syndrom:
locus dolendi-Punkte, Bl 10, 11; Gb 20, 21; LG 14, 15 16; 3 E 15, Bl 60
rechts, Gb 41 rechts, 3 E 5 links.
2. BWS-Syndrom:
locus dolendi, ferner Gb 34, Bl 60; Gb 41 - alle rechts, 3 E 5 links.
3. LWS-Syndrom:
locus dolendi, ferner Gb 34, Bl 60; Gb 41 - alle rechts, 3 E 5 links.

2. Entwicklung der Nasenakupunktur

Vor einigen Jahren wurden in der VR China die Nasenakupunktur auch in die Analgesie und Therapie eingeführt.

1975 sahen wir, eine Akupunkturstudienreisegruppe der Deutschen Akademie für Akupunktur und Aurikulomedizin, in einem Dorfkrankenhaus in der VR China eine Operation (Herniotomie) in Nasenakupunkturanalgesie, deren Wirkung nicht überzeugte. 1976 wurde uns in keinem einzigen Fall mehr die Nasenakupunktur vorgeführt. Wahrscheinlich sind die eigentlichen Akupunkturpunkte endonasal. Die Reizung der Punkte auf der Nasenaußenseite ist mithin nicht genug wirksam.

3. Entwicklung der Schädelakupunktur

Auch die Therapie mit der Kopfnadel, wie die Schädelakupunktur in China genannt wird, ist ein junges Akupunkturverfahren. Es wurde erstmals 1972 durch einen Bericht aus dem Volkskrankenhaus Ji Shan Xian der Öffentlichkeit vorgestellt. Mittlerweile sind Lehrtafeln in großen Akupunkturambulanzen zu sehen (Abb.24).

Die besondere Domäne dieser Akupunkturform liegt in der Behandlung von Folgezuständen nach cerebralen Insulten.

Bei rheographischen Untersuchungen konnte gezeigt werden, daß hierbei tatsächlich eine Erhöhung des Durchblutungsvolumens eintritt.

Weitere Untersuchungen, die die Änderung biochemischer Parameter betreffen, führten zu interessanten Ergebnissen, sind jedoch noch nicht abgeschlossen.

Im Karl F. Haug Verlag ist von ZEITLER das sehr empfehlenswerte Buch erschienen: Einführung in die Schädelakupunktur.

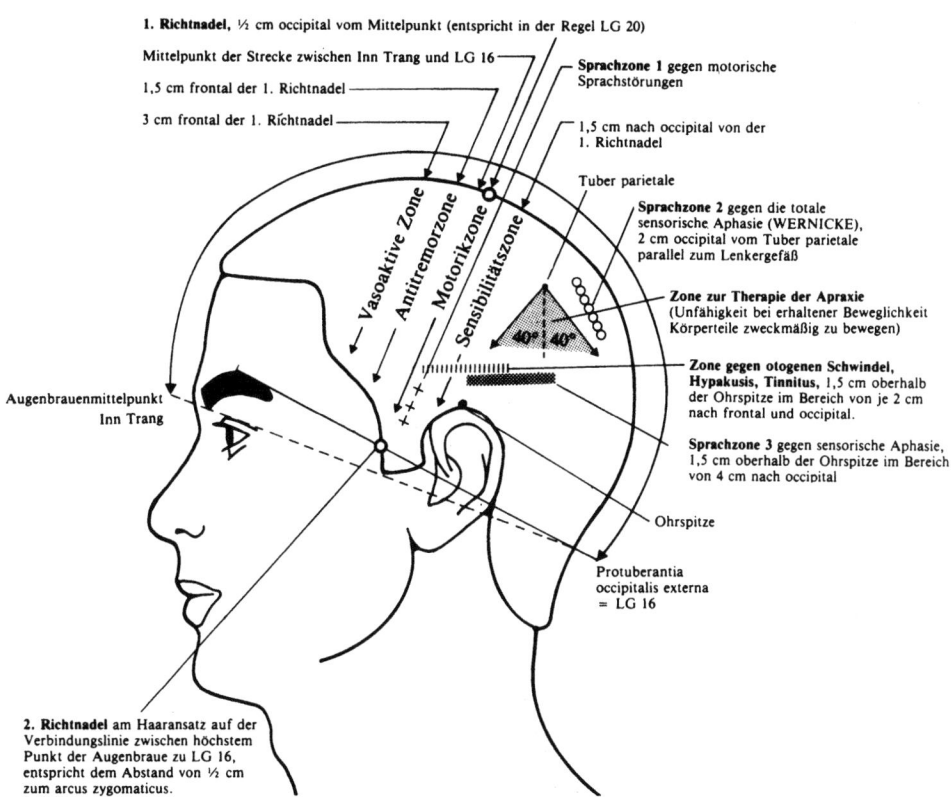

1. Richtnadel, ½ cm occipital vom Mittelpunkt (entspricht in der Regel LG 20)

Mittelpunkt der Strecke zwischen Inn Trang und LG 16

1,5 cm frontal der 1. Richtnadel

3 cm frontal der 1. Richtnadel

Sprachzone 1 gegen motorische Sprachstörungen

1,5 cm nach occipital von der 1. Richtnadel

Tuber parietale

Sprachzone 2 gegen die totale sensorische Aphasie (WERNICKE), 2 cm occipital vom Tuber parietale parallel zum Lenkergefäß

Zone zur Therapie der Apraxie (Unfähigkeit bei erhaltener Beweglichkeit Körperteile zweckmäßig zu bewegen)

Vasoaktive Zone
Antitremorzone
Motorikzone
Sensibilitätszone

40° 40°

Zone gegen otogenen Schwindel, Hypakusis, Tinnitus, 1,5 cm oberhalb der Ohrspitze im Bereich von je 2 cm nach frontal und occipital.

Sprachzone 3 gegen sensorische Aphasie, 1,5 cm oberhalb der Ohrspitze im Bereich von 4 cm nach occipital

Augenbrauenmittelpunkt
Inn Trang

Ohrspitze

Protuberantia occipitalis externa = LG 16

2. Richtnadel am Haaransatz auf der Verbindungslinie zwischen höchstem Punkt der Augenbraue zu LG 16, entspricht dem Abstand von ½ cm zum arcus zygomaticus.

Abb. 24 Zonen der Schädelakupunktur

Sie ist eine Sonderform der Akupunktur, die vor allem im direkten cerebralen Bereich ihre Reflexwirkung entfaltet. Bedenkt man die 100 000 Todesfälle und 300 000 Neuerkrankungen an cerebralen Vaskulopathien jährlich in Deutschland, dann wird die Schädelakupunktur für Therapie und Prophylaxe zunehmend wichtiger.

Erklärungsmöglichkeiten

Reflektorisch werdem die hämodynamischen und/oder metabolischen Cerebrum-Funktionen angeregt, zum Teil über eine Rehabilitation der Selbststeuerung mit Hilfe der glatten Hirngefäßmuskulatur (BAYLISS, K. KLEIN).

Indikationen

a) cerebrale Vaskulopathien und deren Folgezustände
b) Anregung der cerebralen Funktionen nach Traumen und nach entzündlichen Prozessen
c) Tremores, Parkinsonismus auch Chorea Minor
d) Vertigo, auch Meniere-Form
e) Kopfschmerzen allgemein
f) unterstützend bei neuralgischen Schmerzen
g) unterstützend bei Enuresis nocturna und cortical bedingter Polyurie

Kontraindikationen

a) raumfordernde Prozesse
b) akute Phasen entzündlicher Hirnerkrankungen
c) Epilepsie
d) Systemerkrankungen
e) extracerebrale gravierende Erkrankungen wie Karzinom-Spätstadien

Vermeidung von Zwischenfällen

Oberstes Gebot ist die eingehende Diagnostik vor dem Therapiebeginn.

a) bei akuten Zuständen Stabilisierung des Allgemeinzustandes des Patienten abwarten.

b) Extracerebrale ursächliche oder Begleiterkrankungen beachten, wenn möglich ausschalten.

c) Überwachung des Patienten während der Behandlung.

Technik

a) Originalmethode (Dr. Jiao Shuen-Fa, Volkskrankenhaus Ji Shan Xien, VR China).

Die Nadel wird tangential zwischen Haut und Periost eingestochen, dann der erforderlichen Zone entsprechend weitergeschoben. Heute werden die Nadeln in China elektrisch stimuliert. Die Behandlungsdauer beträgt insgesamt 15 Minuten.

- b) modifizierte Methode:
  Um die Schädelkalotte zu durchdringen, verwenden wir heute ausschließlich den Infrarot-Laser bis zu 30 mWatt Stärke. Die Großhirnrinde wird dadurch mild stimuliert.

Es empfiehlt sich diese modifizierte Schädelakupunktur mit Körperpunkten zu kombinieren (Basisempfehlung, beidseitig stechen, z.B. bei Hemiparesen der unteren Extremitäten: Le 3, Le 8, Gb 34, MP 6; bei Hemiparesen der oberen Extremitäten: Di 4, Di 10 oder 11, Di 15, KS 7).
In der Kombination Schädel- und Ohrakupunktur verwendet man hauptsächlich Punkte am Ohrläppchen, auch auf der Rückseite. Dadurch können auch tiefere Läsionen reflexmäßig angesprochen werden. Die übliche medikamentöse Behandlung wird weitergeführt.

- c) kontrollierte Schädelakupunktur
  In der indizierten Zone erfolgt die Detektion der eigentlichen pathologischen Areale mit Hilfe des NOGIER-Reflexes. Der Patient ist dabei geerdet, der Akupunkturarzt sucht mit dem elektrischen 9-Volt-Hämmerchen die Areale auf.

Akupunktur-Lasertherapie

Gut geeignet in der Lasertherapie im Rahmen der Schädelakupunktur ist nur die Verwendung eines Infrarotlasers. Wegen der vergleichsweise ungenügenden Eindringtiefe ist der Gebrauch eines normalen Rotlichtlasers dagegen nicht sinnvoll. Die Frequenze B verwendet man bei allen nutritiven Störungen, die Frequenz F vor allem bei Entwicklungsstörungen von Kindern. Die Behandlung dauert nur wenige Minuten und wird am besten mit Hilfe des NOGIER-Reflexes kontrolliert durchgeführt.

4. Entwicklung der Ohrakupunktur

Am Ohr waren im alten China schon immer einige Punkte bekannt, die als Endpunkte von Meridianen der Körperakupunktur oder als Sonderpunkte angesehen wurden. Es bestand aber keine Somatotopie der Ohrpunkte, d.h. eine Korrespondenz von Ohrpunkten zu Körperteilen war unbekannt. Erst Dank des Einfalls von NOGIER, die Anthelix als Wirbelsäule zu sehen, und durch seine ersten Arbeiten, die in der Deutschen Zeitschrift für Akupunktur 1957 veröffentlicht worden sind, wurde der Zusammenhang zwischen Ohrpunkten und korrespondierenden Körperteilen hergestellt. Dies erkennen auch die Chinesen an. So heißt es in dem Buch "Therapie der akupunkturmäßigen Ohrnadelung" (S. 106, Gesamtherausgeber: Arbeitsgemeinschaft für Ohrakupunktur der Stadt Shanghai) (Abb. 25) "P. NOGIER war der Meinung, daß auf der Ohrmuschel den einzelnen Regionen des menschlichen Körpers und den verschiedenen inneren Organen entsprechende Reflexpunkte auftreten, womit er die Aufmerksamkeit der Gelehrten der ganzen Welt auf sich zog. Der deutsche Arzt Gerhard BACHMANN forderte ihn anläßlich der Jahresversammlung des Jahres 1956 auf, nach Wiesbaden zu kommen und einen Vortrag zu halten. Auch ließ BACHMANN den Text dieses Vortrages ins Deutsche übersetzen und in der Deutschen Zeitschrift für Akupunktur abdrucken. Unser Wissenschaftler YEH-HSIAO-LIN hat im Hinblick auf diese neue Entdeckung Forschungen unternommen."

Dieser Forscher YEH-HSIAO-LIN hatte die Aufgabe, wie mir Prof. CHANG 1975 in Shanghai mitteilte, ausländische medizinische Literatur auf für China brauchbare Artikel hin zu überprüfen, und so studierte er mehr oder minder zufällig auch NOGIER's Artikel. Auch NOGIER's Lehrbuch der Aurikulotherapie ist in den Zentren Chinas bekannt, in denen Forschung im Bereich der Ohrakupunktur getrieben wird.

NOGIER selbst schildert sein Erlebnis, das ihm Anstoß gab, sich näher mit der Ohrmuschel zu befassen, so: " Etwa im Jahre 1950 entdeckte ich an der Ohrmuschel einiger Patienten eine eigenartige Narbe, die meine Neugierde weckte. Ich erkundigte mich genauer danach und erfuhr, daß es sich hier um eine besondere Behandlungsart der Ischiasentzündung handelte, die ein Heilkundiger im Mittelmeerraum praktizierte. Man hatte den oberen Teil sowie den Rand der Anthelix auf der gleichen Seite, auf der man die Neuralgie festgestellt hatte, kauterisiert."

Dr. NOGIER glaubte durch Zufall auf etwas Neues gestoßen zu sein. Er verfolgte die Sache weiter und berichtete darüber: "Übereinstimmend sagten die von mir befragten Kranken aus, daß die Ischiasschmerzen nach dieser Behandlung schnell (innerhalb von einigen Stunden, manchmal sogar von einigen Minuten) nachgelassen hatten, so daß man am Zusammenhang zwischen Kauterisation und Schmerzlinderung nicht zweifeln konnte. Außerdem, und dies überraschte noch mehr, ging es oft um Kranke, die vorher nach bewährten Verfahren behandelt worden waren, was vermuten ließ, daß hier besonders schwer zu heilende Fälle vorlagen.

Ich nahm daraufhin selbst einige Kauterisationen vor, die sich als erfolgreich erwiesen. Anschließend erprobte ich andere, weniger barbarische Verfahren. Das einfache Stechen mit Nadeln zeigte bei Ischiasfällen eine positive Wirkung, wenn man am gleichen oberen Teil der Anthelix und an den Punkten, die in diesem Bereich druckempfindlich waren, stach."

Wenn, so sagte sich NOGIER, von einem ganz bestimmten Punkt am Ohr Wirkungen auf den Ischiasnerv ausgehen, dann ist es immerhin möglich, daß an anderen Punkten des Ohres andere Organe und Körperteile beeinflußt werden könnten.

Nach rund drei Jahren vergeblicher Mühe, diese Zusammenhänge zwischen Ohrpunkten und anderen Körperstellen aufzufinden, bekam NOGIER eines Tages einen neuen Anstoß. Er berichtete darüber: "Einige Jahre zuvor hatte ich mehrere Monate mit meinem Freund, Dr. AMATHIEU, zusammengearbeitet. Wir hatten uns beide unter anderem mit der Wirbelsäulentherapie beschäftigt und tauschten unsere noch dürftigen Kenntnisse aus. Immer wieder betonte dabei mein Kollege: "Das Problem des Ischiasnervs ist die Bandscheibenläsion zwischen den Lendenwirbeln und dem Kreuzbein." An diesen Satz erinnerte ich mich eines Morgens, als ich vielleicht zum tausendsten Mal die Stelle auf der Anthelix betrachtete, die man bei Ischialgie kauterisiert. Plötzlich erkannte ich, daß diese kauterisierte Stelle vielleicht der Nervenaustrittsstelle zwischen Lendenwirbeln und Kreuzbein entspricht und daß in diesem Fall die ganze Anthelix die Wirbelsäule darstellt, aber auf den Kopf gestellt, und Antitragus und Ohrläppchen dem Kopf und Gehirn entsprechen.

"Dieser blitzartige Einfall, mehr optisch intuitiv erfaßt als medi-

P. Nogier 氏認为人体各部分內脏和諸器官組織在耳廓有相应反应点出现，引起了世界各国学者的重视。德国医学博士 Gerhard Bachmann 于56年年会时，請其赴 Wiesbaden 作演講。Bachmann 氏又将其論文譯成德文，登刊于 Dentsche、Zeitschrift für skupunktur 杂志上。国内学者叶肖麟氏对此新的发现，曾作研究。

Abb. 25

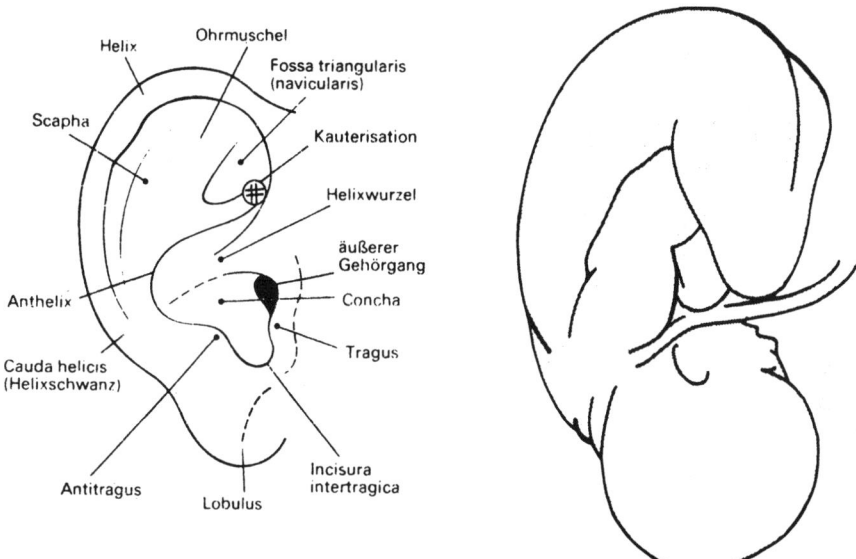

Abb. 26 a Optische Assoziation als mnemotechnische Hilfe für die Ohrlokalisationen.

zinisch begründet, löste sogleich eine weitere Assoziation aus: NOGIER sah unversehens im Ohr das Abbild des menschlichen Embryos vor sich (Abb.26 a). So entsprechend den aufeinandergdrückten Gliedmaßen des kopfunter im Uterus ruhenden Embryos, könnten in etwa analog die Entsprechungspunkte zwischen Ohr und dem gesamten Körper angeordnet sein. NOGIER untersuchte weiter, zunächst nur im engsten, erkannten Bereich: Wenn ein Patient nicht über Ischias, sondern über Schmerzen ganz oben im Halswirbelbereich klagte, dann tastete NOGIER mit einer Sonde im unteren Bereich der Anthelix nach druckempfindlichen Punkten, eben dort, wo er sie intuitiv vermutete - und da fand er sie auch. Nicht nur das: Die Nadelung dieser Punkte brachte Hilfe. Eine neue Methode war entdeckt!

Aufgrund der elektrophysiologischen Versuche von PENFIELD und RASMUSSEN (1950) sind die Projektionsfelder der Großhirnrinde mit ihrer somatotopischen Gliederung, in der entsprechende Körperabschnitte ihre kortikale Repräsentation finden, wohlbekannt. Dabei ist nicht Masse oder Größe eines Körperteils, sondern die Zahl der Rezeptoren für die Arealgröße des Projektionsfeldes bestimmend. Gleiches gilt auch für die Ohrakupunktur: auch hier entspricht etwa die Projektionsfläche des (mit zahlreichen Rezeptoren versehenen) Daumens dem gesamten Areal des Fußes. (Abb.26 b/c).
Genauso auch, wie sich aus dem Erregungsgrundtonus der Großhirnrinde erst dann ein Gebiet elektrophysiologisch heraushebt, wenn das korrespondierende periphere Körpergebiet irgendwie gereizt wird, lassen sich auch am Ohr erst dann pathologische Punkte nachweisen, wenn im zugehörigen peripheren Körpergebiet eine Störung existiert.

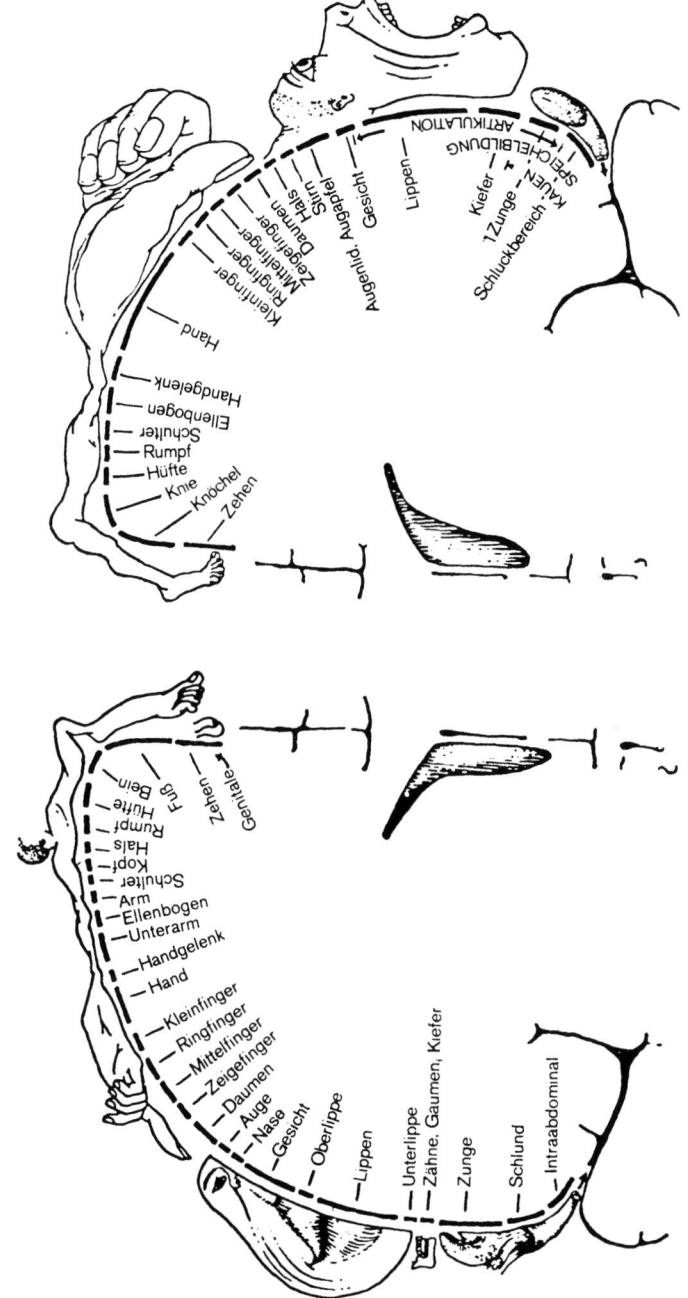

Abb. 26 b Motorischer (Gyrus praecentralis) und sensorischer (Gyrus post-
centralis) Homunculus. Die Größe der Projektionsfelder entspricht
der Anzahl der Rezeptoren (aus: PENFIELD und RASMUSSEN).

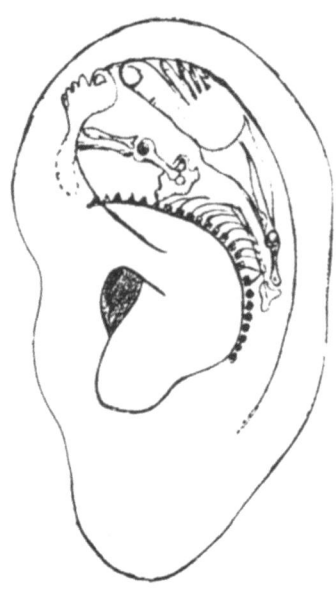

Abb. 26 c   Ähnlichkeit der Projektionsfelder (Vergleich Daumen–Fuß) an der Ohrmuschel zu der kortikalen Repräsentation.

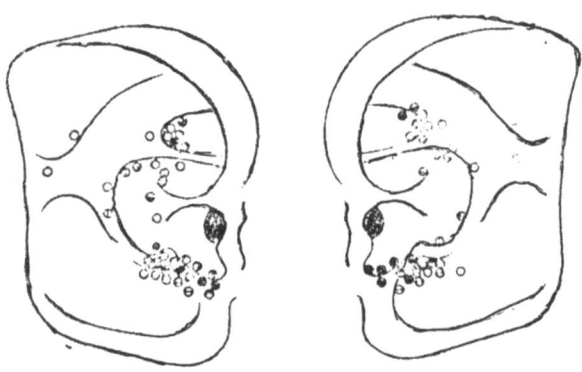

图 2.   左式が腎科质にゴギ抵求ぶい 自ム 投ぶ認。

Abb. 26 d: Ähnlichkeit des Ohres des Menschenaffen mit dem Ohr des Menschen; hier Nachweis der Punkte mit der Provokationsmethode.

Die elektrische Verifizierung

NIBOYET aus Marseille wies als einer der ersten Forscher darauf hin, daß sich Körperakupunkturpunkte von der sie umgebenden Haut elektrisch unterscheiden. NOGIER applizierte die Erfahrungen seines Kollegen auf die Ohrmuschel, und konstruierte ein spezielles Widerstandsmeßgerät. Der Arbeitsteil dieses Geräts gleicht einem Kugelschreiber, dessen Spitze von zwei Meßelektroden gebildet wird, von denen eine nadelförmig ist, die andere die Form eines Röhrchens hat, das die Nadelelektrode umschließt. Senkrecht auf die Haut aufgesetzt, berührt die Meßspitze des Punktsuchgerätes die Haut also an einem Punkt und auf einem kleinen Kreis (Radius 1 mm) um diesen Punkt herum. So kann der elektrische Widerstand eines Punktes auf der Haut und in seiner unmittelbaren Umgebung gleichzeitig gemessen werden (Differentialmessung). Stimmen beide Meßwerte überein, so zeigt das Gerät keine Reaktion; weichen sie voneinander ab, so ertönt ein Summen. Von nun an ließen sich die Punkte, die bis dahin nur mit Hilfe des Patienten durch Erfragen der Drucksensiblität ertastet werden konnten, ohne jede Mitwirkung des Patienten messen. Bei einem Teil der Punkte zeigte sich ein verminderter Hautwiderstand, beim anderen dagegen ein deutlich verstärkter. Dieses Phänomen zu deuten, war wiederum ein Ziel empirischer Forschungsarbeit am Patienten. Die beobachteten Krankheiten und die Art der zugehörigen, mit dem Punktsuchgerät gemessenen Punkte wurden laufend verglichen. Dadurch konnte die periphere Korrespondenz von Ohrpunkten zu Körperteilen objektiviert werden und die Anordnung der Punkte in der Ohrmuschel (sog. Ohrkartographie) immer wieder verifiziert werden.

In der VR China ist die wissenschaftliche Erforschung der Ohrakupunkturpunkte ein wichtiges universitäres Arbeitsgebiet. In der medizinischen Hochschule in Peking führte Dr. Li CHAO-TE unserer Reisegruppe ein diesbezügliches Experiment vor: Die Ohren eines gesunden Kaninchens werden mit einem Hautwiderstandsmeßgerät sorgfältig nach Punkten abgesucht. Es sind keine zu finden. Nun wird dem Tier ein dünner Magenschlauch eingeführt, durch den verdünnte Salzsäure in den Magen geträufelt wird. Nach einer gewissen Zeit entsteht dadurch ein peptisches Magengeschwür. Jetzt sollte auf dem zuvor indifferenten Ohr als Zeichen des pathologischen Geschehens ein Punkt elektrisch nachweisbar werden, der Magenpunkt. Tatsächlich ist dieser Entsprechungspunkt nachweisbar. Durch die Provokationsmethode wurde der "stille" Punkt als Zeichen der nervalen Stimulation elektrisch aktiv. Durch Weiterschieben des Schlauches wurden dann in mehreren Darmabschnitten später weitere Geschwüre erzeugt, und folgerichtig ließen sich am Ohr die zugehörigen Punkte nachweisen. Durch Sektion der Versuchstiere wurden die jeweils gefundenen Ohrpunkte in ihrer Korrespondenz zur genauen Lage des peptischen Ulzera festgelegt. Dies ist ein wissenschaftlich einwandfreier Beweis, daß es solche Ohrpunkte gibt und ein Zusammenhang zwischen der pathologischen Veränderung und den von ihr hervorgerufenen Ohrpunkten existiert.

Am Institut für Physiologie der Academica Sinica in Shanghai verwendete Prof. SHEN-EH als Versuchstiere Menschenaffen. Als Provokationsmethode werden reizende Lösungen in das Gebiet des M. gastrocnemicus eingespritzt oder die Tibia frakturiert. Auch hier sind kurz nach der Provokation die entsprechenden Ohrpunkte an der vorher indifferenten Ohrmuschel aktiviert und nachweisbar. Der Vorteil des Versuchstieres Menschenaffe ist dabei die Ähnlichkeit des Ohres mit dem des Menschen (Abb. 26 d). Die Provokationsmethoden zum Punktenachweis wurden von NOGIER und BAHR in den letzten Jahren immer mehr verfeinert, und als Ergebnis dieser Mikrostimulationstechniken brachte BAHR 1975 umfassende Ohrkarten heraus, die alle wichtigen Punkte des menschlichen Körpers am Ohr genau lokalisieren (LOCI AURICULO-MEDICINAE, erhältlich bei den Buchhandlungen Otto Spatz, Hamburg, München und AMI, Giessen). Abb. 26 e bis 26 o zeigen einige wichtige Lokalisationen. Auch die Chinesen geben an, daß neue Ohrkarten in Arbeit seien, die frühere chinesische Irrtümer in den Lokalisationen berichtigen sollen.

Das Vorgehen am Patienten

Nach der üblichen Anamneseerhebung und der Feststellung, daß der "Fall" für die Ohrakupunktur geeignet ist, wird das in Frage kommende Ohrareal elektrisch untersucht (Aurikulodiagnose). Wird ein Punkt gefunden, läßt das Punktsuchgerät einen Summton hören und gibt gleichzeitig an, ob eine Gold- oder Silbernadel verwendet werden muß.

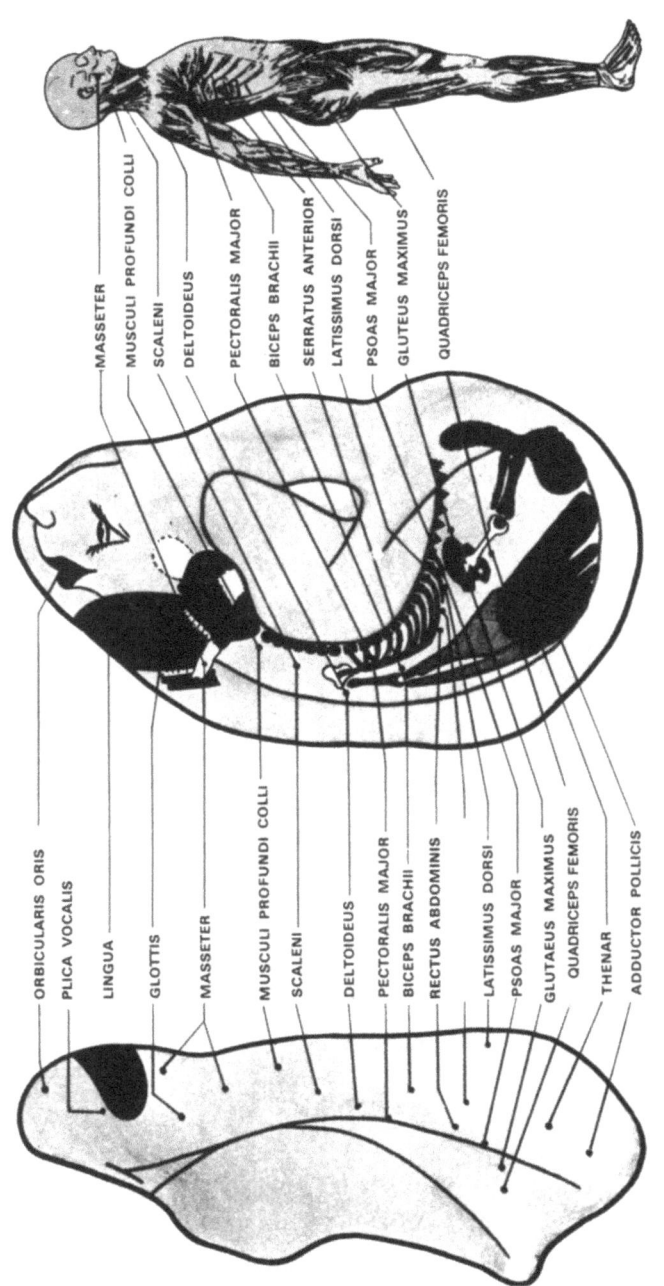

ORBICULARIS ORIS
PLICA VOCALIS
LINGUA
GLOTTIS
MASSETER
MUSCULI PROFUNDI COLLI
SCALENI
DELTOIDEUS
PECTORALIS MAJOR
BICEPS BRACHII
RECTUS ABDOMINIS
LATISSIMUS DORSI
PSOAS MAJOR
GLUTAEUS MAXIMUS
QUADRICEPS FEMORIS
THENAR
ADDUCTOR POLLICIS

MASSETER
MUSCULI PROFUNDI COLLI
SCALENI
DELTOIDEUS
PECTORALIS MAJOR
BICEPS BRACHII
SERRATUS ANTERIOR
LATISSIMUS DORSI
PSOAS MAJOR
GLUTEUS MAXIMUS
QUADRICEPS FEMORIS

MYOLOGIA

Abb. 26 e

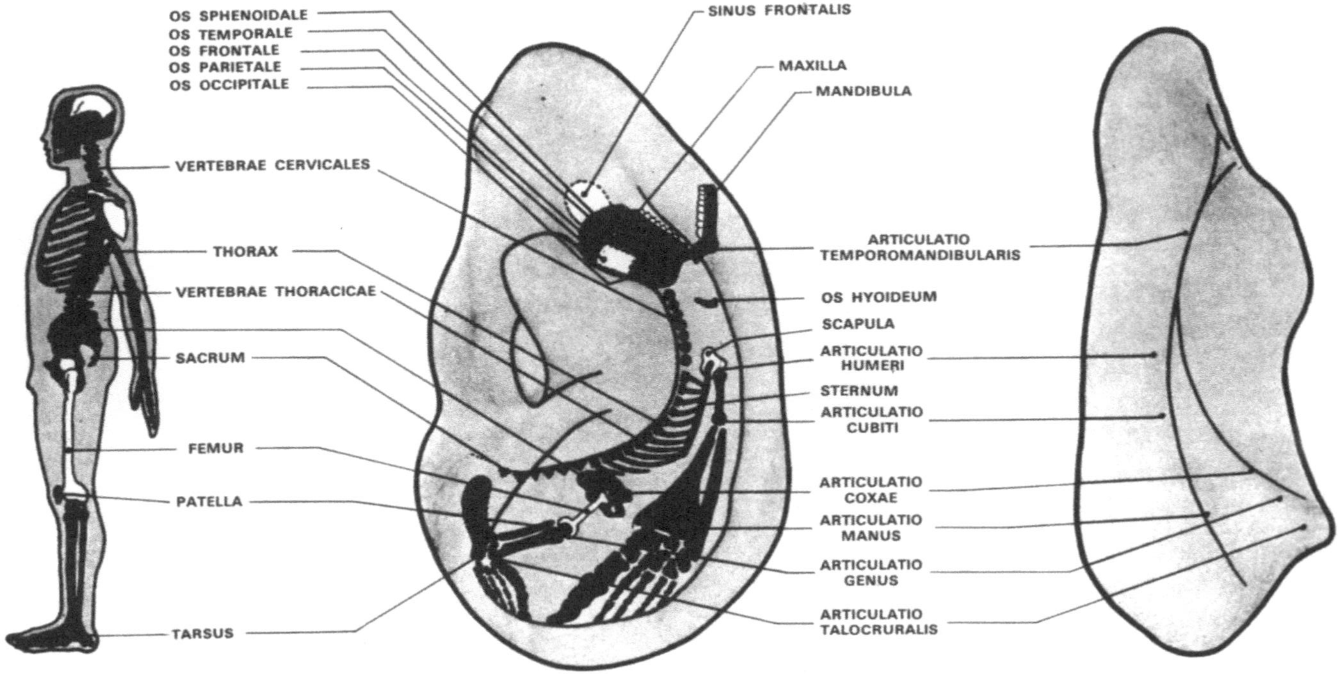

OSTEOLOGIA

Abb. 26 f

OS SPHENOIDALE
OS TEMPORALE
OS FRONTALE
OS PARIETALE
OS OCCIPITALE

SINUS FRONTALIS

MAXILLA

MANDIBULA

ARTICULATIO TEMPOROMANDIBULARIS

OS HYOIDEUM

SCAPULA

ARTICULATIO HUMERI

STERNUM

ARTICULATIO CUBITI

ARTICULATIO COXAE

ARTICULATIO MANUS

ARTICULATIO GENUS

ARTICULATIO TALOCRURALIS

VERTEBRAE CERVICALES

THORAX

VERTEBRAE THORACICAE

SACRUM

FEMUR

PATELLA

TARSUS

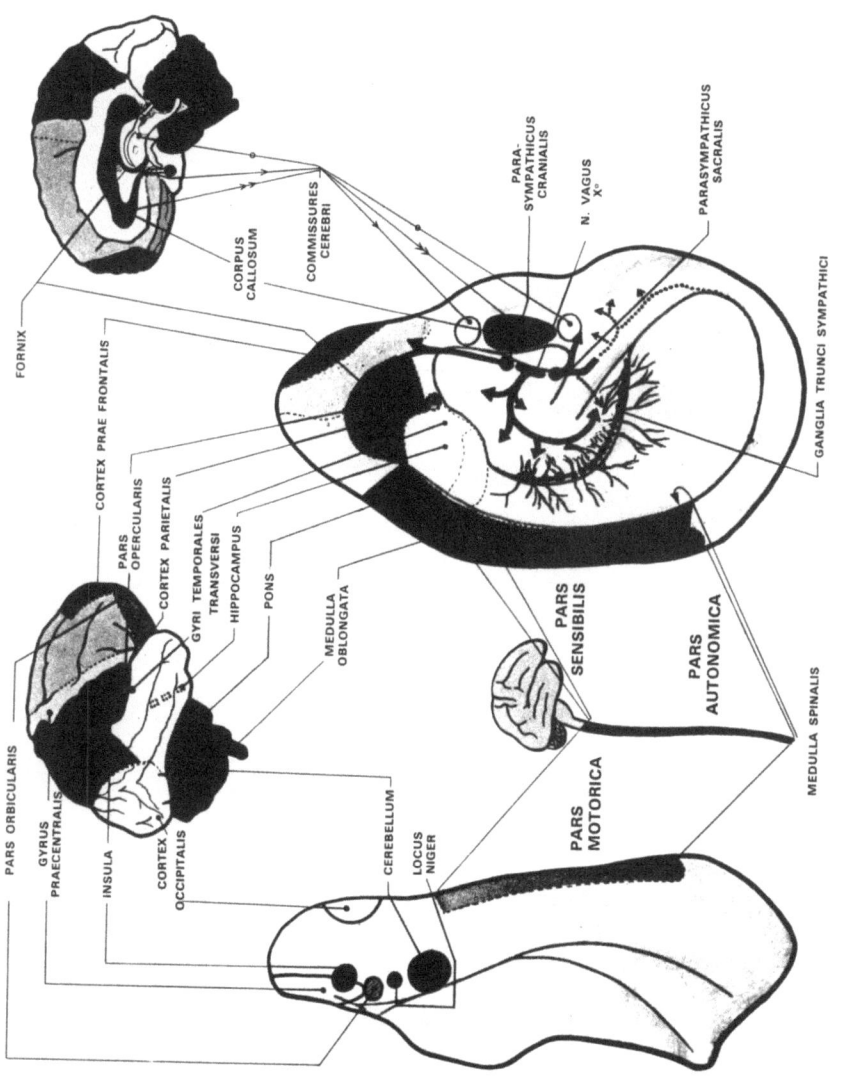

FORNIX

CORTEX PRAE FRONTALIS

PARS OPERCULARIS

CORTEX PARIETALIS

GYRI TEMPORALES TRANSVERSI

HIPPOCAMPUS

PONS

MEDULLA OBLONGATA

CORPUS CALLOSUM

COMMISSURES CEREBRI

PARA- SYMPATHICUS CRANIALIS

N. VAGUS X°

PARASYMPATHICUS SACRALIS

GANGLIA TRUNCI SYMPATHICI

PARS ORBICULARIS

GYRUS PRAECENTRALIS

INSULA

CORTEX OCCIPITALIS

CEREBELLUM

LOCUS NIGER

PARS SENSIBILIS

PARS AUTONOMICA

PARS MOTORICA

MEDULLA SPINALIS

Abb. 26 g   **SYSTEMA NERVOSUM**

- 133 -

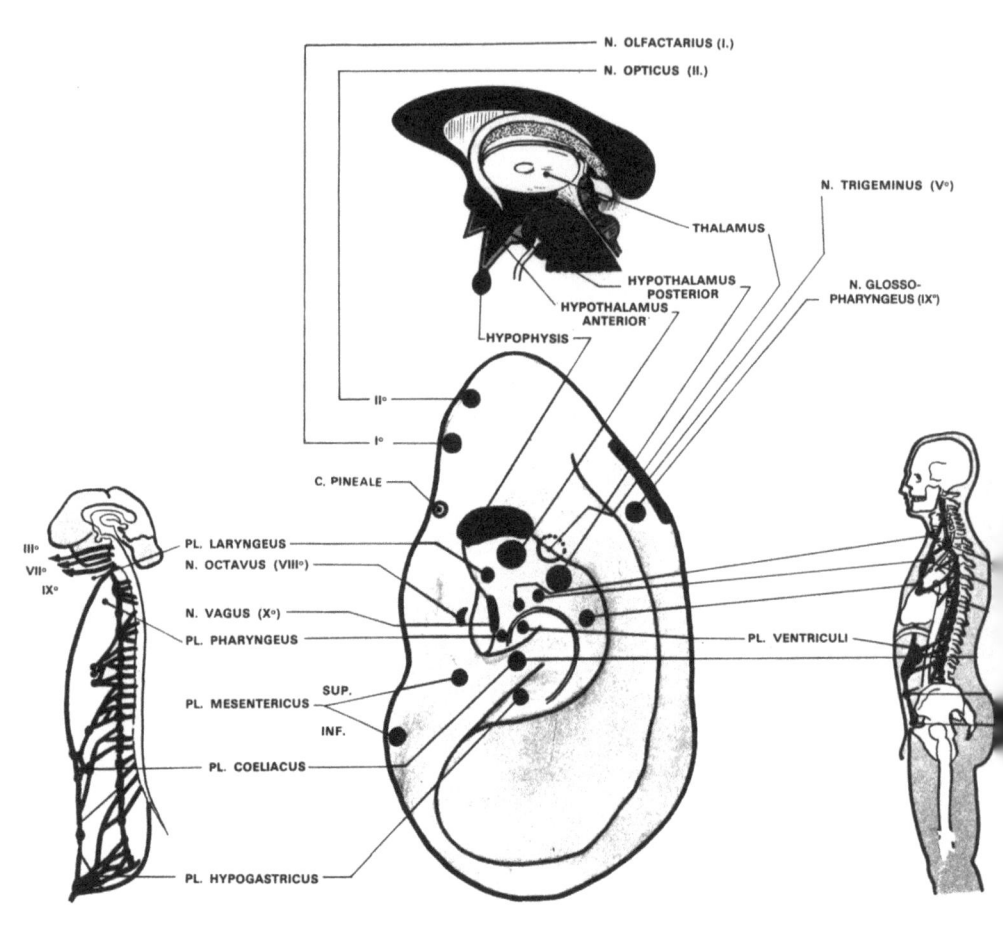

Abb. 26 h   **SYSTEMA NERVOSUM**

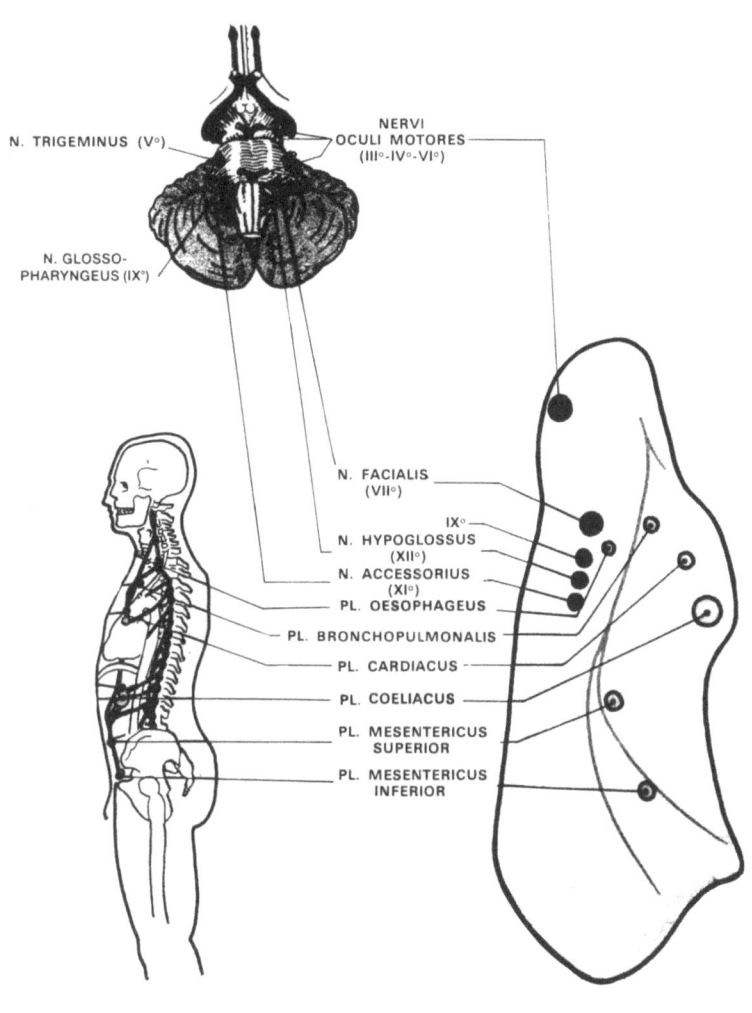

N. TRIGEMINUS (V°)

NERVI
OCULI MOTORES
(III°-IV°-VI°)

N. GLOSSO-
PHARYNGEUS (IX°)

N. FACIALIS
(VII°)

IX°

N. HYPOGLOSSUS
(XII°)

N. ACCESSORIUS
(XI°)

PL. OESOPHAGEUS

PL. BRONCHOPULMONALIS

PL. CARDIACUS

PL. COELIACUS

PL. MESENTERICUS
SUPERIOR

PL. MESENTERICUS
INFERIOR

Abb. 26 i   **SYSTEMA NERVOSUM**

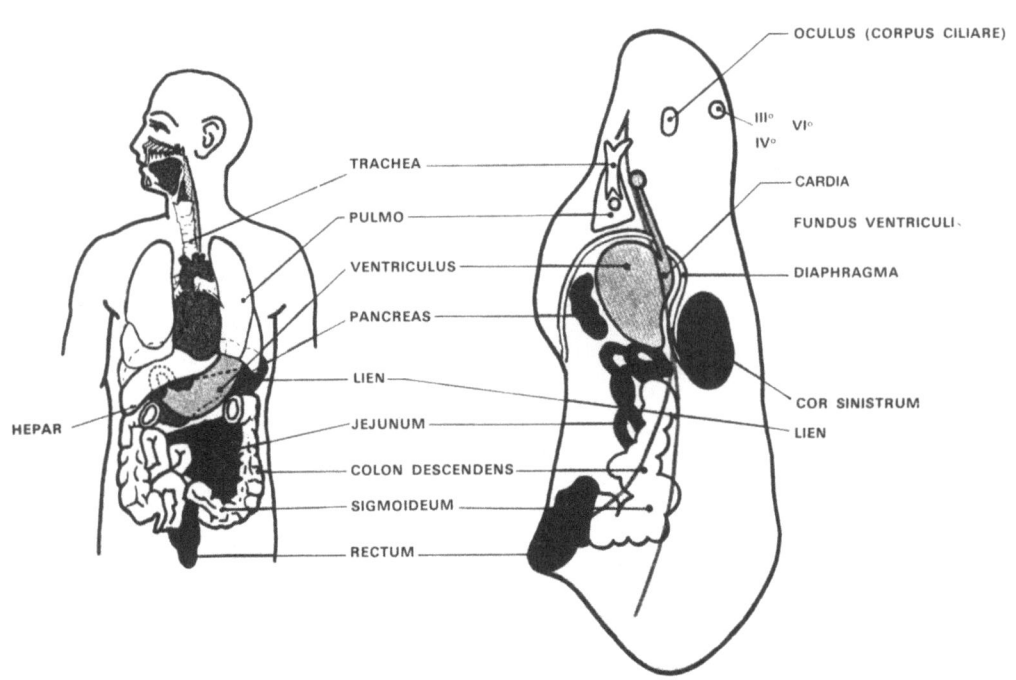

OCULUS (CORPUS CILIARE)

III°   VI°
IV°

TRACHEA

PULMO

VENTRICULUS

PANCREAS

LIEN

JEJUNUM

COLON DESCENDENS

SIGMOIDEUM

RECTUM

HEPAR

CARDIA

FUNDUS VENTRICULI

DIAPHRAGMA

COR SINISTRUM

LIEN

Abb. 26 j **SPLANCHNOLOGIA**

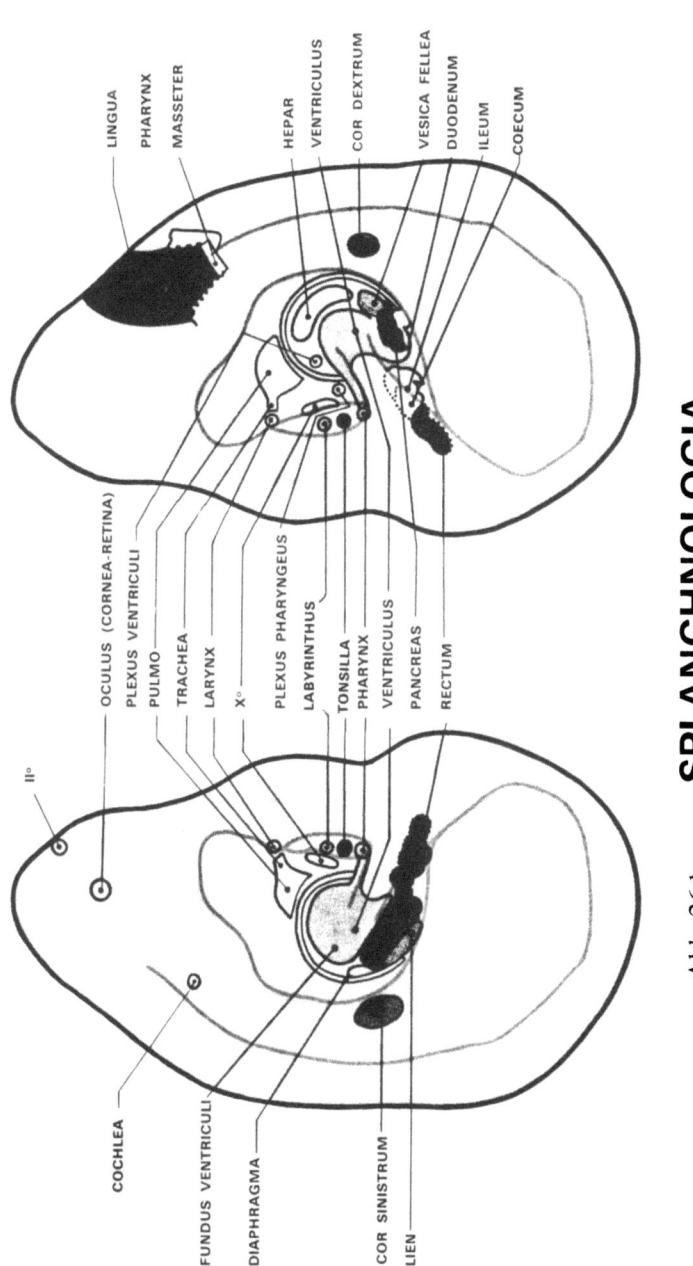

LINGUA
PHARYNX
MASSETER

HEPAR
VENTRICULUS
COR DEXTRUM

VESICA FELLEA
DUODENUM
ILEUM
COECUM

OCULUS (CORNEA-RETINA)
PLEXUS VENTRICULI
PULMO
TRACHEA
LARYNX
X°
PLEXUS PHARYNGEUS
LABYRINTHUS
TONSILLA
PHARYNX
VENTRICULUS
PANCREAS
RECTUM

II°

COCHLEA

FUNDUS VENTRICULI

DIAPHRAGMA

COR SINISTRUM
LIEN

SPLANCHNOLOGIA

Abb. 26 k

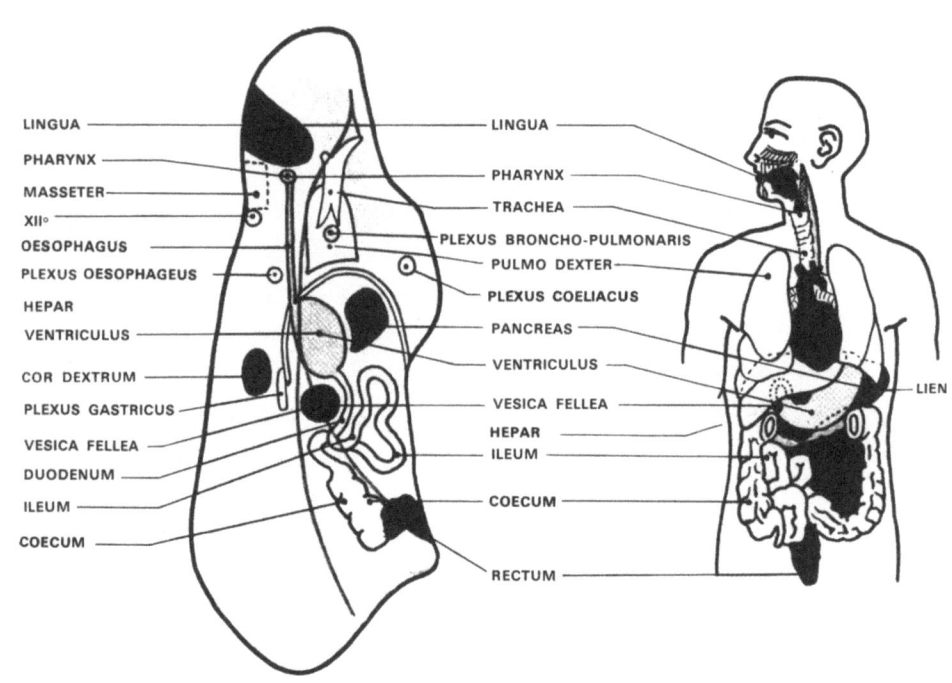

LINGUA
PHARYNX
MASSETER
XII°
OESOPHAGUS
PLEXUS OESOPHAGEUS
HEPAR
VENTRICULUS
COR DEXTRUM
PLEXUS GASTRICUS
VESICA FELLEA
DUODENUM
ILEUM
COECUM

LINGUA
PHARYNX
TRACHEA
PLEXUS BRONCHO-PULMONARIS
PULMO DEXTER
PLEXUS COELIACUS
PANCREAS
VENTRICULUS
VESICA FELLEA
HEPAR
ILEUM
COECUM
RECTUM

LIEN

Abb. 26 I   **SPLANCHNOLOGIA**

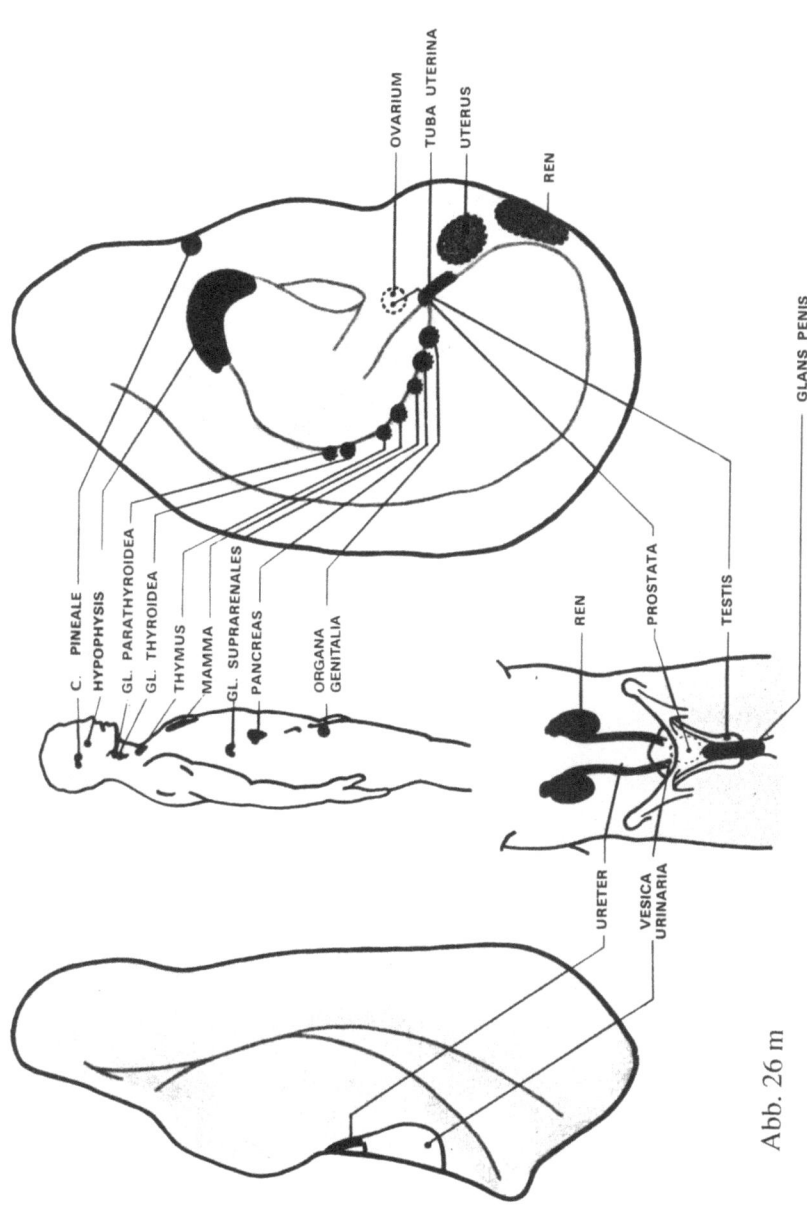

OVARIUM

TUBA UTERINA

UTERUS

REN

C. PINEALE
HYPOPHYSIS
GL. PARATHYROIDEA
GL. THYROIDEA
THYMUS
MAMMA
GL. SUPRARENALES
PANCREAS
ORGANA GENITALIA

GLANS PENIS

REN

PROSTATA

TESTIS

URETER

VESICA URINARIA

Abb. 26 m

ENDOCRINOLOGIA ET APP. URO-GENITALIS

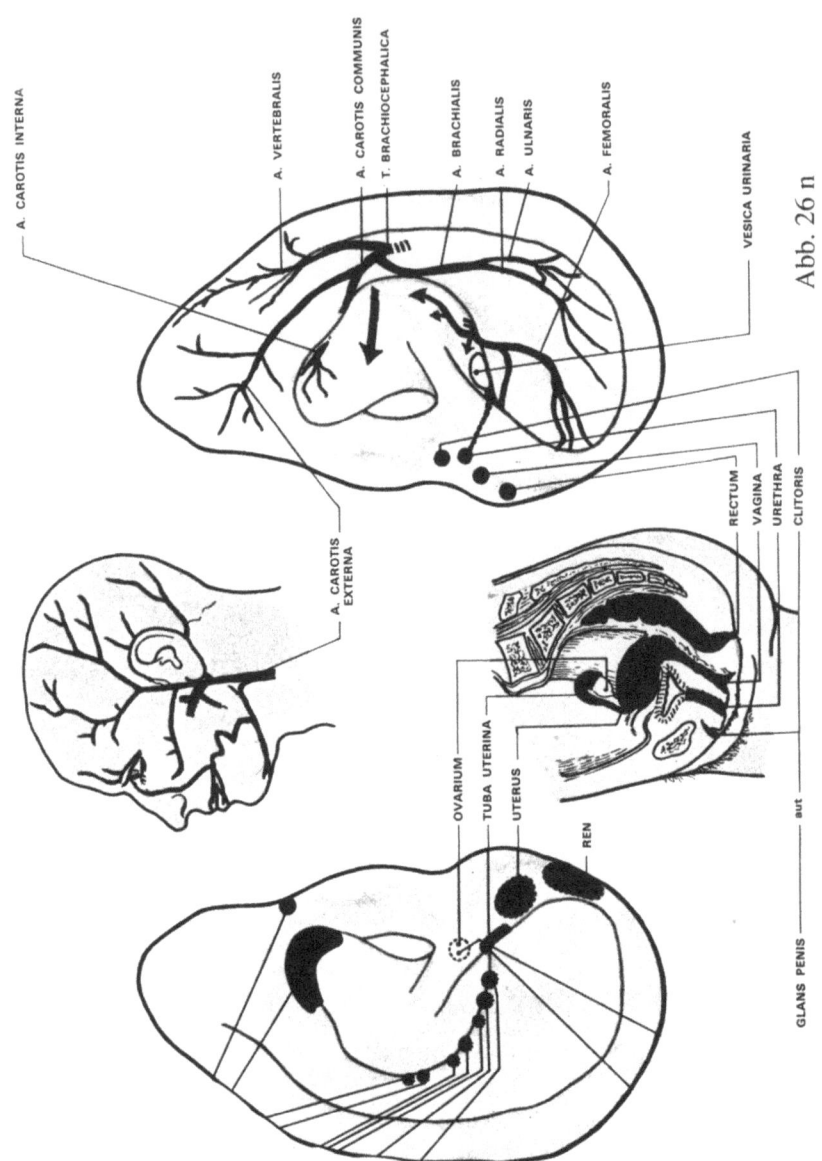

A. CAROTIS INTERNA

A. VERTEBRALIS

A. CAROTIS COMMUNIS

T. BRACHIOCEPHALICA

A. BRACHIALIS

A. RADIALIS

A. ULNARIS

A. FEMORALIS

VESICA URINARIA

Abb. 26 n

A. CAROTIS EXTERNA

RECTUM

VAGINA

URETHRA

CLITORIS

OVARIUM

TUBA UTERINA

UTERUS

REN

GLANS PENIS

aut

Abb. 26 o   **ANGIOLOGIA**

Rr. AR. CEREBRI PROFUNDAE
Rr. AR. CEREBRI MEDIAE
A. BASILARIS
A. PULMONALIS
A. MESENTERICA SUPERIOR
AORTA
AORTA ABDOMINALIS
A. ILIACA INTERNA
A. ILIACA EXTERNA
A. CAROTIS INTERNA
A. VERTEBRALIS
A. CAROTIS COMMUNIS
T. BRACHIOCEPHALICA
A. BRACHIALIS
A. RADIALIS
A. ULNARIS
A. FEMORALIS
A. CAROTIS EXTERNA

Es schließt sich die Aurikulotherapie an, d.h. die entsprechende Nadel wird 1-2 mm in die Ohrmuschel eingestochen und verbleibt dort ca. 15 Minuten.

Zur Vorbereitung für das praktische Vorgehen am Patienten wurde weiter hinten das Kapitel "Praktikum" abgedruckt. Dieser Teil dient auch als Begleitmaterial zu den Hospitationskursen der Deutschen Akademie für Akupunktur und Aurikulomedizin.

Dies sind spezielle Kurse mit "bedside-teaching", d.h. direkt am Patienten wird das jeweils optimale Akupunkturverfahren mit allen Überlegungen und Techniken demonstriert.

Anhang I

Kybernetische Grundlagen der Körperakupunktur (I)

Seit dem ersten von mir gehaltenen Kurs über Körperakupunktur im Mai 1974 habe ich mich bemüht, den früheren philosophischen Ballast durch Neurophysiologie, Neurochemie und Neuroanatomie zu ersetzen. Allerdings darf man den alten Chinesen keinen Vorwurf machen, wäre nämlich die Körperakupunktur vor langer Zeit in Europa und nicht in China entwickelt worden, so wären sicher auch bei uns, - dem damaligen Weltbild entsprechend -, die empirisch gefundenen Fakten der Körperakupunktur in einen philosophisch-religiösen Mantel eingebettet worden.

Besonders in der jetzigen Zeit, in der die Anerkennung der Akupunktur als Therapieform zum Teil bereits erfolgt ist (Weltgesundheitsorganisation), zum Teil aber auch noch von Akupunkturgegnern bekämpft wird, ist es besonders wichtig, diesen keine Angriffsflächen zu bieten. Wenn O. PROKOP meint: "der Stand der Akupunktur hat sich seit undenklichen Zeiten praktisch nicht verändert, keine fundamentale Entwicklung gezeigt"; so muß man diese Aussage kritisch prüfen. Dabei stößt man auf zuviele Akupunkteure, die in der mittlerweile zahlreich gewordenen Literatur, sich gegenseitig zu überbieten trachten, noch ältere (und daher angeblich bessere) chinesische Quellen neu zu bearbeiten, oder aber sie beschreiben eine "neue" chinesische Akupunktur, deren Fortschritte gegenüber der "alten" man nur bei größtem Wohlwollen in Ansätzen entdeckt. Andere Autoren wiederum legen Wert darauf, daß sie eine "europäische Akupunktur" betreiben und müssen sich dabei von ihren Kritikern vorhalten lassen, daß sie Pseudowissenschaft mit Wissenschaft verwechseln. Es ist bitter zur Kenntnis nehmen zu müssen, wenn BAUST und STÜRTZBECHER 1978 angeben: "44 Patienten mit therapieresistenter Migräne werden im Doppelblindversuch mit "klassischen" und Placebopunkten akupunktiert. Für den Behandlungserfolg war es gleichgültig, ob Akupunkturpunkte oder Placebopunkte gestochen wurden".

Der Akupunkteur von BAUST wählte die "richtigen" Punkte nach dem Buch "An Outline of Chinese Acupuncture" aus und die Autoren bemerkten nicht einmal, daß sowohl die "verum"-Gruppe wie die "Placebo"-Gruppe durch die **nicht kontrollierte** Punkteauswahl beide zu Placebo-Gruppen wurden.

Die nicht kontrollierte Punkteauswahl ist auch die Ursache von Fehlschlägen anderer Autoren, die Doppel-Blind-Studien im Bereich der Körperakupunktur durchführten. Die Erklärung dafür ist einfach: wenn die Punkteauswahl nicht kontrolliert wird, werden neben "richtigen" Punkten auch "falsche" Punkte gestochen.

Aufgrund kybernetischer Überlegungen leuchtet aber ein, daß jeder unnötig gestochene ("falsche") Punkt einen Störreiz darstellt, der die Wirksamkeit, des "richtigen" Punktes mindert. Allerdings darf man nicht Kybernetik und Pseudokybernetik verwechseln und Begriffe aus der Kybernetik als Modeerscheinung übernehmen. FLECHTNER weist darauf hin, daß gerne Autoren Begriffe oder gar nur die Namen übernehmen, um schon Bekanntes in neuer Form darzustellen.

KANT hat gesagt, er halte dafür, daß in jedem Wissenszweig nur soviel eigentliche Wissenschaft enthalten sei, wie Mathematik darin stecke. Wir stehen am Beginn einer kybernetisch erklärbaren "kontrollierten" Akupunktur. Da die Kybernetik in ihrem Kern eine mathematische Wissenschaft ist, hoffen wir im Laufe der Zeit auch in die Körperakupunktur mehr Wissenschaft hineinzubringen. Die Deutsche Akademie für Akupunktur und Aurikulomedizin e.V. hat die Forschung der bisher bekannten wissenschaftlichen Grundlagen der Körperakupunktur durch erhebliche Mittelzuweisungen an Universitätsinstitute unterstützt. Neben Neurophysiologie, Neurochemie und Neuroanatomie wird nun auch die Kybernetik der Akupunktur Ziel unserer Forschungen werden.

Der ausgezeichnete Beitrag von Dozent BERGSMANN über die kybernetische Wirkung der Akupunktur im klinischen Versuch (der Akupunkturarzt / Aurikulotherapeut - DZA 5 (1977) ist leider zu wenig beachtet worden. Tatsächlich ist die Kybernetik für das Verständnis der Akupunktur aber essentiell, denn **weder die innere Struktur des Übertragungssytems noch die physikalische Energieform von Eingangs- bzw. Ausgangssignal sind für die kybernetische Betrachtungsweise von Bedeutung** (RÖHLER: Biologische Kybernetik).

Kybernetische Grundbegriffe

a) *Steuern*

Von dem alten griechischen Wort "Steuermannskunst" leitet sich der Begriff "Kybernetik" ab, und "steuern" ist auch einer der wichtigsten Grundbegriffe der Kybernetik. Wir verstehen darunter, daß zugleich **richtend** auf den ausgelösten Vorgang eingewirkt wird, es handelt sich also um ein willentliches, zielgerichtetes Verhalten zur Erreichung eines bestimmten Zustands. Akupunkturmäßig ausgedrückt, steuert man durch das Stechen bestimmter Punkte die von diesen ausgehende Wirkung so, daß der Organismus vom pathologischen Zustand eines Körperteils oder Organs in den Normalzustand übergeführt wird.

Das alte Wort "Medicus curat, natura sanat" besagt in diesem Zusammenhang verstanden, daß der Arzt bestimmte Vorgänge im kranken Organismus in Gang setzt und sie in eine bestimmte Richtung steuert (etwa durch Auswahl der Akupunkturpunkte und Art der Stimulation in unserem Beispiel), das "Heilen" erfolgt dann in der Regel durch Unterbrechung der pathologischen Reflexkette.

Das Erreichen von Zielen kann man als Wesensmerkmal des Steuerns in den Vordergrund stellen. Dabei versteht man unter einem Ziel ein umgrenztes und als grundsätzlich erreichbar erkanntes Wunschbild. Es geht also (auch in der Akupunktur) darum, einen Weg zu finden, der uns vom pathologischen Ausgangszustand zum Ziel des angestrebten Endzustandes bringt. Dies kann über einen Schritt erfolgen, kybernetisch nennt man dies Taktik nullter Ordnung und entsprechend spricht man von Taktiken erster, zweiter, usw. Ordnung, wenn die entsprechende Zahl von Zwischenstufen oder Teilzielen durchlaufen werden muß (akupunkturmäßig vergleichbar wären die Therapiestufen über die pathologischen und biotischen Punkte).

Die Wahl der geeigneten Taktik und der Mittel (etwa durch Auswahl von Nadeln, elektrische Reizung oder Reizlaser) zur Beeinflussung der einzelnen Faktoren gehört zur Aufstellung des **Programmes** für das

Steuern der Vorgänge, die vom Ausgangszustand (= Istzustand z.B. Schmerz) zum angestrebten Endzustand (= Sollzustand z.B. Schmerzfreiheit) führen. Dieses **Programmieren** setzt eine genaue Kenntnis der Faktoren des Ausgangszustandes (Anamnese, exakte Diagnose) und der Möglichkeiten ihrer Beeinflussung (herkömmliche Therapie, Akupunkturwissen und -Erfahrung) voraus. Der kybernetische Ausdruck für eine Akupunkturbehandlung wäre also **"Steuern nach einem bestimmten Programm"**:

b) Regeln

"Regeln" und "Steuern" werden im deutschen Sprachgebrauch streng unterschieden; sie unterscheiden sich voneinander wie ein Kreis von einer Geraden.

Beim **Steuern** greift z.B. der Akupunkturarzt **von außen** in das System ein und setzt dem Verhalten des Organismus ein Ziel (z.B: Schmerzfreiheit) und sorgt durch das Nadeln bestimmter Punkte (Eingriffe von außen), dafür, daß das System (der Organismus) sich diesem Ziel bis zum Erreichen nähert.

Anders verhält es sich bei der **Regelung**. Hier wird das System **nicht von außen** auf das Ziel hinbewegt, sondern es beeinflußt sich selbst. Ist das Ziel erreicht, schaltet sich der Regelkreis zunächst selbständig ab (z.B. technischer Sollwert des Wasservorrats in der Spülung oder z.B. biologischer Sollwert des Blutzuckers), durch ein erneutes Abweichen vom Sollwert wird der Regelkreis wieder von alleine in Gang gesetzt.

Der Begriff "Regeln" oder "Regelkreis" ist also für die Akupunktur nicht angebracht, da sich ja der kranke Organismus gerade **nicht selbst** wieder einreguliert, sondern des **"Steuermanns"** von außen bedarf. Oder anders ausgedrückt: einen automatisch ablaufenden Vorgang, der zu einem Sollwert führt, bezeichnet man als Regelkreis, ist jedoch ein steuernder Eingriff von außen nötig, so nennt man dies Steuerung. Punktekombinationen im Bereich der Akupunktur kann man also korrekt nur als Punktprogramme (siehe weiter oben den Begriff des Programmierens) oder als Steuerpunkte bezeichnen. Punkte, die auf dem gleichen Meridian liegen und behandelt werden, bilden eine Steuerkette.

c) das Kommunikationssystem und seine Teile

Wir bleiben vorerst bei dem einfachen Fall einer zweigliedrigen Kommunikation: ein A tritt in Kommunikation mit einem B. Das ist die Grundform eines Kommunikationssystems, das aus einem **Sender** besteht, der die Mitteilung aussendet, einem **Übertragungsmedium**, also dem Wege, auf dem die Mitteilung übergeht, und einem **Empfänger**, der die Mitteilung aufnimmt Abb. 1).

Die Verwendung des Blockschemas bzw. der Blöcke für Sender und Empfänger soll besagen, daß wir über den Sender und Empfänger eventuell nicht alles wissen. Sie sind irgendwelche "Größen", sind Glieder des Kommunikationssystems mit jeweils nur einer Funktion, die durch die gewählten Namen "Sender" und "Empfänger" angedeutet ist.

Die Relation "Mitteilen" ist gekennzeichnet dadurch, daß Etwas, die Mitteilung vom Sender zum Empfänger "übergeht". Was geht nun eigentlich über? In vielen Fällen, so etwa beim Briefeschreiben, geht etwas Materielles über, der Brief. Beim Telefonieren geht Energie über, nämlich elektrische Stromstöße. Aber weder das Materielle noch die Energie **sind** die Mitteilung, obwohl diese mit einem von beiden oder auch mit beiden verbunden sein muß, um "übergehen" zu können. Das, was übergeht, können wir eine Nachricht nennen. In der Akupunktur handelt es sich dabei um einen Nervenreiz.

Materie und Energie als Träger: A sendet einen Brief ab, B erhält ihn. Der materielle Träger, das Papier, und auf ihm die materiellen Striche und Punkte übertragen die Mitteilung. Telegrafiert A dem B seine neue Adresse, so ist der Vorgang komplizierter. Hier ist im wesentlichen die Energie Träger der Mitteilung, doch sie geht nicht von A zu B, sondern läuft zwischen einem eingeschalteten Zwischensender und einem Zwischenempfänger: das, was A "absendet" oder abgibt, das geschriebene Telegramm, erhält B nicht - und was B erhält, hat A nicht abgesendet. Was aber durch die verschiedenen Stationen Materie-Energie-Materie sozusagen kontinuierlich übergeht - oder übergehen soll - ist die **Nachricht**. Betrachten wir Materie und Energie als Träger der Nachricht, so bedingt das Telegrafieren selbst in dieser groben Betrachtung schon einen Trägerwechsel, der mit einer **Transformation** (oder mit

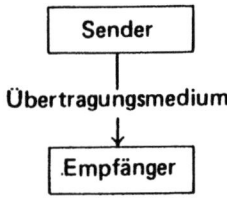

Abb. 1 Blockschema

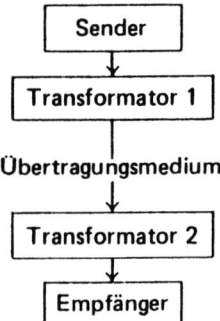

Abb. 2

Sender	z.B. eingestochene Nadel
Transformator 1	Elektrochemischer Reiz in den freien Nervenendigungen
Übertragung	Nervale Übertragung
Transformator 2	Neurochemische Reaktion, z.B. Endorphinfreisetzung
Empfänger	z.B. Schmerzzentren im ZNS, Thalamus, Periaquäductales Grau usw.

Abb. 3

mehreren) notwendig verbunden ist.

Unser anfängliches Blockschema der Kommunikation ist also zu erweitern (Abb. 2). In der Natur laufen analoge Vorgänge ab, wie wir sie beim Telegrafieren gerade besprochen haben. Es werden gleichartige Signalträger verwendet wie in der Technik, nämlich **Energie** als Träger in der Nervenleitung und **Materie** als Träger im sogenannten "humoralen" System.

Für die Akupunktur wäre das analoge Blockschema zur Abb. 2 die Abb. 3. Man kann sagen, daß der Transformator 1 die Nachricht der eingestochenen Nadel übersetzt in ein Signal (Reiz), das eine Übertragung an den Empfänger (ZNS) auf dem Wege der Nervenbahnen erlaubt. Der Transformator 2 formt das Signal erneut um, damit der Empfänger das Signal "versteht".

Nach Klärung der Grundbegriffe können wir jetzt das Blockschema besprechen, das die Arbeitshypothese liefert, wie man durch das Stechen bestimmter Punkte, die von diesen ausgehende Wirkung so steuern kann, daß der Organismus von z.B. einem Schmerzzustand eines Körperteils oder Organs in einen schmerzfreien Zustand übergeführt wird. Wir haben mit der Akupunktur die Möglichkeit auf z.B: eine Schmerzsensation bei einer Kniearthrose auf verschiedenen Ebenen dämpfend einzuwirken (Abb. 4).

Die Kybernetik der Steuerung

Schon die Chinesen geben in ihren alten Lehrbüchern an, daß grundsätzlich selbst bei einer einseitigen Störung die identischen Punkte auf der rechten wie linken Körperseite des gleichnamigen Meridians behandelt werden müssen. Sie fanden damit etwas empirisch, was BERGSMANN mit modernen elektrischen und Temperaturmeßmethoden auch verifizieren konnte (im erwähnten Beitrag Heft 5 / 1977): der elektrische Widerstand eines Punktes auf der Seite des path. Prozesses ist signifikant geringer als auf der Gegenseite (bei schweren einseitigen Prozessen). Bei Untersuchung der Infrarotabstrahlung erwies sich der Punkt der belasteten Seite signifikant wärmer als der der Gegenseite (vergleiche auch die Methode mit unserem schwarz-weiß-Hämmerchen).

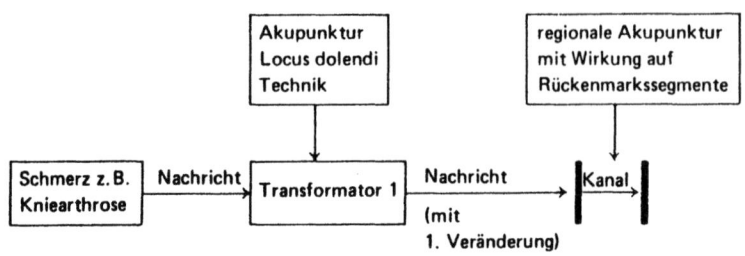

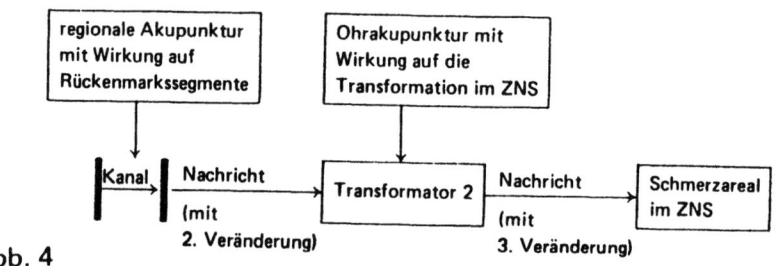

Abb. 4

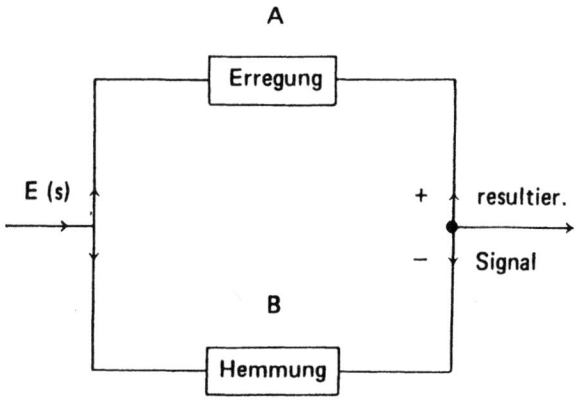

Abb. 5

Ohne, daß sie es wußten, verwendeten die alten Chinesen ein übliches Prinzip der Kybernetik, denn typisch für die Übertragung und Verarbeitung von Signalen in Organismen ist die **antagonistische** Organisation. So wirkt beispielsweise sowohl bei der quergestreiften als auch bei der glatten Muskulatur häufig ein **Paar von Antagonisten** zusammen. Für die Pupille des menschlichen Auges ist dies selbst Laien bekannt. Ähnlich ist es bei der Beugung und Streckung der Extremitäten. Auch bei der neuronalen Erregung und Hemmung ist ein analoges Verhalten zu beobachten. Die Erregung der Photorezeptoren beispielsweise wirkt auf die verschiedenen nachgeschalteten Neuronen teilweise erregend, teilweise hemmend, und aus dem Wechselspiel zwischen Erregung und Hemmung entsteht letzten Endes die Helligkeits- und Farbempfindung.

Bei der Annahme der denkbar einfachsten, linearen Übertragungseigenschaften läßt sich diese antagonistische Organisation durch das Schema von Abb. 5 kennzeichnen. Der Regelfehler E (s) wirkt gleichzeitig auf zwei Übertragungssysteme, von denen eines eine positive (erregende), das andere eine negative (hemmende) Wirkung hat. Das kommt darin zum Ausdruck, daß bei der Überlagerung der beiden Signale das eine positiv, das andere negativ gerechnet wird. Sind A und B positiv, so erregt das Fehlersignal beide Zweige, und das resultierende Signal ist das Ergebnis des **Wettstreites zwischen Erregung und Hemmung** (vergleichbar dem YIN und YANG der alten Chinesen). Ist dagegen etwa B negativ, so bewirkt das Fehlersignal eine Abnahme der Hemmung, und beide Zweige wirken zusammen in der gleichen Richtung.

Nach den dargestellten kybernetischen Grundlagen wird nun verständlich, warum man nur dann den optimalen Akupunktureffekt erwarten kann, wenn man **im Sinne der gegenseitigen Verstärkung** einen bestimmten Punkt des Meridians **stimuliert und** den identischen Punkt der anderen Körperseite **sediert**. Damit erreichen wir also mehr, als wenn wir nur einen Punkt stimulieren bzw. sedieren. **Falsch ist es, einen identischen Punkt auf der linken wie auch auf der rechten Körperseite zu stimulieren bzw. zu sedieren**, wie dies manche Akupunkteure noch durchführen.

Das kybernetische Prinzip der Akupunktur können wir durch Überprüfung mit dem sogenannten 3-Volt-Hämmerchen, welches in der Körperakupunktur Verwendung findet, bestätigen. Damit schließt sich der Kreis von den empirisch gefundenen Angaben der alten Chinesen, über die experimentell gefundenen Meßdaten von BERGSMANN, zur Diagnostik mit dem 3-Volt-Hämmerchen. Mit seinem positiven bzw. negativem Pol findet man die Polarität der zu behandelnden Akupunkturpunkte der linken und rechten Körperseite.

Kybernetische Grundlagen der Körperakupunktur (II)

Die empirischen Akupunkturregeln der alten Chinesen und die Möglichkeit ihrer kybernetischen Deutung

Nach der klassischen chinesischen Theorie liegt der Ursprung aller Krankheiten in einem Energieungleichgewicht zwischen bestimmten Körperzonen oder Funktionen. Danach müßten bei Gesunden eindringende Störungen, die einen bestimmten Meridian oder Funktionskreis besonders treffen, in einer Selbstregulation vor allem über die Zwischenverbindungen der einzelnen Meridiane untereinander und auch zwischen den gleichnamigen Meridianen links und rechts ausgeglichen werden. Wird die Selbstregulation überfordert, dann kann der Akupunkturarzt als "Steuermann" helfend eingreifen. Damit wären wir wieder bei der Kybernetik angelangt und so soll im folgenden die Möglichkeit aufgezeigt werden, die von den Chinesen empirisch aufgestellten Akupunkturregeln kybernetisch zu deuten.

1. Interaktionen über die "gekoppelten Meridiane"

Jeder Meridian ist über eine Sekundärverbindung in Kommunikation mit einem ihm gekoppelten Meridian. Der kybernetische Sinn dieser Regel ist der direkte Inn-Yang Ausgleich über die Sekundärverbindungen, die man einfach über die Lo-Punkte einschalten kann. Gekoppelt ist jeweils also ein Inn-Meridian mit seinem Yang-Partner, wobei das Prinzip der Einbahnstraße vom Lo-Punkt ausgehend gilt. Die Reihenfolge der Meridiane entspricht dem empirisch gesicherten Meridianverlauf mit den Meridianverbindungen an den Extremitätenenden von einem Meridian zum nächsten. Diese Reihenfolge wird auch in der Tradition mit "großer Energiekreislauf" beschrieben. Auch in der zunehmend von der Schulmedizin anerkannten Chronobiologie folgen die Meridianmaximalzeiten der gleichen Folge. Aus all diesen Gründen ist es international üblich geworden, die Meridiane nacheinander so aufzuzählen, wobei die Chinesen mit dem Lungenmeridian beginnen.

SOULIE DE MORANT vergleicht die Sekundärverbindungen mit einem Überlaufgefäß (Abb. 1a und b).Damit gibt er zugleich an, daß das Prinzip der Einbahnstraße zwischen den Meridianen gilt, also der Hinweg ein anderer ist als der Rückweg, und zum anderen wird als 2. Prinzip verdeutlicht, daß diese Verbindungen nur in Aktion treten, wenn in dem einen Meridian eine Übererregung vorliegt, die dann über seinen Lo-Punkt abgeleitet wird.

Das kybernetische Blockschema für diesen Ausgleich zeigt die Abb. 2.

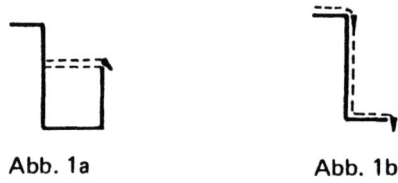

Abb. 1a   Abb. 1b

Abb. 1a und b: Über eine Sekundärverbindung ist jeweils ein Yang-Meridian mit seinem Inn-Partner in Kommunikation und umgekehrt. Nach SOULIE DE MO-RANT kann ein Überlaufgefäß (Abb. 1a) dafür als Vergleich dienen, da die Verbindung nicht dauernd aufrechterhalten wird (Abb. 1b wäre also falsch), sondern nur beim Zustand der Übererregung eines Meridians in Aktion treten kann.

Die gekoppelten Meridiane sind: (Achtung: Prinzip der Einbahnstraße)

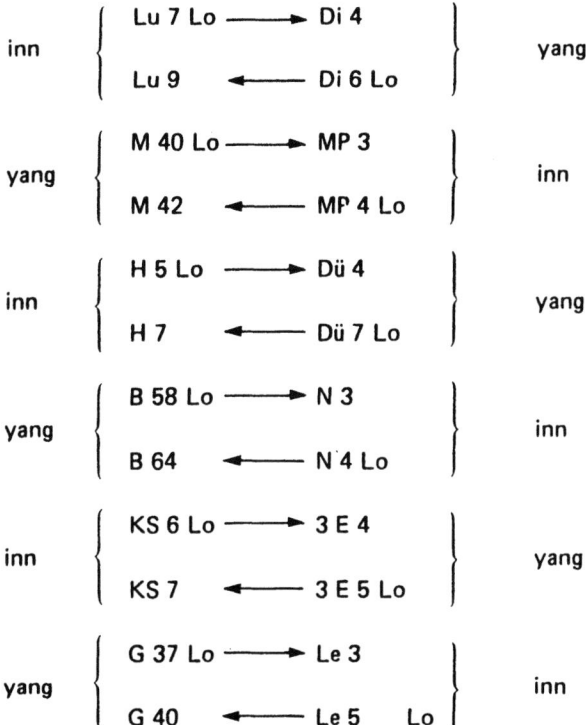

<table>
<tr><td>inn</td><td>Lu 7 Lo ⟶ Di 4
Lu 9 ⟵ Di 6 Lo</td><td>yang</td></tr>
</table>

inn

{ Lu 7 Lo ⟶ Di 4
  Lu 9 ⟵ Di 6 Lo }

yang

yang

{ M 40 Lo ⟶ MP 3
  M 42 ⟵ MP 4 Lo }

inn

inn

{ H 5 Lo ⟶ Dü 4
  H 7 ⟵ Dü 7 Lo }

yang

yang

{ B 58 Lo ⟶ N 3
  B 64 ⟵ N 4 Lo }

inn

inn

{ KS 6 Lo ⟶ 3 E 4
  KS 7 ⟵ 3 E 5 Lo }

yang

yang

{ G 37 Lo ⟶ Le 3
  G 40 ⟵ Le 5   Lo }

inn

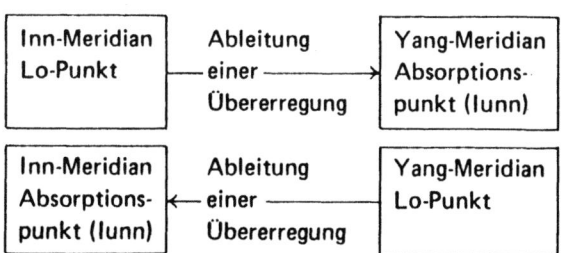

| Inn-Meridian Lo-Punkt | Ableitung einer Übererregung ⟶ | Yang-Meridian Absorptionspunkt (Iunn) |
| Inn-Meridian Absorptionspunkt (Iunn) | ⟵ Ableitung einer Übererregung | Yang-Meridian Lo-Punkt |

Abb. 2: Der Inn-Yang-Ausgleich über die Sekundärverbindungen gekoppelter Meridiane. Der Erregungsfluß geht immer vom Lo-Punkt des einen Meridians aus und führt zum Absorptionspunkt (Iunn) des gekoppelten Meridians. Der Hinweg ist ein anderer als der Rückweg, eine erste Form einer kybernetischen Vermaschung deutet sich an.

2. *Interaktionen über die Regel* **"Ehemann - Ehefrau"**

Als Basis einer Störung kann ein Energieungleichgewicht auch nur in der Balance von Yang-Partnern und Inn-Partnern untereinander liegen. Um wieder ein Gleichgewicht zu erreichen, muß der eine Meridian, der zu wenig Energie aufweist über seinen Tonisierungspunkt (plus gegebenenfalls Quellpunkt zur Verstärkung) tonisiert werden und gleichzeitig kann sein Partner noch über dessen Sedierungspunkt sediert werden (plus gegebenenfalls Quellpunkt zur Verstärkung) Abb. 3 a, b, c.

Es sind jeweils Yang-Meridiane untereinander und Inn-Meridiane untereinander nach dieser Regel verbunden. Der kybernetische Sinn dieser Regel ist der Ausgleich der Yang-Meridiane **untereinander** sowie der Inn-Meridiane **untereinander**, damit das über die Sekundärverbindungen untereinander vermaschte System wieder in eine Stabilität (= Gesundheit) zurückgeführt werden kann.

Die gegenseitige Einwirkung der Yang- bzw. Inn-Partner ist dabei so eng, daß die Bezeichung Ehemann - Ehefrau auch unter heutigem schulmedizinischen Blickwinkel Zustimmung finden kann, z.B. die Verbindung Herz zu Lunge und umgekehrt findet die schulmedizinische Entsprechung etwa beim asthma cardiale auf die Lungenfunktion und umgekehrt haben wir die Herzbeeinflussung bei einem asthma pulmonale. Ähnliches gilt für die Partner Dünndarm - Dickdarm, Niere - Kreislauf (auch über Nebenniere), Leber - Milz/Pankreas (etwa Milztumor bei Leberzirrhose) usw.

Die Yang-Partner sind:
Dünndarm - Dickdarm
Galle - Magen
Blase - 3 Erwärmer

Die Inn-Partner sind:
Herz - Lunge
Leber - Milz/Pankreas
Niere - Kreislauf

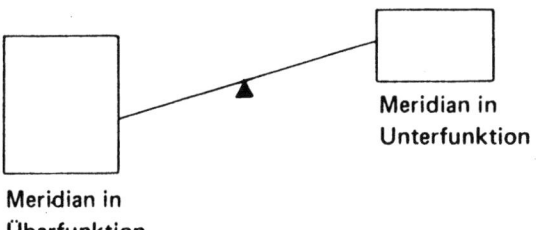

Meridian in
Unterfunktion

Meridian in
Überfunktion

Abb. 3a: Yang-Partner oder Inn-Partner im Ungleichgewicht.

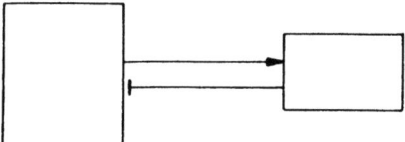

(⊣ bedeutet Dämpfung, ➔ bedeutet Stimulierung)

Abb. 3b: Zur Therapie wird beim Meridian in Überfunktion der Sedativpunkt gestochen (plus ev. Quellpunkt), beim Meridian in Unterfunktion wird der Tonisierungspunkt stimuliert (plus ev. Quellpunkt). Da nach der chinesischen Hypothese die Summe der Energie der Partner konstant ist, erfolgt als Interaktion die Stimulierung des schwächeren Partners und die Dämpfung des stärkeren Partners.

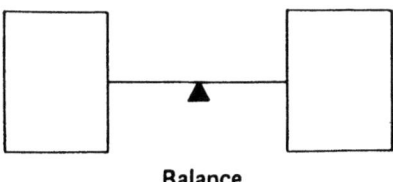

Balance

Abb. 3c: Nach erfolgter Therapie ist das Gleichgewicht der Yang-Partner oder Inn-Partner wiederhergestellt. Das System hat seine Stabilität wiedergewonnen, auch die Summe der Energie der Partner hat sich nicht verändert.

3. Interaktionen über die Regel "Mittag - Mitternacht"

Der blumige Namen dieser Regel besagt nichts weiter als einen möglichen Ausgleich zwischen Inn und Yang nach den bei uns langsam auch schulmedizinisch zunehmend anerkannten Gesetzmäßigkeiten der **Chronobiologie.**

Der Name der Regel kommt daher, weil der Ausgleich immer zwischen zwei Meridianen erfolgen soll, deren chronobiologisches Maximum sich um zwölf Stunden unterscheidet, und die sich daher zueinander in einem gewissen Antagonismus befinden. Man kann den einen Meridian (Agonisten) sehr gut stimulieren, wenn man seinen chronobiologischen Antagonisten sediert (Abb. 4).

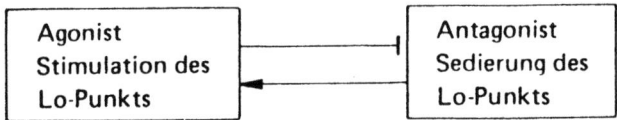

Abb. 4: Starke Energieverschiebung zugunsten des Agonisten bei Stimulation des eigenen Lo-Punktes und gleichzeitiger Sedierung des Lo-Punktes seines chronobiologischen Antagonisten. Es gilt das Prinzip der Zweibahnstraße, d.h. man ist frei, welchen der um 12-Stunden auseinanderliegenden Meridiane man je nach Krankheitsbild als Agonisten oder Antagonisten wählt.

Als Steuerpunkte finden hier wieder die Lo-Punkte Anwendung, diesmal aber untereinander als Zweibahnstraße, d.h. Ausgangs- und Empfangspunkt sind die Lo-Punkte der Agonisten und der 12-Stunden-Antagonisten.

Die Interaktionen sind zwischen (gilt auch umgekehrt):

Inn				Yang
	Lu 7	und	B 58	
	N 4	und	Di 6	
	MP 4	und	3 E 5	
	H 5	und	G 37	
	KS 6	und	M 40	
	Le 5	und	Dü 7	

4. *Interaktionen über die* **symmetrischen** **Verläufe** *des gleichen Meridians auf der rechten und linken Körperseite*

Diese Möglichkeit der Interaktion wurde bereits bei den kybernetischen Grundlagen besprochen und soll daher hier nur kurz rekapituliert werden.

Schon die Chinesen geben in ihren alten Lehrbüchern an, daß grundsätzlich selbst bei einer einseitigen Störung die identischen Punkte auf der rechten wie der linken Körperseite des gleichnamigen Meridians behandelt werden müssen. Sie fanden damit etwas empirisch, was BERGSMANN mit modernen elektrischen und Temperaturmeßmethoden auch verifizieren konnte: der elektrische Widerstand eines Punktes auf der Seite des pathologischen Prozesses ist signifikant geringer als auf der Gegenseite (bei schweren einseitigen Prozessen). Bei Untersuchung der Infrarotabstrahlung erwies sich der Punkt der belasteten Seite signifikant wärmer als der der Gegenseite.

Ohne daß sie es wußten, verwendeten die alten Chinesen ein übliches Prinzip der Kybernetik, denn typisch für die Übertragung und Verarbeitung von Signalen in Organismen ist die antagonistische Organisation, z.B. bei der Beugung und Streckung der Extremitäten. Auch bei der neuronalen Erregung und Hemmung ist ein analoges Verhalten zu beobachten.

Bei der Annahme der denkbar einfachsten linearen Übertragungseigenschaften läßt sich diese antagonistische Organisation durch das Schema von Abb. 5 kennzeichnen. Nach diesen kybernetischen Grundsätzen wird nun verständlich, warum man nur dann den optimalen Akupunktureffekt erwarten kann, wenn man im Sinne der gegenseitigen Verstärkung einen bestimmten Punkt des Meridians stimuliert und den identischen Punkt der anderen Körperseite sediert. Damit erreichen wir also mehr, als wenn wir nur einen Punkt stimulieren bzw. sedieren. Falsch ist es, einen identischen Punkt auf der linken wie auch auf der rechten Körperseite zu stimulieren bzw. zu sedieren, wie dies manche Akupunkteure noch durchführen.

Das kybernetische Prinzip der Akupunktur können wir durch Überprüfung mit dem sogenannten 3-Volt-Hämmerchen, welches in der Körperakupunktur Verwendung findet, bestätigen. Damit schließt sich der Kreis von den empirisch gefundenen Angaben der alten Chinesen, über die experimentell gefundenen Meßdaten von BERGSMANN, zur Diagnostik mit dem 3-Volt-Hämmerchen. Mit seinem positiven bzw. negativem Pol findet man die Polarität der zu behandelnden Akupunkturpunkte der linken und der rechten Körperseite.

Die Regel der "**großen Nadelung**" ("grande piqure") verbindet gerne die Regel 3 und 4, wobei die Lo-Punkte auf beiden Seiten mit verschiedenen Metallen gestochen werden.

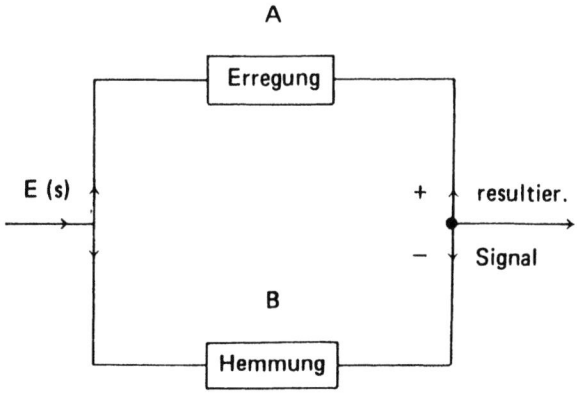

Abb. 5: Der Regelfehler E (s) wirkt gleichzeitig auf zwei Übertragungssysteme, von denen eines eine positive (erregende), das andere eine negative (hemmende) Wirkung hat. Das kommt darin zum Ausdruck, daß bei der Überlagerung der beiden Signale das eine positiv, das andere negativ gerechnet wird. Sind A und B positiv, so erregt das Fehlersignal beide Zweige, und das resultierende Signal ist das Ergebnis des **Wettstreites zwischen Erregung und Hemmung.** Ist dagegen etwa B negativ, so bewirkt das Fehlersignal eine Abnahme der Hemmung, und beide Zweige wirken zusammen in der gleichen Richtung.

5. *Interaktionen über die Regel* "Mutter - Sohn"

Hierbei gibt es in der Literatur zwei Möglichkeiten:
a) Regel Mutter - Sohn im gesamten Energiekreislauf
b) Regel Mutter - Sohn im Inn-Kreislauf bzw. im Yang-Kreislauf

Zu a)
Betrachtet man den Verlauf der Meridiane am Körper, so fällt auf, daß die End- bzw. Anfangspunkte der nach den empirischen chinesischen Angaben aufeinander folgenden Meridiane sehr nahe beieinander liegen, z.b. Endpunkt Herz 9 am kleinen Finger an der Innenseite des Nagelfalzes und Anfangspunkt des Dünndarms an der Außenseite des Nagelfalzes. Da nach chinesischen Vorstellungen die Energie im Körper zirkuliert, würde bei einer Störung im z.B. Herzmeridian der nachfolgende Dünndarmmeridian mit betroffen sein (kranke Mutter - kranker Sohn).

Als therapeutische Regel geben daher die Chinesen an, daß man vor allem bei chronischen Erkrankungen den im Energiekreislauf vorangehenden Meridian zusätzlich mitbehandeln soll.

Bei unserer unter "1. Interaktion über die gekoppelten Meridiane" abgehandelten Möglichkeit, wurde bereits der Inn-Yang-Ausgleich jeweils zweier zusammengehöriger Meridiane, die sich im großen Energiekreislauf folgen, besprochen. Verschiedene Meinungen existieren aber, ob das Prinzip der großen Energiezirkulation auch therapeutisch außerhalb der Meridiankoppelung genutzt werden kann.

Zu b)
Andere Autoren lassen deshalb außerhalb der Meridiankoppelungen nur die Mutter-Sohn-Regel innerhalb der Inn- oder Yang-Energiezirkulation gelten.

Danach wäre die Reihenfolge für die Inn-Meridiane: Herz - Kreislauf - Milz/Pankreas - Lunge - Niere - Leber (- Herz).

Für die Yang-Meridiane gilt: Dünndarm - 3 Erwärmer - Magen - Dickdarm - Blase - Gallenblase (- Dünndarm).

Aus kybernetischen Gründen kann es aber eine Reihe nur fördernder Impulse nicht geben, denn sonst würde sich das System aufschaukeln. Erst nach Wirksamwerden hemmender Verbindungen kann sich ein vermaschtes System stabilisieren.

Abb. 6 zeigt für die Inn-Meridiane diese Möglichkeiten der Hemmung und Erregung.

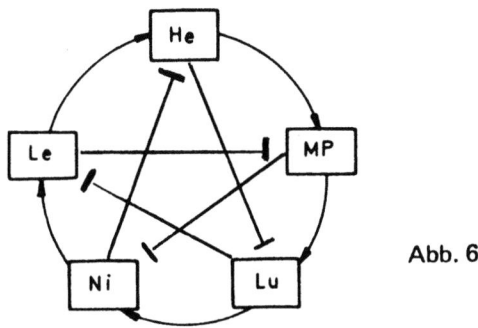

Abb. 6

Abb. 6 zeigt für die Inn-Meridiane diese Möglichkeiten der Hemmung und Erregung.

6) *Interaktionen über die* Sekundärverbindungen des Konzeptionsgefäßes *mit dem* Lenkergefäß

In der Tradition wird das Konzeptionsgefäß dem Inn und das Lenkergefäß dem Yang zugeordnet. Als gute Möglichkeit eines mehr globalen Inn-Yang-Ausgleichs zur Wiederherstellung eines gestörten Gleichgewichts empfiehlt es sich, grundsätzlich bei jeder Behandlung Punkte dieser beiden Meridiane zu stechen. Der Effekt ist der einer Terrainbehandlung vergleichbar, daher wird dieses Vorgehen auch in der kontrollierten Akupunktur als "anti-pathologisches" oder besser "biotisches" Punktestechen bezeichnet. Diese Art der Nadelung ist im übrigen nicht neu, sondern uralt. So wußte man im alten China sehr wohl über die ausgleichende Wirkung einer solchen Punktur und es wurde sogar als Lehrsatz angegeben, daß der alleinige Ausgleich über KG-LG in aller Regel ausreicht, um Kinder zu behandeln.

Fazit: Das Wort "Viele Wege führen nach Rom" drängt sich unwillkürlich auf, wenn man die Vielzahl der Regeln sieht, nach denen das therapeutische Vorgehen empfohlen wird. Es liegt auf der Hand, daß eine Art der Akupunktur, die willkürlich (ohne Kontrolle) mal die eine, mal die andere Regel favorisiert, fehl am Platze ist und zu recht als Primitivakupunktur bezeichnet wird. Solches Vorgehen wird heute von Akupunkturgegnern bereits in die Nähe von Kunstfehlern gerückt. Sie argumentieren, daß jede falsch gesetzte Nadel juristisch als Körperverletzung ohne Zustimmung des Patienten zu werten ist. Für uns Akupunkturärzte muß es daher heißen, ausschließlich kontrollierte Punkte auszusuchen, die dann genadelt werden. Aufgrund der Kenntnis der Anamnese und der schulmedizinischen Untersuchung werden wir die ersten Befunde erheben. Für die Punktauswahl muß dann die Vielzahl der Möglichkeiten durch Anwendung kybernetischer Erkenntnisse auf das vermaschte System der Akupunkturmeridiane und Sekundärverbindungen eingegrenzt werden. Mit Hilfe des NOGIER-Reflexes kann dann kontrolliert festgestellt werden, welche der oben angeführten 6 Regeln im individuellen Falle einzeln oder kombiniert zum Tragen kommen und so gelingt es dank der kontrollierten Akupunktur mit selten mehr als sechs bis acht Nadeln für den Patienten einen optimalen Erfolg zu erzielen.

Kybernetische Grundlagen der Akupunktur (III)

Wir unterscheiden:
1. Kybernetische Prinzipien bei der **Entstehung** einer Krankheit
2. Kybernetische Prinzipien bei der **Behandlung** einer Krankheit

1. Praxishinweise für kybernetische Prinzipien bei der Entstehung einer Krankheit

a) Akupunkturanfänger sind verwundert, wenn sie einen Schmerz-
punkt auffinden, z.b. Korrespondenzbereich LW 5 bei Ischiasschmerzen
in der Ohrakupunktur, und das Punktsuchgerät den Hinweis gibt, man
müsse eine Goldnadel verwenden. Der Anfänger hätte eher vermutet,
den Schmerz müsse man dämpfen, daher wäre eine Silbernadel angebracht. Dies offenbart ein oberflächliches symptomatisches Denken, dagegen gibt uns der Körper über sein elektrisches Verhalten am Schmerz-
punkt den Hinweis, daß ein kausales Überlegen zielführend wäre. Nach
altchinesischem Denken hätte man gesagt: diese Stelle ist energiearm
oder energieleer, daher konnte sich eine Krankheit entwickeln, um die
ursprüngliche Energiearmut als Auslöser zu bekämpfen, ist also eine
Goldnadel notwendig. In unserer westlichen medizinischen Denkweise
würden wir eine lokale Durchblutungs- und Ernährungsstörung etwa der
Bandscheibe als ursächlich ansehen und akzeptieren können, daß hier
eine Anregung = Goldnadel indiziert ist.

Die alten Chinesen haben übrigens schon in ihrer Wortwahl eine
Vorahnung kybernetischer Zusammenhänge anklingen lassen: etwa die
Verbindungsmeridiane der einzelnen Hauptmeridiane heißen Lo-Ge-
fäße, mit der Bedeutung Lo = Netzwerk. Analoga zum kybernetischen
Netzwerk eines Computerchips sind unübersehbar, wenn man sich ein-
mal alle Haupt- und Sekundärmeridiane in einem Bereich vorstellt.

Auch BACHMANN, der in den fünfziger Jahren in München die erste Akupunkturgruppe im deutschen Sprachraum aufbaute, muß eine
Vorahnung kybernetischer Zusammenhänge gehabt haben, er nannte
nämlich sein Hauptwerk: "Akupunktur, eine Ordnungstherapie", ohne
daß er die heutige kybernetische Definition einer Krankheit als "Verlust
an Ordnung" kennen konnte.

b) Bei der Ohrakupunktur kann man selbst mit einfachen Punktsuch-
techniken ein Netzwerk funktioneller Verbindungen aufdecken. Findet
man z.B. bei einem Depressiven den Anti-Depressionspunkt, so ist in
der Regel auch der Lungenpunkt nachweisbar (Abb. 1). In der chinesischen Medizin ist das Organ Lunge der Emotion Traurigkeit, Melan-
cholie zugeordnet. Die Verbindung zur westlichen modernen Medizin
ist gegeben. So berichten amerikanische Psychiater, daß sich bei Patienten "unerklärlich" vorhandene Depressionen besserten und zwar ohne
Änderung der Medikation, wenn die Patienten zu joggen begannen und
mit entsprechender Stimulation der Lunge.

Eine ähnliche Vernetzung kennen wir zwischen Ärger und Leber
(Abb.2) (... dem ist eine Laus über die Leber gelaufen), Sorge und Galle
(Abb. 3), Angst und Milz usw. (Abb. 4).

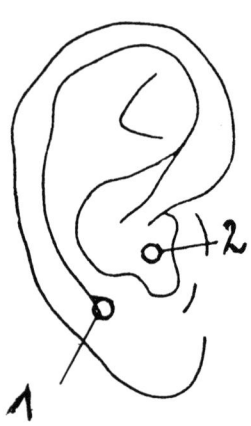 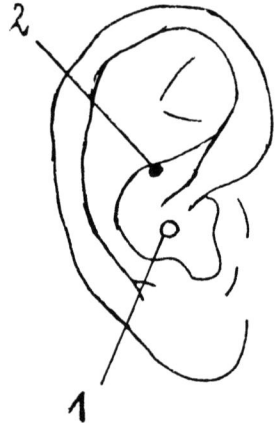

Abb. 1
1 = Anti-Depressionspunkt
2 = Punkt der Lunge

Abb. 2
1 = Leberparenchympunkt
2 = "Ärger"-Punkt = nervaler
Leberpunkt (Fasern des Truncus
sympathicus)

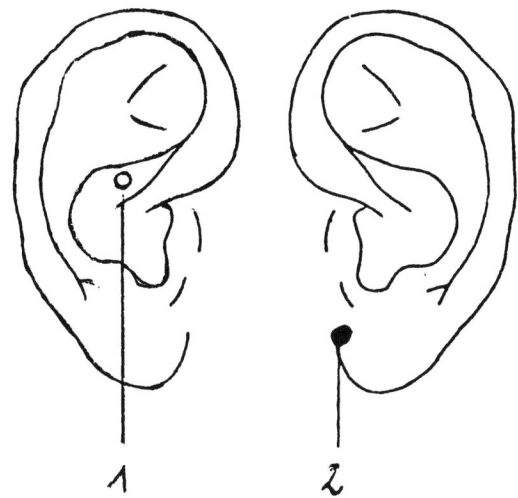

Abb. 3
1 = Gallepunkt
2 = Sorgepunkt

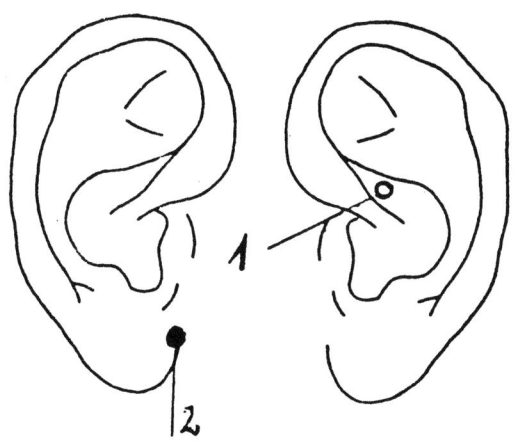

Abb. 4
1 = Milzpunkt
2 = Angstpunkt

2. Kybernetische Prinzipien bei der Behandlung einer Krankheit

a) Nicht nur Hinweis, sondern bereits ein Beweis für die kybernetischen Prinzipien, die der therapeutischen Wirkung der Akupunktur zugrunde liegen, geben die Arbeiten von ZEROBIN, der in Verumakupunktur (Blase 27, 28 und 31) und Placeboakupunktur (Punkte im Halsbereich, seitlicher Thorax und Unterbrust) nicht nur die Wirksamkeit der Akupunktur als solche durch die Steigerung der Uteruskontraktionstätigkeit von Rindern nachweisen konnte, sondern durch implantierte Druckfühler und Elektroden im Myometrium zeigen konnte:

- Nadelung der Punkte Blase 27, 28 und 31 wirkt so, daß verstärkte Kontraktionswellen des Uterus von der Tube in Richtung Zervix laufen, wenn das Rind sich im Vorbereitungsstadium der Geburt befindet.

- Nadelung der gleichen Punkte Blase 27, 28 und 31 während der Brunst (Östrus) verstärkt die Kontraktionswellen des Uterus in der Gegenrichtung, also von der Uteruszervix in Richtung der Tuben (notwendig für einen optimalen Spermientransport).

Schlußfolgerung: Durch Akupunktur können nur Abläufe induziert werden, die dem Funktionsstatus des Tieres bzw. des Organs entsprechen. Es wirkt die Akupunktur also immer **regulierend**, d.h. **kybernetisch**, denn Regulation ist immer ein kybernetischer Vorgang.

b) HAUSKE weist darauf hin, daß Schmerzen durch Aufschaukelungseffekt (positiv rückgekoppeltes System) bei verschiedenen Krankheitsbildern zu einem circulus vitiosus führen.

Aus der täglichen Praxis wissen wir, daß meist **Therapieresistenz auf einem Nicht-Erkennen des circulus vitiosus und der Primärstörung beruht.**

Wenn z.B. eine wiederholte manuelle Therapie erfolglos bleibt, kann man schlußfolgern, daß die Pirmärstörung nicht ein blockiertes Gelenk ist, sondern daß dies **die Folge** der Primärstörung darstellt.

Gleiches gilt für die Akupunktur: eine Asthmabehandlung über lungenwirksame Punkte ist häufig wirkungslos oder besitzt nur eine Teilwirkung und wird zu Recht als "Barfuß"-Akupunktur bezeichnet (in Anspielung auf schlecht ausgebildete Akupunkteure in China). Die Primärstörung kann z.b. eine Sinusitis, ein Zahnstörfeld, eine Amalgamunverträglichkeit oder ein anderes Störfeld sein.

Fazit: Die Therapieresistenz, die durch ein Störfeld induziert wurde, ist ein typisches kybernetisches Element der Krankheitsentstehung: die körpereigene Regulation wird am effektiven Reparationsmechanismus gehindert. Auch hier ist die Akupunktur anzuwenden und zwar gleich zweifach:

- 1. Auflösung des Störfeldpotentials durch direkte Nadelung des Focus oder durch Nadelung im Korrespondenzgebiet bei der Ohrakupunktur.

- 2. Stimulierung des gestörten Organs: es ist **kein** Zufall, auf welches Organ die Primärstörung durch Herd- und Störfeldgeschehen negativ einwirkt. Vielmehr ist es so, daß das jeweilige Organ im Zustand der Krankheitsentwicklung eine Schwäche zeigte. Das kann eine genetisch verankerte allgemeine Schwäche sein (Familienanamnese in Bezug auf Lunge, Leber, Magen, Wirbelsäule muß eruiert werden) oder auch eine momentane Schwäche durch Überbelastung (Tennisellbogen), Streß (Magenulcus) usw.

Der große Vorteil der Akupunktur gegenüber der Neuraltherapie, die grundsätzlich nur die Primärstörung ausschalten kann, ist der, daß die Schwäche des Zielorgans wirksam behandelt werden kann, z.B. über die Tonisierungspunkte der Körperakupunktur oder die Organkorrespondenzpunkte der Ohrakupunktur. Dadurch wird einem Rückfall vorgebeugt.

c) Die Therapie nach kybernetischen Prinzipien

- a) Suche und adäquate Behandlung der Primärstörung (Ausschluß eines Herd- oder Störfeldgeschehens)
- b) Suche und adäquate Behandlung einer genetischen Schwäche

- c) Suche und adäquate Behandlung des wichtigsten Symptompunktes (z.B. des lokalen Schmerzpunktes)
- d) Suche und adäquate Behandlung eines auf die Psyche wirkenden Punktes (Tranquilizerpunkt, Anti-Depressionspunkt usw.). Jeder chronische Schmerz führt zu psychischer Instabilität.
Beispiel: Bei Phantomschmerz muß fast grundsätzlich der anti-depressive Punkt des Ohres oder der Körperpunkt Herz 9 mitbehandelt werden.

Schlußfolgerung

Die Akupunkturwirkung besteht aus mehreren didaktisch trennbaren Einzelwirkungen, die im Organismus natürlich ineinander übergehen:

- a) neurophysiologische Wirkung: darunter verstehen wir im wesentlichen die unmittelbare Reflexwirkung innerhalb von Sekunden.
- b) neurochemische Wirkung: durch die Anregung der Neurotransmitterausschüttung (z.B. Endorphine) ist ein die reine Reflexwirkung unterstützender und verlängernder Effekt erkennbar; dieser Bereich umfaßt einige Minuten bis 1-2 Stunden nach erfolgter Akupunktur.
- c) kybernetische Wirkung: durch kluges Reizsetzen mit den Akupunkturnadeln kann der circulus vitiosus der Krankheitsentstehung durchbrochen werden. Nach einigen erfolgten Akupunktursitzungen ist der circulus vitiosus endgültig zerstört, die körpereigene Heilung (natura sanat) kann beginnen. Der Zeitraum der kybernetischen Wirkung geht über Tage, Wochen, Monate.
- d) Prophylaxe durch Akupunktur:
Jeder Organismus besitzt Schwachstellen, die in der Regel genetisch bedingt sind. Wenn auch Akupunktur keine Gene verändern kann, so ist es doch möglich, den locus minoris resistentiae durch prophylaktische Akupunktur positiv zu beeinflussen. In der Körperakupunktur und in der Ohrakupunktur spielen dafür die sogenannten Kardinalpunkte eine Hauptrolle.
Die prophylaktische Akupunktur strebt eine Wirkung über Monate und Jahre an.

Literatur

H.J. FLECHTNER, Grundbegriffe der Kybernetik, Taschenbuch S. Hirzel Verlag, Stuttgart.

W. Ross ASHBY, Einführung in die Kybernetik, Taschenbuch Nr. 34, Suhrkamp Verlag, Frankfurt.

R. RÖHLER, Biologische Kybernetik, Taschenbuch (Teubner Studienbücher Biologie), B.G. Teubner Verlag, Stuttgart.

Herbert ANSCHÜTZ, Kybernetik - kurz und bündig -, Taschenbuch, Kamprath Reihe kurz und bündig Grundwissen, Vogel Verlag, Würzburg.

Felix von CUBE, Was ist Kybernetik? Taschenbuch Nr. 4079 DTV Wissenschaftliche Reihe, Deutscher Taschenbuchverlag München.

F. BAHR, Kybernetische Grundlagen 1, 2, 3; AkupArzt 2/80, 3/80, 1/81.

G. HAUSKE, Kybernetik und Schmerz, AkupArzt 2/86.

K. ZEROBIN, Versuch der Deutung von Akupunktureffekten anhand der Uteruskontraktilität, AkupArzt 4/81.

Kybernetik und Schmerz

Von G. HAUSKE

Zusammenfassung: Die Kybernetik beschreibt das Verhalten von Systemen als Funktion ihrer Struktur. Als interessante Klasse von Systemen werden solche mit Rückkoppelung betrachtet. Bei negativer Rückkoppelung werden Regelkreise erhalten, die nur unter bestimmten Bedingungen instabil werden können. Bei positiver Rückkoppelung tritt prinzipiell eine Aufschaukelung der Erregung auf. Dieser Fall wird an einigen Beispielen von chronischen Schmerzzuständen und ihrer Therapie diskutiert.

1. Was ist Kybernetik?

Die Kybernetik beschäftigt sich mit dem Zusammenhang zwischen der Struktur von Systemen und der erbrachten Leistung und abstrahiert dabei ganz wesentlich von der stofflichen Realisierung ihrer Objekte. Dementsprechend ist die kybernetische Methodik nicht an bestimmte Disziplinen gebunden, sondern interessiert sich für Analogien zwischen den jeweiligen Systemen. Besonders typisch für die kybernetische Betrachtungsweise ist die Wechselbeziehung zwischen den eher empirisch arbeitenden Biowissenschaften und technischen bzw. theoretischen Disziplinen. Dies wurde bereits 1948 von Norbert WIENER im Titel seines die Kybernetik programmatisch begründenden Buches "Kybernetik - Regelung und Nachrichtenübertragung im Lebewesen und in der Maschine" ausgedrückt.

Die gegenseitige Abhängigkeit von Struktur und Leistung beinhaltet, daß sich beide Aspekte im Komplexitätsgrad entsprechen müssen. Für relativ einfache, eher im technischen Bereich liegende Leistungen, wie z.B. die optimale Weiterleitung von Signalen über gestörte Kanäle, existieren eine Reihe gut entwickelter Konzepte. Ihre Leistungsfähigkeit wird durch die Möglichkeit, Bilder vom fernen Planeten Uranus zu übermitteln, eindrucksvoll demonstriert. Für die komplizierten menschlichen Leistungen des Problemlösens und der Mustererkennung sind dagegen trotz einzelner erkennbarer Fortschritte noch keine umfassenden und zufriedenstellende Modellkonzepte geschaffen worden. Das

Problem, ein System zu finden, das eine bestimmte Leistung erbringt, ist keineswegs allgemein gelöst.

2. Systeme mit negativer Rückkoppelung (Regelkreise)

Umgekehrt kann man vom System ausgehen und fragen, ob bestimmte Klassen von Systemstrukturen bestimmte typische Leistungen vollbringen und worin diese Leistungen bestehen. Dies soll nachfolgend für eine wichtige Klasse von Systemen, die Rückkoppelungen enthalten, untersucht werden. Bei negativer Rückkoppelung entsteht dabei ein Regelkreis, der dadurch ausgezeichnet ist, daß das Ergebnis des Prozesses auf den Eingang im Sinne eines Vergleiches zurückwirkt.

Im technischen Bereich sind mechanische Regler in größerem Umfang erstmals in englischen Windmühlen des 18. Jahrhunderts eingesetzt worden. J. WATT übernahm dieses Prinzip für die Drehzahlregelung seiner Dampfmaschine. Interessant ist, daß präzise beschriebene Regelkreise beim Menschen erst 1925 durch den Physiologen R. WAGNER, und zwar für die Regelung der Gelenkstellung, gefunden und in ihrer Funktion als solche interpretiert wurden. Der eine Zweig des Regelkreises ist dabei die Wirkung des alpha-Motoneurons auf den Muskel. Das Schließen des Kreises erfolgt durch die Rückwirkung der Muskelspindelafferenz auf die alpha-Motoneurone im Rückenmark (Abb. 1). Eine Erhöhung der Zugkraft am Gelenk und die damit bewirkte Auslenkung führt zu einer erhöhten Muskelspindelafferenz, die ihrerseits über das alpha-Motoneuron zu einer kompensatorischen Kontraktion des Muskels führt. Die geregelte Größe ist damit die Länge des Muskels bzw. die Gelenkstellung. Das Prinzip der Regelung garantiert die Konstanz der Muskellänge trotz einwirkender Störungen, für die eine Vorzeichenumkehr im Rückkoppelungszweig wesentliche Voraussetzung ist. Diese Vorzeichenumkehr ist hier in der mechanischen Anordnung von Muskel und Muskelspindel gegeben, bei der eine Kontraktion des Muskels zur Reduzierung der Muskelspindelafferenzen führt. Wäre diese Vorzeichenumkehr nicht vorhanden, so würde sich das System instabil aufschaukeln und in gefährliche Betriebszustände gelangen.

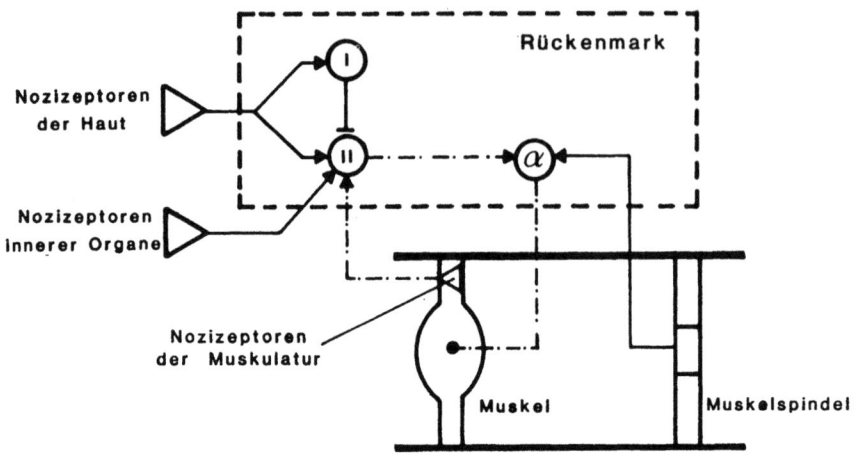

Abb. 1: Schema des Muskel-Muskelspindel-Regelkreises und Einfluß nozizeptiver Afferenzen im Rückenmark. Die positive Rückkoppelung ist strichpunktiert markiert. Alpha stellt das entsprechende Motoneuron dar. In den Neuronen I und II werden Signale von den Nozizeptoren übertragen. Erregende Eingänge sind mit Pfeil, hemmende mit Querstrichen bezeichnet.

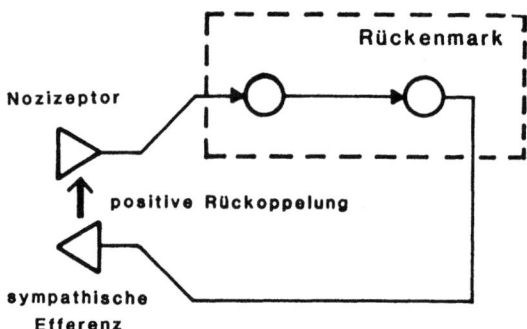

Abb. 2: Positive Rückkoppelung im sympathischen Reflexkreis. Die Verbindung zwischen sympathischer Efferenz und Nozizeptor erfolgt im wesentlichen über das humorale System.

Seit R. WAGNERS Entdeckungen wurden eine Vielzahl von Regelungsvorgängen im biologischen Bereich gefunden. Als Beispiele für geregelte Größen seien die Körpertemperatur, die Blutzucker- und Hormonkonzentration und die Pupillengröße genannt. Die Liste der Beispiele ließe sich fast beliebig fortsetzen, so daß man behaupten kann, daß Regelung ein wesentliches Prinzip organischer Systeme darstellt.

Auf der nächsthöheren Komplexitätsstufe nämlich, im wirtschaftlichen, gesellschaftlichen und ökologischen Bereich sind ebenfalls Regelkreise nachzuweisen. Dabei ist jedoch zu bedenken, daß in vielen Fällen nicht ein einzelner physikalisch wie funktionell klar definierter Regelkreis existiert, sondern eine Vielzahl verschiedener Kreise intensiv miteinander vermascht sind. F. VESTER hat in seinen Arbeiten auf die wichtige Rolle von Kreisprozessen und die Notwendigkeit der Berücksichtigung ihrer starken Vernetzung hingewiesen (3). Als Beispiel eines wirtschaftlichen Kreisprozesses sei der Zusammenhang zwischen Angebot, Preis und Produktion angeführt. So findet man, daß ein vermehrtes Warenangebot die Preise sinken läßt, was einerseits zu einer reduzierten Produktion und damit wieder zu höheren Preisen führt. Da die Produktion jedoch erst zeitverzögert abnimmt, kann es zu Regelschwingungen kommen (Schweinepreiszyklus). Die mathematische Analyse derartiger Schwingungen, die fortwährend ansteigende Amplituden annehmen können, ist Gegenstand der Regelungstechnik, für die die Bücher von RÖHLER (2) und CRUSE (1) als erste Einführung empfohlen werden können.

3. Positive Rückkoppelung und Schmerz

Es wurde bereits erwähnt, daß Kreisprozesse mit positiver Rückkoppelung instabil werden können. Dabei schaukelt sich die Ausgangsgröße wie in einem circulus vitiosus auf, und das System würde, falls nicht zusätzliche begrenzende Maßnahmen ergriffen würden, den physiologisch erlaubten Arbeitsbereich verlassen oder gar zerstört werden. Dennoch ist positive Rückkoppelung in kontrollierter Form durchaus als positiv anzusehen, etwa um Schwingungen oder Evolutionsvorgänge in Gang zu setzen oder zu beschleunigen.

Am Beispiel des Schmerzes soll gezeigt werden, daß bestimmte pathologische Zustände als Instabilität positiv rückgekoppelter Systeme erklärt werden können. Die anatomische Basis für die Rückkoppelung im Bereich des Schmerzes sind dabei sympathische und motorische Reflexkreise über das Rückenmark, die unter besonderen Umständen zu einem Aufschaukelungseffekt führen können. Zwei gut umschriebene Beispiele (4) sind die sympathische Reflexdystrophie und Myogelosen (Muskelhartspann).

Im erstgenannten Fall ist ein pathologischer Zustand der sympathischen Reflexe gegeben. Diese Reflexe sind dadurch gekennzeichnet, daß Nozizeptoren über sympathische Efferenzen auf die glatte Muskulatur wirken, was durchaus sinnvolle und gewünschte Veränderungen im Gefäßsystem bewirkt. Die sympathischen Efferenzen können jedoch ihrerseits (direkt oder indirekt) die Erregbarkeit der Nozizeptoren verstärken, was zu einem Aufschaukelungseffekt der Schmerzempfindung führen kann (Abb. 2). Die Anspannung der glatten Muskulatur hat dabei eine Reduzierung der lokalen Zirkulation mit schmerzverstärkendem Effekt zur Folge.

Im zweitgenannten Fall ist Schmerz mit starker Muskelanspannung verbunden. Man geht davon aus, daß Nozizeptoren der Haut und der Gelenke auf die alpha-Motoneurone wirken, um so einen Muskelreflex als Abwehrreaktion zu erzeugen. Als Folge dieses Muskelreflexes können jedoch Nozizeptoren im Muskel angesprochen werden, die ebenfalls auf das alpha-Motoneuron wirken. Damit wird eine Ruhigstellung der Gelenke erreicht, allerdings unter Anspannung der Muskeln. Sind diese Nozizeptoren entsprechend empfindlich (z.B. als Folge einer andauernden Anspannung), oder besitzen sie eine starke Wirkung auf das alpha-Motoneuron (z.B. infolge des Fehlens absteigend hemmender Einflüsse), so kann wiederum eine Aufschaukelungseffekt im Sinne einer sich weiter verstärkenden und lang anhaltenden Muskelspannung eintreten (Abb. 1). Interessant ist in diesem Zusammenhang noch die Vermutung, daß die Empfindlichkeit des spinalen Systems durch psychische Faktoren wie Belastung und Streß erhöht werden kann. Damit lassen sich psychisch induzierte Schmerzen auf pathologische Zustände im motorischen System zurückführen.

Als weitere Beispiele eines durch Selbsterregung entstehenden Schmerzes können auch bestimmte Formen des Kopfschmerzes angesehen werden. Der Kreis ist in diesem Fall dadurch geschlossen, daß ein bereits vorhandener Kopfschmerz zu Verspannung der Kopf- und Nakkenmuskulatur führt, was seinerseits den Schmerz verstärkt. Eine mechanische Beanspruchung von Nerven im Nackenbereich kann diesen Kreisprozeß auslösen.

Nachdem die genannten Schmerzzustände als Folge eines positiv rückgekoppelten Systems erkannt worden sind, liegen Möglichkeiten der Therapie auf der Hand. Das primäre Ziel der Therapie besteht darin, den circulus vitiosus der Aufschaukelung (zeitweise) zu unterbrechen, um damit das System wieder in seine Normalfunktion überzuführen. Damit wird am Ort der Schmerzentstehung selbst eingegriffen. Dies kann durch die Wirkung eines Lokalanästhetikums erreicht werden (therapeutische Lokalanästhesie). Eine weitere sehr wirksame Möglichkeit besteht in der direkten Anregung von inhibitorischen Neuronen im Rükkenmark durch Hautreizung, womit die Empfindlichkeit der rückgekoppelten Bahnen reduziert werden kann. Eine solche Reizung kann durch lokale Massage (Akupressur) und Erwärmung erfolgen, oder noch spezifischer durch Akupunktur. Die Unterbrechung sich selbst erregender Kreisprozesse kann auch durch entsprechende hemmende Mechanismen im Zentralnervensystem erfolgen.

4. Schlußbemerkung

Am Beispiel Schmerz wurde gezeigt, daß die vielfache Vernetzung im Nervensystem in ungünstigen Fällen (z.B. bei überstarker Empfindlichkeit einzelner Bahnen) zu positiver Rückkoppelung und einer damit verbundenen Aufschaukelung von Erregungen führen kann. Für den Kybernetiker ist der Zusammenhang zwischen Struktur (Kreis mit positiver Rückkoppelung) und Leistung (hier: "Fehl"-leistung der sich aufschaukelnden Erregung) offensichtlich. Die Notwendigkeit, diese Denkweise in der Medizin stärker zu verankern, sei mit einem Zitat (4, Seite 32) belegt: "Die Wichtigkeit solcher Phänomene bei der Entstehung chronischer Schmerzen ist bisher häufig nicht hinreichend beachtet worden, das medizinische Denken war zu sehr vom 'Einbahnstraßen-

Konzept' des sensorischen Informationsflusses von der Peripherie zum Zentrum beherrscht."

Darüber hinaus ist es sicher sinnvoll, auf einer übergeordneten Stufe die Vernetzung der Individuen im größeren Zusammenhang der ökologischen, gesellschaftlichen und wirtschaftlichen Abhängigkeiten zu sehen. Der programmatische Ansatz von F. VESTER (3) ist in diesem Sinne ein Versuch, vom einfachen Ursache-Wirkungs-Schema weg zu einer Analyse der umfassenden Interdependenzen zu gelangen, wobei ganz wesentlich auch psychische Faktoren, wie z.B. Streßbelastung, mit einbezogen werden. Dabei ergibt sich die Möglichkeit, bei chronischen Schmerzzuständen zusätzlich zu motorischen und sympathischen Aufschaukelungseffekten innerhalb des Organismus komplizierte Faktoren in der Beziehung des Individuums zu seiner Umwelt einzubeziehen.

Literatur

(1)   CRUSE H.: Biologische Kybernetik. Einführung in die lineare und nichtlineare Systemtheorie, Verlag Chemie, Weinheim, 1981.
(2)   RÖHLER R.: Biologische Kybernetik. Regelungsvorgänge in Organismen. Teubner Verlag, Stuttgart, 1973.
(3)   VESTER F.: Ballungsgebiete in der Krise. Vom Verstehen und Planen menschlicher Lebensräume, Deutscher Taschenbuch Verlag, München, 1983.
(4)   ZIMMERMANN M. und HANDWERKER O.: Schmerz, Konzepte und ärztliches Handeln, Springer Verlag, Berlin, Heidelberg, New York, Tokio, 1984.

Anschrift des Verfassers:
Prof. Dr.-Ing. Gert Hauske, Fachgebiet Kybernetik am Lehrstuhl für Nachrichtentechnik der Technischen Universität München, Arcisstr. 21, 8000 München 2.

Anhang II (wiss. Originalarbeiten)

A: Prof. Dr. med. G. Pauser

Neurophysiologie und Neurochemie

Anerkennung der Akupunkturtherapie

Im Dezember des Jahres 1988 wurden Teilaspekte der Akupunkturtherapie vornehmlich im Bereich der Bekämpfung von akuten und chronischen Schmerzzuständen durch den obersten Sanitätsrat in Österreich als schulmedizinische Methodik anerkannt. Laut Beschluß dieser Behörde gibt es folgende Indikationen für die Akupunkturtherapie:
- Chronische Schmerzzustände
- Kopfschmerzen, Migräne
- Schulterarmsyndrom
- Cervicalsyndrom
- Schleudertrauma
- Spondylopathien
- Morbus Scheuermann
- Diskopathien (wenn operatives Vorgehen nicht erforderlich ist)
- Lumbalgien
- Lumboischialgien
- Degenerative Arthrosen
- Chronische Arthritiden
- Weichteilrheumatismus
- Tendinitis und Epicondylitis
- Bursitis

Des weiteren wurden bei dieser Entscheidung folgende übergeordnete Indikationen für die Vornahme der Akupunkturtherapie festgehalten, nämlich:
1. wenn keine organpathologische Veränderung vorliegt, für die eine Kausaltherapie möglich ist,
2. wenn die Anwendung der klassischen Therapieverfahren kontraindiziert ist,
3. wenn die konventionellen Therapien Schädigungen auslösen könnten,
4. wenn ein übermäßiger Medikamentenverbrauch eingeschränkt werden soll.

Gleichzeitig wurden die Kontraindikationen für die Akupunkturtherapie festgehalten:
- Besonders schmerzempfindliche Personen
- Depression (endogene)
- Haemorrhagische Diathesen

- Behandlung mit Antikoagulantien (gilt nur für Körperakupunktur)
- Infektionen im Bereich der Akupunkturpunkte

Auch die Akupunkturtherapie birgt die Gefahr möglicher unerwünschter Wirkungen bei falscher Anwendung oder fehlerhafter Technik in sich. Diese sind:
- Verschlimmerung der Symptomatik
- Kollaps
- Haematome
- Verletzung anatomischer Strukturen
- Infektionen an der Punktionsstelle
- Herpes-Aktivierung
- Abbrechen von Nadeln (bei heute verwendetem Nadelmaterial keine Gefahr)
- Verbrennung der Haut (nur bei falscher Technik der Moxibustion)

Die Übertragung von viralen Erkrankungen (im besonderen Hepatitis und AIDS) kann nicht in die Liste der unerwünschten Nebenwirkungen aufgenommen werden, da solches durch die strikte Verwendung von Einmalnadeln ausgeschlossen ist. Unerwünschte Wirkungen der Akupunktur lassen sich vermeiden, wenn Ärzte sich ausreichendes Wissen vor der Ausübung der Akupunktur aneignen.

Im folgenden sollen nun jene neurophysiologischen und neurochemischen Untersuchungen dargestellt werden, die auch dazu beigetragen haben, daß die Methode der Akupunkturtherapie für analgetische Zwecke, wie oben festgehalten, in Österreich anerkannt wurde.

Dazu benötigen wir einen kurzen historischen Rückblick. Mit der Öffnung Chinas in den Jahren 1972 und 1973 wurde die Akupunktur-Analgesie als Methode der Schmerzausschaltung bei operativen Eingriffen zu einem Exportartikel Chinas in den Westen. So wurde auch damals eine Gruppe österreichischer Wissenschaftler in die Volksrepublik China eingeladen, um die Wertigkeit dieser neuen Schmerzausschaltungsmethode im Operationssaal kennen zu lernen. Es mußte faszinieren, zu sehen, daß man mit Hilfe einiger weniger Nadeln zu operierende Patienten soweit bringen konnte, daß größere abdominalchirurgische Eingriffe, thoraxchirurgische Eingriffe, ja sogar Operationen am offenen

Herzen mit Hilfe der Herz-Lungenmaschine am wachen, spontanatmenden Patienten durchgeführt werden konnten, ohne Zuhilfenahme von Analgetika und ohne Einsatz der Technik der Überdurckbeatmung.

Spätestens zu diesem Zeitpunkt stellte sich die Aufgabe, die möglichen Wirkungsmechanismen dieser neuen Analgesieform mit uns bekannten Techniken der Grundlagenforschung abzuklären. Allerdings liefen bereits zu diesem Zeitpunkt parallel sorgfältig erwogene Versuche, die Akupunkturanalgesie auch in den darauffolgenden Jahren bei Patienten mit einer relativen Indikation zur Akupunkturanalgesie (wenn also herkömmliche Anaesthesieverfahren als zu großes Risiko erschienen) bei verschiedenen Operationsarten durchzuführen. Die folgende Tabelle zeigt die Operationsart und die dabei verwendeten Akupunkturpunkte, welche schon damals nicht manuell, sondern elektrisch stimuliert wurden.

Akupunkturpunkte zur klassischen Akupunkturanalgesie

Tonsillektomie	Di 4, Lu 11,
Curettage	Ma 36, MP 6
Sectio caesarea	Ma 36, MP 6, Bl 27-31
Laparotomie	Ma 36, MP 6
Appendektomie	Ma 36, MP 7
Hernia inguinalis	Le 3, MP 7
Schrittmacher	Ohr: P 55, P 26a
Strumektomie	1. Ohr: P 55, P 26a
	2. Di 4, KS 6
	3. Punctum nervosum (nach Chang)
Sternofissur	KS 6, Lu 7, Ohr (Lunge, Niere, Hals, Herz)

Der Stellenwert der klassischen Akupunkturanalgesie war und ist in der westlichen Welt allerdings nur minimal. Bald stellten sich die limitierenden Faktoren dieser Technik für den westlich orientierten Patienten heraus:
- die inkomplette Analgesie, eine Tatsache, die auch bald durch die neurophysiologische Grundlagenforschung belegt werden konnte.
- die fehlende Muskelentspannung, welche dem Chirurgen bei thoraka-

len und bei Oberbauch-Eingriffen Schwierigkeiten bereiten kann.
- die Selektion der Patienten nach der Operationsart.
- die chirurgische Technik, die eine sehr sublime sein muß, um die
  Schmerzschwelle nicht stark zu beanspruchen.
- die Undurchführbarkeit von Noteingriffen, da eine Ausdehnung des
  Operationsgebietes wegen der Nadeltechnik nicht möglich ist.
- schlußendlich die relativ geringe Reproduzierbarkeit von 65 %. Eigene
  sorgfältige Nachuntersuchungen (Lit. 1) haben gezeigt, daß nur bei
  65 % der Patienten die Schmerzausschaltung jenen Grad erreichte, daß
  von einem vollen Erfolg gesprochen werden konnte. Trotzdem mußte
  nur bei 2 % der in Akupunkturanalgesie operierten Patienten während
  des Eingriffes auf Vollnarkose umgestiegen werden. Bei den restlichen 33 % der Patienten, welche wohl mit Hilfe der Akupunktur
  schmerzarm gehalten werden konnten, waren die intraoperativen Sen-
  sationen dergestalt, daß in den Augen eines westlich geschulten
  Anästhesisten von einem Mißerfolg der angewendeten Akupunkturanalgesie gesprochen werden mußte.

Die folgenden dargestellten Ergebnisse zur Abklärung der Wirkungsmechanismen der Akupunkturanalgesie beziehen sich ausschließlich auf
die Körperakupunktur. Dabei schließen wir uns der Definition von De la
Fuye an, die da lautet:
"Die Akupunktur benützt druck- und spontansensible Punkte der Haut
zum Einstich von Metallnadeln bei reversiblen, funktionellen Erkrankungen oder Störungen zu therapeutischen und/oder diagnostischen
Zwecken."

An dieser Stelle ist daher die Wertigkeit des Akupunkturpunktes zu diskutieren. In morphologischer Hinsicht gibt es dazu die grundlegende
Arbeit von Kellner (Lit. 2), welcher in der Aufarbeitung von cirka
10.000 histologischen Schnitten feststellen konnte, daß es zu einer unterschiedlichen Verteilung von Endkörperchen an Akupunkturpunkten
und sonstiger umgebender Haut kommt (sogenannte Prädilektionsstel-
len). Nähere Details mögen in der Originalarbeit vom Interessierten ein-
gesehen werden.

Weiters konnte in einer Arbeit von MELZACK (Lit. 3), dem Mitentdek-
ker der Gate-Control-Theorie, 1978 festgestellt werden, daß sich 80 %
der uns bekannten Triggerpunkte mit Akupunkturpunkten decken (Abb.
1 und 2).

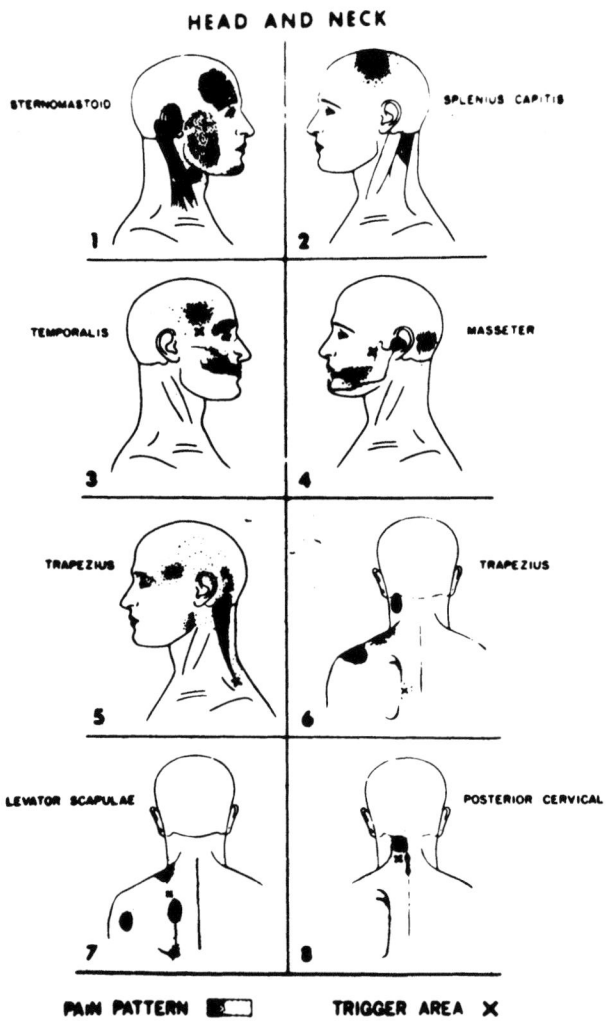

Abb. 1 Sog. "Triggerpunkte", die bis zu 80 % mit Akupunkturpunkten
identisch sind (aus Lit. 3).

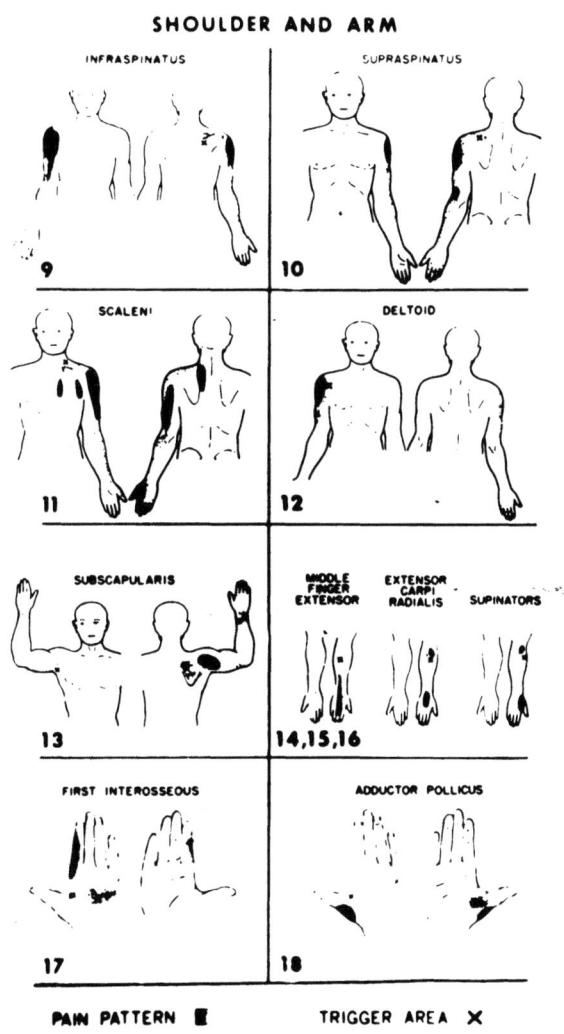

Abb. 2 Sog. "Triggerpunkte", die bis zu 80 % mit Akupunkturpunkten identisch sind (aus Lit. 3).

Triggerpunkte werden als solche Areale definiert, welche bei Vorliegen gewisser Krankheitszustände druckschmerzhaft sind. Von solchen Punkten aus lassen sich bekannterweise auch mit Hilfe anderer Techniken (z.B. Quaddelung) therapeutische Effekte erzielen.

Die Spezifität der Akupunkturpunkte

Zur Feststellung der Spezifität der Akupunkturpunkte haben auch wir schon im Jahre 1975 Untersuchungen über die Beeinflussung der Schmerzempfindung, des Schmerzgefühls und der vegetativen Lage des Organismus unter Akupunkturanalgesie durchgeführt (Lit. 4). Aus dieser Publikation sollen jene Daten genauer zitiert werden, welche die Veränderung der Schmerzempfindung unter der Nadeltechnik zum Inhalt haben. Folgende detaillierte Fragestellungen wurden untersucht:
1. Ändert sich die "objektive" Schmerzschwelle unter Akupunktur?
2. Ändert sich die Einstellung zum Schmerz unter Akupunktur?
3. Beruht die Wirksamkeit der Akupunktur etwa auf einer Placebowirkung in dem Sinne, daß kein Unterschied zwischen Verumakupunktur und Placeboakupunktur besteht? (Wir verstehen unter Placeboakupunktur das Stechen und Stimulieren einer Nadel an einer Hautstelle, die keinem klassischem Akupunkturpunkt entspricht).

Methodik

Als Areal, um die Schmerzempfindung zu testen, wählten wir die Halsregion. Für die Akupunktur wurden die Punkte KS 6 und Di 4 und gleichzeitig die Ohrpunkte Nr. 55 gegen Nr. 51, sowie das Lungenareal gegeben, wobei in Richtung Punkt 26 a gestochen wurde. Von diesen Punktekombinationen wissen wir aus der Praxis, daß sie für eine Akupunkturanalgesie bei einer Strumektomie geeignet sind (Lit. 5). Die Untersuchungen wurden an 16 gesunden Versuchspersonen im Alter von 20 bis 35 Jahren durchgeführt. Davon waren 8 Personen männlich und 8 weiblich. Keine von ihnen hatte vorher Erfahrungen mit der Akupunktur gemacht.

Zur Erzeugung und Messung des Schmerzes haben wir ein Algesimeter entwickelt, welches im folgenden kurz beschrieben wird. In einem Vorratsbehälter befindet sich Preßluft unter einem Druck von 0,3 Atmosphären. Über ein Magnetventil, dem ein Regler für die Strömungsgeschwindigkeit nachgeschaltet ist, wird der Druckbehälter mit einer 10 qcm-Glasspritze verbunden, deren Kolben einen schmerzauslösenden Stachel trägt. Ein Präzisionsmanometer mißt den Druck in der Spritze, der ein Maß für die Kraft darstellt, mit der die Nadel in die Haut gepreßt wird. Der Durchmesser beträgt 0,2 mm, ein Wert, bei dem ein Penetrieren der Haut vermieden wird, der aber noch eindeutig als Stich empfunden wird. Zur exakten Lokalisation des verwendeten Hautareals wird eine Schablone auf den Hals der Versuchsperson geklebt, in der die Spritze an 5 verschiedenen Stellen aufgesetzt werden kann und die eine Reproduktion der gewählten Lokalisation auf zehntel Millimeter gestattet.

Damit soll gewährleistet werden, daß stets die gleiche Dichte von Druckrezeptoren vorgefunden wird. Der gesamte Meßzyklus wird vom Probanden selbst gesteuert. Eine Taste erlaubt ihm den Beginn der Bewegung der Nadel zu bestimmen, der Druck der Nadel steigt dann während 5 bis 10 Sekunden linear an, bis ein Wert erreicht ist, den der Proband als schmerzhaft empfindet. Ein nochmaliges Betätigen der Taste läßt die Nadel augenblicklich in die Ausgangsstellung zurückkehren, am Manometer wird der Maximalwert des aufgebrachten Druckes bis zur nächsten Messung gespeichert, die der Proband nach einer Pause von 3 bis 5 Sekunden selbst wieder auslöst. Pro Punkt werden 20 solcher Messungen wiederholt. Um frei von Einflüssen der Lokalisation zu sein, wird an jeder der 5 Stellen der Schablone gemessen, so daß am Ende 100 Meßwerte zur Verfügung stehen.

Der Versuch selbst bestand aus 3 Teilversuchen mit je 2 Meßdurchgängen und wurde im Doppelblindversuch durchgeführt. Die Versuchsbedingungen wurden systematisch rotiert, und jede Versuchsperson mußte sich allen Versuchsdurchgängen unterziehen.

1. Die erste Versuchsanordnung beinhaltete die Erfassung der Ausgangswerte mit Hilfe des Algesimeters (="objektive Schmerzschwelle"), deren Ergebnisse wir im folgenden als "Kontrolle" bezeichnen. Darüber hinaus werden jeweils 20 Schmerzreize pro Loch subjektiv skaliert und geben somit Auskunft über das subjektive Schmerzgefühl. Zu dessen

Erfassung wurde eine 9-stufige Skala verwendet, wobei 1 eine eben merkliche Schmerzempfindung und 9 einen beinahe unerträglichen Schmerz bedeutete. Mit Hilfe dieser direkten Skalierungsmethode gibt die Versuchsperson über das Ausmaß ihrer Reaktion in Form von quantitativen Urteilen Auskunft. Man erhält also unmittelbar einen numerischen Wert für das Ausmaß der Reaktion. Nach der Erhebung der Ausgangswerte aller 5 Stellen der Schablone blieb die Versuchsperson 20 Minuten ruhig liegen. Dann wurde mit der zweiten Messung begonnen, die auf dieselbe Weise wie die erste Messung ablief und deren Ergebnisse als "Leerwerte" bezeichnet werden.

2. In der zweiten Versuchsanordnung wurden die Probanden der Akupunktur unterzogen. Hierbei verlief die erste Messung wie unter der ersten Versuchsbedingung, dann wurden die vorgesehenen klassischen Akupunkturpunkte gestochen und die Nadeln elektrisch stimuliert. Die Stimulation erfolgte mit einem aus China mitgebrachten Spannungsgenerator, der folgende Stromparameter liefert: 1 bis 10mA, 1 bis 20 Volt, 1 bis 25 Hertz bis 0,4m/Sek. Impulsdauer. Während des Versuchs verwendeten wir eine Stimulationsfrequenz von 3 Hz und eine von der individuellen Toleranz abhängige Stromstärke. Sowohl die Nadelung als auch die anschließende elektrische Stimulation wurden von den Versuchspersonen skaliert. Nach 20 Min. Stimulation wurde mit der zweiten Messung begonnen. Die Ergebnisse dieser zweiten Messung werden im folgenden als "Akupunktur" bezeichnet.

3. Die dritte Versuchsbedingung beinhaltete die Placeboakupunktur. Nach Aufnahme der Kontrollwerte, wie in den beiden vorangegangenen Versuchen, wurden Punkte gestochen, die für die Akupunktur unbedeutend sind. Um der Versuchsperson keinerlei Hinweise über die Versuchsbedingung zu geben, wurden Punkte gewählt, die örtlich nahe den betreffenden zugehörigen klassischen Akupunkturpunkten gelegen waren. Hierauf wurde elektrisch stimuliert und wiederum sowohl die Nadelung selbst wie die Elektrostimulation von der Versuchsperson skaliert. Nach 20 Min. Ruhe erfolgte der zweite Versuchsdurchgang, der im folgenden als "Placeboakupunktur" bezeichnet wird.

Die Auswertung der erhobenen Daten erfolgte durch Vergleich der Kontrollwerte mit den bei jeder Versuchsbedingung erhobenen Versuchswerten. Es wurden also verglichen der Kontrollwert mit dem Leerwert, der Kontrollwert mit der Akupunktur und der Kontrollwert mit der Placeboakupunktur. Als statistische Methode wurde der Wilcoxon-Test verwendet. Die Pulsfrequenz wurde bei jedem Versuchsabschnitt (Kontrolle, Leerwert, Placeboakupunktur und Verumakupunktur) jeweils dreimal gemessen: einmal am Beginn, das zweite Mal in der Mitte und das dritte Mal am Ende des genannten Versuchsabschnittes.

Ergebnisse

1. Es zeigte sich, daß die Nadelung mit elektrischer Stimulation einen Einfluß auf die Schmerzschwelle hat. Die Schmerzschwelle, gemessen mit dem Algesimeter ist unter Nadelung relativ zum entsprechenden Leerwert - geringgradig - jedoch statistisch signifikant höher. Es wurde aber kein Unterschied zwischen Akupunktur und Placeboakupunktur gefunden (Abb. 3).

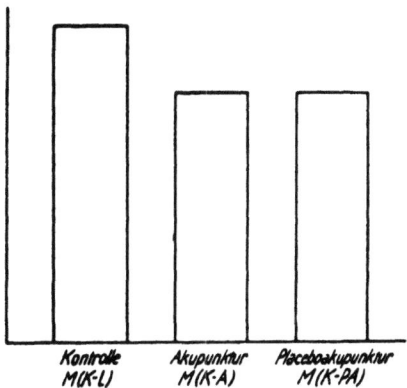

Abb. 3 Differenzen der Maßzahlen der beiden Versuchsdurchgänge: Relative Änderung der Schmerzschwelle, gemessen mit dem Algesimeter, M ... Mittelwerte der Rangordnung, K ... Kontrolle, L ... Leerwerte, A ... Akupunktur, PA ... Placeboakupunktur

Die Erklärung dafür ist, daß jeder Nadelstich, noch dazu **im gleichen Segment,** im Sinne einer Gegenirritation zu einer Veränderung der Schmerzempfindung führt.

2. Die subjektive Schmerzbewertung jedoch, nach Nadelung mit elektrischer Stimulation, ist signifikant geringer als beim entsprechenden Leerwert. Bei dieser subjektiven Bewertung besteht darüber hinaus ein zusätzlicher signifikanter Unterschied zwischen Akupunktur und Placeboakupunktur. **Die Schmerzbewertung unter Verum-Akupunktur ist weiter herabgesetzt als unter Placeboakupunktur** (Abb. 4).

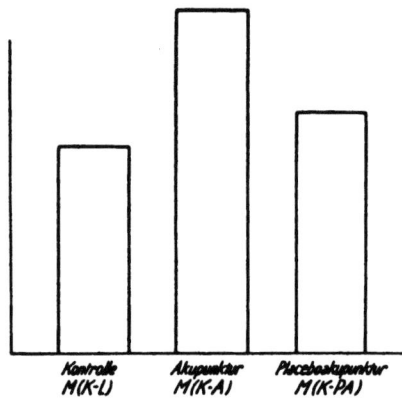

Abb. 4 Differenzen der Maßzahlen der beiden Versuchsdurchgänge: Relative Änderung der Schmerzbewertung mit Hilfe der neunstufigen Rating-Skala bei subjektiver Skalierung (M, L, A, K, PA wie in Abb. 3)

Diskussion

1. Eine wichtige Beobachtung war, daß bereits die Nadelung mit elektrischer Stimulation eines Punktes, unabhängig davon, ob es sich um einen klassischen Akupunkturpunkt oder einen Placeboakupunkturpunkt handelt, zur Hebung der Schmerzschwelle führt (Gegenirritation im Segment).

2. Die subjektive Schmerzbewertung, welche die Komplexität des Schmerzes umfassender beurteilt, läßt jedoch den Schluß zu, daß nach Punktion eines klassischen Akupunkturpunktes eine günstigere Beeinflussung des Schmerzerlebnisses zu erzielen ist.

3. Warum die Nadelung eines Placeboakupunkturpunktes subjektiv unangenehmer bewertet wird als die Nadelung eines Akupunkturpunktes, muß offengelassen werden.

4. Eine für die klinische Anwendung der Akupunkturanalgesie interessante Tatsache ergab die Überprüfung der Zusammenhänge zwischen den einzelnen Variablen. Denn die Personen, bei denen die Akupunktur gut wirkte, waren durch eine niedrigere subjektive und objektive Schmerzschwelle, durch eine niedrige Pulsfrequenz und durch eine hohe Ängstlichkeit gekennzeichnet.

Fassen wir zusammen: Die eben ausführlich dargestellten Ergebnisse mit dem Algesimeter und gleichzeitiger subjektiver Skalierung belegen zumindest indirekt die Spezifität des Akupunkturpunktes. Die Untersuchung von Wall über die 80 %ige Korrelanz von Triggerpunkten und Akupunkturpunkten sind ein weiterer Hinweis auf die Existenz spezifischer Punkte. Der Akupunkturpunkt ist darüber hinaus eine Realität, indem er morphologisch belegbar ist. Dies zeigten die histologischen Untersuchungen von Kellner. Über die veränderte Impedanz an Akupunkturpunkten zur umgebenden Haut gibt es zahlreiche Hinweise in der Literatur, darauf braucht im Rahmen dieser Publikation nicht eingegangen zu werden.

Geht man von der Überlegung aus, daß das "Akupunktursystem" kein zusätzliches "viertes System" neben dem Gefäß-, Nerven- und Lymphsystem im Organismus darstellt, dann ist zu prüfen, ob neurobiologische Mechanismen zur Erklärung der Akupunkturhypalgesie herangezogen werden können. Anknüpfend an neurophysiologische Untersuchungen zur Abklärung der Hinterstrangstimulation (dorsal columm stimulation = DCS) (Lit. 6) und der Stimulation des Nucleus raphe, welche in den grundlegenden Arbeiten von Oliveras und Mitarbeitern (Lit. 7) dargestellt sind, stellte sich die Aufgabe, die Mechanismen der Nervenstimulationsanalgesie zu erforschen. Bis in die frühen siebziger Jahre, als

Hughes und Mitarbeiter (Lit. 8) und Cox und Mitarbeiter (Lit. 9) erstmals die Funktion bestimmter Polypeptide als übergeordnete Neuromodulatoren beim Schmerzgeschehen entdeckten, fußten alle Auffassungen über Schmerzmechanismen auf den Daten bekannten neurophysiologischen und neuroanatomischen Wissens. Ab diesem Zeitpunkt erhielt der Komplex "Nociception" jedoch eine neue biochemische Dimension. Davor wurde schon die Beteiligung aminerger Mechanismen (5-HT, Noradrenalin) am Schmerzanalgesiegeschehen vermutet (Lit. 10).

Schmerzmodell

Im weiteren soll nun, um vom anthropomorphen Begriff "Schmerz" wegzukommen, vornehmlich von "Nociception" gesprochen werden, schon deswegen, weil die meisten Untersuchungen zu dieser Fragestellung aus ethischen Gründen nicht am Menschen durchgeführt werden können. Experimentelle Erhebungen der Schmerzschwelle am Menschen unterliegen zudem mannigfaltigen Einflüssen und Unsicherheiten.

Schon Beecher (Lit. 11) gibt in seiner Übersichtsarbeit zahlreiche Variable an, welche nach dem Setzen eines definierten experimentellen Schmerzreizes in der subjektiven Skalierung durch den Probanden die Schmerzschwelle beeinflussen. Hierbei spielen Rasse, Geschlecht und Alter, die Biorhythmen sowie physische Einflüsse während der experimentellen Anordnung (Müdigkeit, Angst, Furcht, Schwindel, CO_2-Partialdruck im Blut) eine entscheidende Rolle.

Soll diesen geschilderten Schwierigkeiten bei der Schmerzmessung aus dem Weg gegangen werden, muß man sich eines tierexperimentellen Modells bedienen, an welchem in irgendeiner Form objektiv "Schmerz" als Nociception, gemessen werden kann. Aus diesen und anderen im späteren Abschnitt "Physiologie des Schmerzes" noch zu besprechenden Gründen hat sich allgemein die von Hardy und Mitarbeitern (Lit. 12) angegebene Methode durchgesetzt, definierte und reproduzierbare Schmerzreize in Form von Hitzereizen zu applizieren. Im Akutexperiment werden die Untersuchungen am narkotisierten bzw. spinalisierten Tier zur Abklärung nociceptiver Mechanismen durchgeführt.

In Anlehnung an neurophysiologische Arbeitsgruppen in Edinburgh (Iggo) und Heidelberg (Zimmermann) verwenden auch wir als Versuchstier die Katze. Dabei sei festgehalten, daß die verwendete experimentelle Anordnung, strenggenommen, nur neurophysiologische Aufschlüsse über experimentell gesetzte Schmerzreize, also den Akutschmerz, geben kann; Rückschlüsse auf chronische Schmerzmechanismen sind nur bedingt zulässig.

Physiologie des Schmerzes

Die um die Jahrhundertwende ausgetragene Fehde zwischen v. Frey und Goldschneider (Lit. 13, 14, 15), ob Schmerz ein Spezifitäts- oder Intensitätsproblem sei, ist heute längst zugunsten der Spezifität entschieden. Wir wissen, daß es in der Peripherie eigene Rezeptoren gibt, die den Schmerzreiz aufnehmen und diesen über das Rückenmark und dann weiter über die Medulla bis zum Mittelhirn weiterleiten. Im Rückenmark unterliegt die Schmerzinformation bereits einer vielfältigen Modulation, so daß quasi nur mehr ein "wohlgesiebtes Impulsmuster" im Mittelhirn ankommt. Über die letzte Transmissionsstrecke vom Mittelhirn zum Kortex wissen wir heute nur sehr wenig; es kann nur angenommen werden, daß es so etwas wie eine Schmerzrepräsentation, dem motorischen oder sensorischen Homunkulus ähnelnd, an der Hirnrinde nicht gibt (Lit. 6) (Abb. 5).

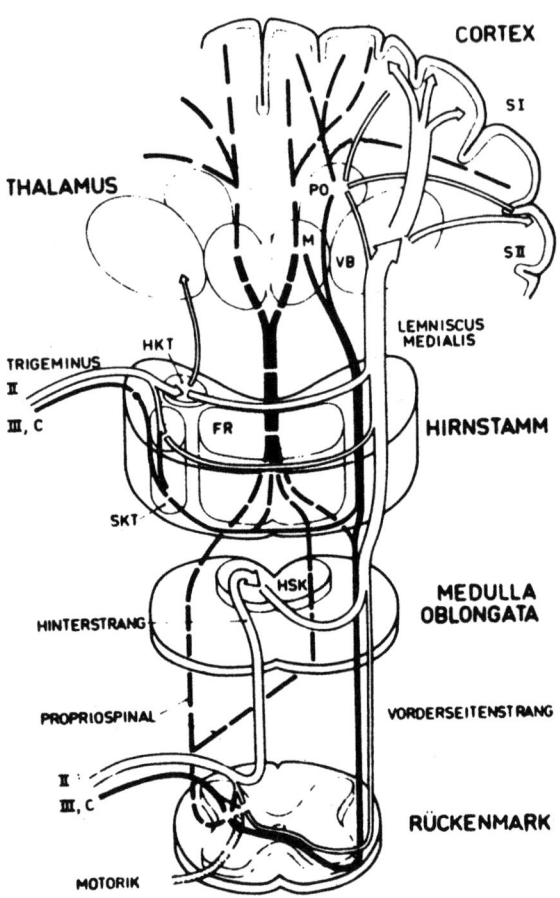

Abb. 5 Schema der Schmerzbahnen (nach Zimmermann)

Im Hinblick auf das dieser Arbeit zugrundeliegende Schmerzmodell sollen folgende Aspekte der Physiologie der Nociception erörtert werden; periphere Mechanismen, spinale Mechanismen, supraspinale Mechanismen sowie humorale Einflüsse, welche auf allen drei vorgenannten Ebenen eine modulierende Rolle spielen.

Periphere Mechanismen

Schon Hardy und Mitarbeiter konnten zeigen, daß die Schmerzempfindung des Menschen bei Erhitzen der Haut einen definierten Schwellenwert hat, welcher etwa bei 43 Grad Celsius liegt (Lit. 12). Die einfachste Erklärung für diesen Befund ist die Annahme, daß in der Haut spezifische Rezeptoren (Nociceptoren) vorhanden sind, welche den Schmerzreiz zu kodieren vermögen. Diese Nociceptoren sind hochschwellige Rezeptoren und sprechen auf solche mechanischen, thermischen und/oder chemischen Reize an, die potentiell eine Schädigung (Noxe) des Organismus bewirken können. Morphologisch handelt es sich um freie Nervenendigungen, die der Präparation und damit einer direkten Ableittechnik nicht zugänglich sind (die vom Rezeptor ausgehende afferente Faser ist jedoch schon erfaßbar). Nach Iggo (Lit. 16) gibt es mindestens drei größere Unterklassen:
1. mechanosensitive Nociceptoren
2. Hitzenociceptoren und
3. polymodale Nociceptoren.

Mechanosensitive Nociceptoren können z.B. durch Nadelstiche oder Kneifen mit einer Pinzette erregt werden, nicht aber durch Hitze oder Abkühlung der Haut. Sie besitzen dünne oder nicht myelinisierte Axone (III- oder C-Afferenzen).

Die polymodalen Nociceptoren werden durch Hauttemperaturen ab 43 Grad Celsius wie auch durch starke mechanische Reize erregt. Ihre Afferenzen gehören der A- und C-Fasergruppe an. Für unsere Experimente ist wichtig, daß Strahlungshitze selektiv die kutanen Hitzenociceptoren und die polymodalen Nociceptoren erregt (Lit. 17). Leitet man Aktionspotentiale von diesen Hitzerezeptoren ab, sieht man, daß mit dem Ende des Hitzereizes die Entladung sistiert. Es gibt bei den nociceptiven Afferenzen also keine sogenannte Nachentladung, wie man sie auf spinaler Ebene antrifft (Abb. 6).

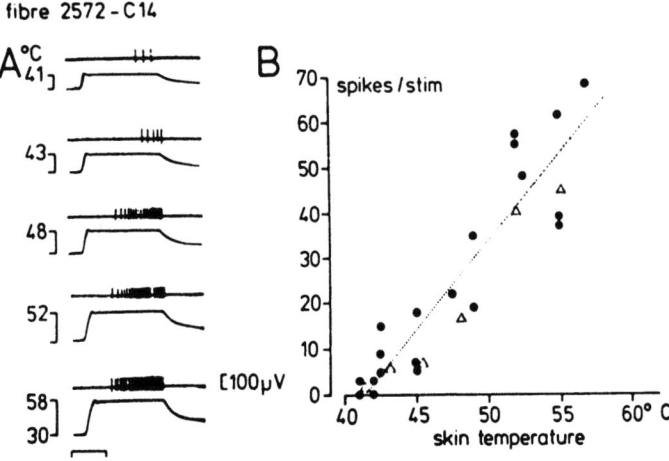

Abb. 6 Entladung eines Hitzenociceptors, Schwelle bei 43 º C, mit
Ende des Hitzereizes sistiert die Entladung (aus Lit. 19)

Nun gibt es bereits bei der peripheren Nociception eine Reihe von Modulationsmöglichkeiten. So kann man bei langdauernden Reizen von Hitzenociceptoren eine Sensibilisierung beobachten (Abfallen der Schwelle und Erhöhung der Entladungsrate (Lit. 17). Als biochemische Modulatoren sind verschiedene Substanzen bekannt (Bradykinin, 5-Hydroxytryptamin, Histamin, Prostaglandine).

Untersuchungen von Beck und Handwerker haben gezeigt, daß z.B. Bradykinin die Sensibilität von Nociceptoren dergestalt verändert, daß sie durch nichtnociceptive Reize erregt werden können. Weiters zeigten Untersuchungen von Handwerker (Lit. 18), daß Prostaglandin E2 die Wirkung von Bradykinin verstärkt.

Letztlich gibt es auch eine pathologische Modulation der peripheren Schmerzmechanismen, wie z.B.:
a) erhöhte Sensibilität von regenerierenden Nerven nach distaler Durchtrennung derselben (wobei Hinterwurzelganglienneurone selbsttätig feuern können) und

b) Kausalgien, wo Neurome die Nervenendigung zu einer erhöhten Entladungsfrequenz veranlassen (Lit. 19).

Die eben besprochenen Mechanismen bezogen sich auf kutane Nociceptoren. Auch innere Organe besitzen Nociceptoren (Enterorezeptoren), wie z.b. Herz- und Skelettmuskulatur. Der adäquate Reiz für beide ist die Ischämie, welche zusammen mit Muskelarbeit Schmerz auslöst. Der adäquate Reiz für die glatte Muskulatur der Hohlorgane ist eine starke Dehnung (Lit. 19).

Spinale Mechanismen

Zunächst kann festgehalten werden, daß die synaptische Umschaltung der Schmerzinformation im Hinterhorn des Rückmarkgraus vollzogen wird. Seit den Untersuchungen von Rexed wird die graue Substanz in Schichten eingeteilt (Lit. 20); den Neuronen werden, je nach Zugehörigkeit zu verschiedenen Schichten (Laminae), unterschiedliche Funktionen zugeordnet (Lit. 19, 21), (Abb. 7).

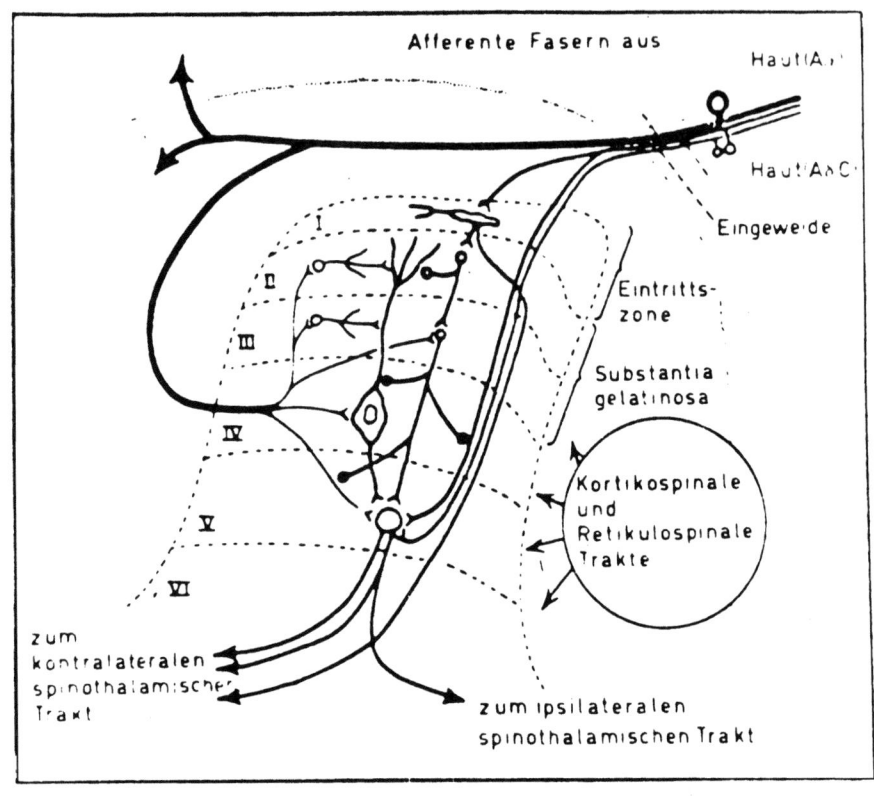

Abb. 7 Schichten des Hinterhorn nach Rexed (aus Lit. 20)

Von den Neuronen der Laminae I, VII und VIII nimmt der Vorderseitenstrang seinen Ausgang und zieht kontralateral weiter zentralaufwärts; von den Neuronen der Lamina IV entspringt der ebenfalls im Schmerzgeschehen involvierte Spinozervikaltrakt (Lit. 22). Schließlich gibt es noch kurzfasrige, mutisynaptische Leitungssysteme (Lit. 23). Daher bringen Durchtrennungen der jeweiligen langfasrigen Bahnen keine völlige Unterbrechung der Nociception, wie Untersuchungen von Basbaum an der Ratte gezeigt haben (Lit. 23).

Bereits im Hinterhorn unterliegen die nociceptiven Potentiale segmentalen und absteigenden Modulationen, welche physiologische, pathophysiologische, aber auch pharmakologische Ursachen haben. Bei Tierversuchen können solche Modulationen durch die chirurgische Präparation sowie die Narkosetechnik ausgelöst werden. Genaueste Kontrolle und Aufrechterhaltung der Normwerte (besonders der Perfusion, des Stoffwechsels und der respiratorischen Parameter) beim Versuchstier sind Voraussetzungen für reproduzierbare Ergebnisse.

Die funktionelle Charakterisierung von Hinterhornneuronen ist von vielen Gruppen detailliert beschrieben worden (Lit. 24, 25, 26, 27, 28, 29). Im folgenden soll die funktionelle Einteilung von Hinterhornneuronen (HHN) nach Iggo angegeben werden (Lit. 16). Er unterscheidet:
Class-1-Neurone, welche Afferenzen von kutanen Mechanorezeptoren erhalten (Berührung, leichter Druck);
Class-2-Neurone, die darüber hinaus auch durch Nociceptoren erregt werden (z.B. schmerzhafte Hitzestrahlung);
Class-3-Neurone, welche ausschließlich Afferenzen von Hitze- und mechanischen Nociceptoren besitzen und
Class-4-Neurone, welche Afferenzen von Thermorezeptoren erhalten.

Die Afferenzen dieser Zellen können nun monosynaptisch und/oder polysynaptisch sein; die Neurone selbst unterliegen Einflüssen von Interneuronen inhibierender oder exzitatorischer Art. Unklar bleibt, wie der Organismus bei dieser enormen Konvergenz von afferenten mechanosensitiven und nociceptiven Reizen und deszendierenden supraspinalen Impulsen die entsprechende Verarbeitung zu realisieren imstande ist, um etwa einen nociceptiven Reiz als solchen an einer bestimmten Stelle des Körpers und in seiner Intensität zu erkennen.

Der weitere Verlauf der Schmerzbahn ist in Form des Tractus spinothalamicus, des spinozervikalen Trakts, sowie der multisynaptischen, kurzfasrigen Leitungsbahnen bereits erwähnt worden. Im Grau des Hinterhorns existieren noch sogenannte intrakornuale oder kurze, mehrfach umgeschaltete propriospinale Leitungsbahnen (Lit. 30), welche möglicherweise dafür verantwortlich sind, daß bei Durchschneidung der klassischen Schmerzbahn (Chordotomie) klinische Schmerzzustände bestehen bleiben können (Lit. 23). Die HHN unterliegen neben der unten näher ausgeführten, supraspinalen absteigenden Hemmung auch einer segmentalen Hemmung. Eine solche Hemmung durch Afferenzen von kutanen Mechanorezeptoren wurde für Class-2-Neurone von Handwerker und Mitarbeitern beschrieben; allerdings hielt die Hemmung in diesen Untersuchungen nur für die Zeitdauer der Reizung der Afferenzen an (Lit. 21).

Supraspinale Mechanismen

Die bekannt gewordenen Erfolge der Stimulation supraspinaler Strukturen (PAG, Nucleus raphe magnus und anderer Hirnstammregionen), welche eine komplette Analgesie des Organismus auslösen, zeigen die Bedeutung der absteigenden Hemmung für die Schmerzmodulation auf (Lit. 31). Von den genannten Strukturen nehmen absteigende Bahnen ihren Ausgang, welche modulierend an der HHN angreifen und bereits auf dieser Ebene den Schmerzeinstrom beeinflussen. In diesem deszendierenden System spielen jetzt neuro-humorale Aspekte eine bedeutende Rolle. Neben den bislang bekannten Transmittern, wie Serotonin (welches in die Opiatanalgesie involviert ist), Dopamin, Glycin, Noradrenalin, Substanz P und anderen, sind die natürlichen Liganden des Opiatsystems, die Endorphine bzw. deren kurzkettige Bruchstücke, die Enkephaline, ins Zentrum moderner Ansichten über das Wesen der neurohumoralen Schmerzmodulation gerückt (Lit. 32, 9, 8), (Abb. 8).

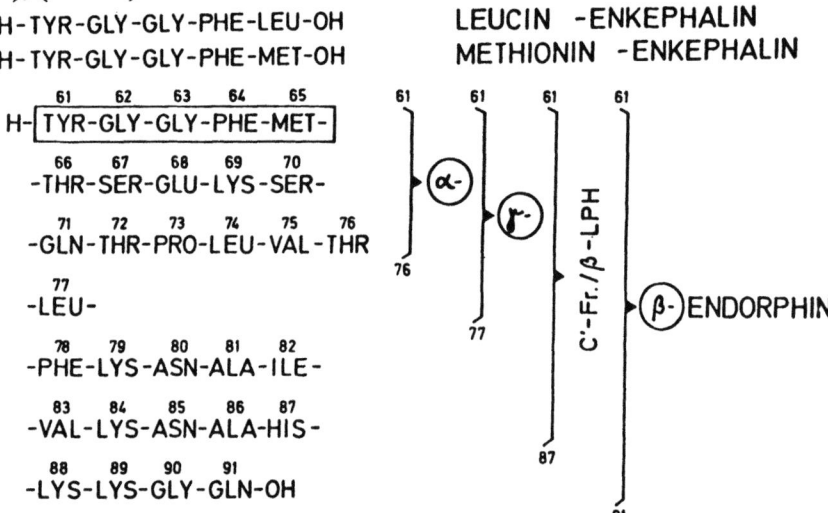

Abb. 8 Aminosäuresequenzen der Enkephaline bzw. des Beta-Endorphins

So haben Mayer und Price postuliert, daß die elektrische Stimulation im periaquäduktalen Grau und im Nucleus raphe magnus Analgesie durch direkte Aktivation von Enkephalinneuronen bewirkt (Lit. 31).

Diese Analgesie kann durch den Morphinantagonisten Naloxon teilweise aufgehoben werden. Für die Annahme, daß humorale Faktoren für die Aufrechterhaltung der Analgesie eine Rolle spielen, spricht auch die Tatsache, daß die Analgesie die Stimulationsdauer überdauert. Unterbrechung der von Nucleus raphe magnus ausgehenden serotoninergen, deszendierenden hemmenden Bahnen führt zu einer Reduzierung sowohl der Opiatanalgesie wie der Stimulationsanalgesie (Lit. 31).

Manche Autoren gehen heute so weit, zu sagen, daß der analgetische Effekt des Lachgases als Basisnarkotikum in einer Tonisierung des enkephalinergen Systems besteht (Lit. 33, 34). Ein weiterer Hinweis für die Modulation des afferenten Einstroms auf spinaler Ebene ist der Umstand, daß etwa 2 Vol% des Inhalationsanästhetikums Halothan jegliche Aktivität in der Lamina VII des Hinterhornes zum Erliegen bringt (Lit. 35, 36).

Arndt und Freye wiederum konnten durch Untersuchungen am Hund zeigen, daß Naloxon - in den vierten Ventrikel appliziert - die Halothananalgesie aufzuheben imstande war (Lit. 37).

Die nächste Umschaltung in der Schmerzbahn erfolgt im Bereich der Thalamuskerne. Im Mittelpunkt des Interesses steht hier der Komplex: Centrum medianum - Nucleus parafascicularis.

Es besteht hier eine enorme Konvergenz nociceptiver Neurone mit solchen nichtnociceptiven Ursprungs, wenngleich es auch selektiv nociceptive Neurone auf dieser Ebene gibt (Lit. 19). Auffallend ist auch, daß diese Neurone große rezeptive Felder haben, was offenbar durch starke Konvergenz im aufsteigenden extralemniskalen System bei sukzessiven synaptischen Umschaltungen zustande kommt.

Zuletzt sei festgehalten, daß es eine nociceptive Repräsentation am Kortex nicht gibt, wenngleich dieser bei der Schmerzwahrnehmung vermutlich eine Rolle hinsichtlich der Lokalisierbarkeit von Schmerzreizen spielt. Jedoch kann angenommen werden, daß der Kortex über deszendierende Einflüsse den afferenten Einstrom kontrolliert, wenngleich auch bis heute noch keine Untersuchungen über nociceptive kortikothalamische Interaktionen vorliegen (Lit. 6).

Die Untersuchungen zur Abklärung der neurophysiologischen Mechanismen der Modellakupunktur wurden an 37 Katzen beiderlei Geschlechts (Gewicht: 2,6 bis 4,5 kg) durchgeführt.

Die Versuchsdurchführung: Narkoseeinteilung zur Präparation: 50 mg Nembutal/kg intraperitoneal. Venae sectio an einer der Vorderpfoten für Infusion und intravenösen Injektionen, Karotiskanülierung zur blutigen Blutdruckmessung und Tracheotomie. Nach Relaxation mit 0,4 mg/kg Pancuroniumbromid kontrollierte Beatmung mit einem Lachgas-Sauerstoff-Gemisch (2 : 1) unter Zusatz von Halothan bis maximal 0,6 Vol% (in Abhängigkeit vom Blutdruck: zwischen 100 und 120 Torr systolisch), um eine ausreichende Narkosetiefe für die weitere Präparation zu erhalten (Lit. 38); Repetitionsdosen von Pancuroniumbromid in gleicher Höhe in Abständen von 40 bis 60 min. Dauerregistrierung von EKG und Blutdruck. Serumkalium und arterielle Blutgase wurden in 1stündigen Abständen, die Körpertemperatur laufend (rektale Thermosonde) kontrolliert. Abweichungen von der Norm wurden durch Pufferung, Gabe von 1 molarer KCl-Lösung, Erhöhung der Wassertemperatur in der Heizmatte bzw. Veränderungen der Respirationsparameter korrigiert. Bei Blutdruckabfällen unter 100 Torr wurden über die Venenkanüle Ringer-Lösung und/oder 5%ige Dextrose oder Dextran (Macrodex[R]) in Einzeldosen von 1 bis 3 ml gegeben.

Durch Laminektomie von L1 bis L7 wurde das Rückenmark freigelegt, an der linken Hinterpfote der Nervus tibialis posterior (PT) und der Nervus peroneus superficialis (SP) freigelegt und an beiden Nerven bipolare Elektroden zum Zweck der Suchstimulation angelegt.

Nach Auffindung eines entsprechenden HHNs wurden dieselben Elektroden für die periphere Nervenstimulation im Sinne einer "Modellakupunktur" verwendet. Rückenmark und freipräparierte Hinterbeinnerven wurden mit warmen Paraffinöl beschichtet, dessen Temperatur konstant auf 37 °C gehalten wurde. Reizparameter: Rechteckimpulse von 0,2 ms

Dauer, Suchfrequenz von 0,5 Hz, Stimulationsfrequenz bei peripherer Nervenstimulation bei 50 oder 100 Hz, Spannung 2 Volt. Zur Differenzierung, ob das Neuron auch über afferente C-Fasern erregt werden konnte, wurden Reizimpulse von 1 ms Impulsdauer und 20 Volt verwendet (Abb. 9).

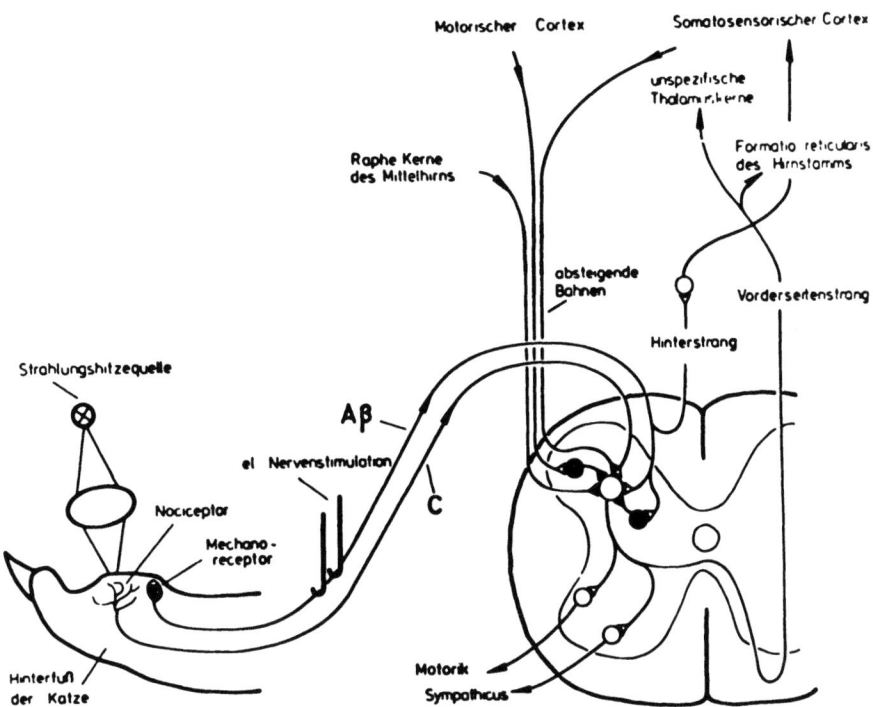

Abb. 9 Schematische Darstellung der Versuchsanordnung, Lage der Elektroden am peripheren Nerven zur Vornahme der Suchstimulation und der peripheren Nervenstimulation (Modellakupunktur) (aus Lit. 39)

Ableitungen von HHN des Rückenmarks wurden mit Glasmikroelektroden, welche mit 3molarer KCl-Lösung gefüllt waren, durchgeführt (Spitzendurchmesser: zirka 1 Mikrometer, Impedanz: zwischen 5 und 30 M). Die Impedanz der Elektroden wurde während des Versuchs laufend überprüft.

Die Mikroelektrode wurde im Winkel von 15 Grad zur Medianen mittels eines Steppingmotors in 4 Mikrometer-Schritten, wobei zur exakten Positionierung am Neuron auch 0,5-Mikrometer-Schritte möglich waren, in das linke Rückenmark vorgeschoben. Auf diese Weise konnten in einer Tiefe von 800 bis 2500 Mikrometer (Abb. 10) extrazelluläre und quasi-intrazelluläre Aktionspotentiale von HHN abgeleitet werden.

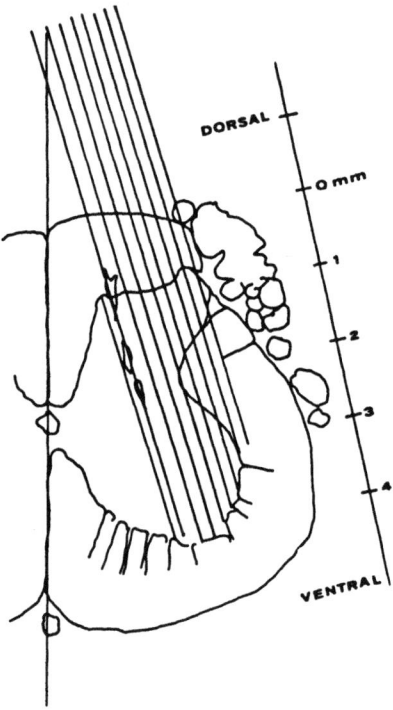

Abb. 10 Querschnitt durch ein Katzenrückenmark; schematische Darstellung der Elektrodentracks unter ca. 15 Grad zur Medianen

Durch Potentialableitung von der Rückenmarkoberfläche mit einer verschiebbaren Elektrode wurden die Kerne für die Nerven PT und SP festgestellt und so der Ort für die Mikroelekrodenableitung festgestellt.

Die hierbei abgeleiteten Oberflächensummenpotentiale zeigten als sogenannte "N-waves" (die "N-wave" ist eine Superposition von postsynaptischen Potentialen und nahegelegener HHN) Ausschläge bis zu 1,6 mV.

Auf Grund der Verhaltensweise auf periphere elektrische Reize wurden die HHN nach Iggo klassifiziert. Für die weiteren Untersuchungen wurden von den in 37 Versuchen gefundenen 353 HHN lediglich jene 257 (= 71 %) Neurone herangezogen, die nociceptive Afferenzen besaßen. Ihre rezeptiven Felder waren auf der Fußsohlenhaut der linken Hinterpfote durch leichten Druck oder Berührung zu lokalisieren (Abb. 11).

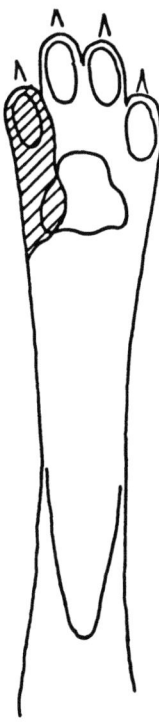

Abb. 11 Beispiel eines rezeptiven Feldes der Fußsohlenhaut an der linken Hinterpfote

Die nociceptive Reizung des rezeptiven Feldes erfolgte mittels einer durch Thermoelement regelbaren Halogenlampe. Auf der Oberfläche der Haut konnten damit Temperaturen bis zu 56 °C erzielt werden. Als selektiver Reiz der Hitzenociceptoren wurde in der Regel ein 50 °C-Hitzestimulus über eine Dauer von 10 s mit möglichst schneller, hoher Anstiegssteilheit gewählt (Abb. 12).

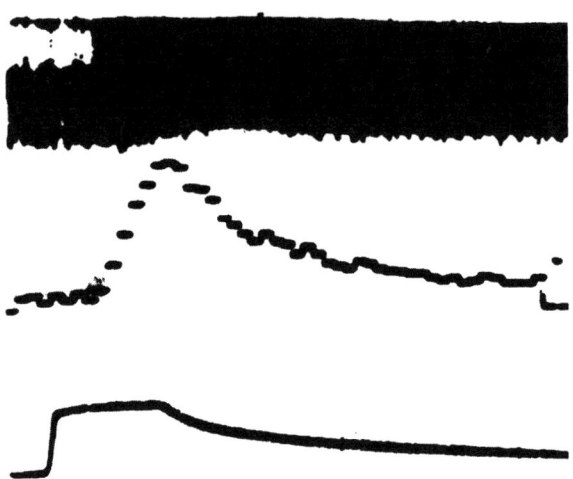

Abb. 12 Antwort eines Hinterhornneurons (HHN) nach nociceptivem Hitzereiz auf ein rezeptives Feld der Fußsohlenhaut. 1. Spur: Spikes eines HHN, 2. Spur: Frequenzhistogramm, verarbeitet aus den Spikes des HHN, 3. Spur: Hitzereiz

Für eine pharmakologische Beeinflussung nociceptiver Mechanismen wurden folgende Substanzen intravenös injiziert:
1. Metenkephalinamid (0,15 bis 0,3 mg/kg, Fa. Beckman);
2. der Opiatantagonist Naloxon (0,3 bis 1,0 mg/kg, was einem mittleren Bereich der von Duggan und Mitarbeitern getesteten Dosen von 0,12 bis 1,6 mg/kg entspricht (Lit. 40, 41).

Neben den 257 Neuronen mit nociceptiven Afferenzen wurden auch drei Neuronen gefunden, welche (vermutlich) Afferenzen von langsam adaptierenden Mechanorezeptoren mit A-Beta-Fasern besaßen ("slowly adapting receptor" = SA-Rezeptor).

Die technische Auswertung erfolgte mit Hilfe einer mikroprozessorge-
steuerten adressierbaren Speichereinheit in Form von Frequenzhisto-
grammen (Peri-Stimulus-Zeit-Histogramm).

Ergebnisse

Es wurde von HHN abgeleitet, wo A-Beta bzw. A-Delta und C-Afferenzen auf Hautnerven konvergieren. Eine solche Konvergenz wird in
zirka 50 bis 70 % aller HHN gefunden (Lit. 42); die HHN erhalten also
Informationen sowohl von niederschwelligen Mechanorezeptoren als
auch von Nociceptoren. In unserer experimentellen Anordnung waren
die rezeptiven Felder auf der Fußsohlenhaut gelegen. Diese Neurone
sind mit kurzer Latenz erregbar und liegen in einer Tiefe von 800 bis
2500 Mikrometer (entsprechend der Laminae I bis VI). Auf nociceptive
Hitze (über 45 °C) sind sie selektiv erregbar. In Abb. 12 ist das
Frequenzhistogramm eines HHNs auf nociceptive Hitzereizung der
Pfote von 50 °C zu sehen. Man erkennt, daß mit einer Verzögerung von
zirka 2 s die Entladungsfrequenz des Neurons stark ansteigt. Es schließt
sich eine lange Nachentladung an, obgleich die Hauttemperatur bereits
auf Werte unterhalb der nociceptiven Schwelle abgefallen ist. Diese oft
bis zu 100 s anhaltende Nachentladung gilt als neurophysiologisches
Korrelat der Nachempfindung (Lit. 43, 39).

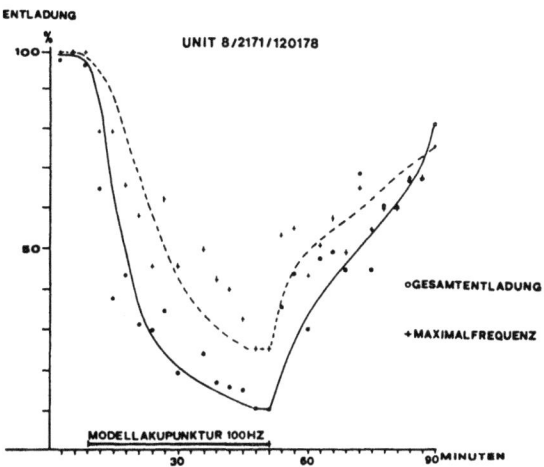

Abb. 13 Gesamtverlauf der Hemmung eines HHN auf Modellakupunktur mit 100 Hz, 0,2 ms, 2 Volt

In Abb. 13 wird der zeitliche Verlauf der Hemmung einer HHN-Entladung durch elektrische Stimulation der Nerven PT und SP gezeigt. Auffallend ist der relativ rasche Wirkungseintritt der Hemmung innerhalb der ersten 20 min. Der Effekt verflacht dann allmählich bis zur Erreichung eines Minimums nach zirka 50 min. Nach Stimulationsende nimmt die Entladungsfrequenz nur langsam zu. Der Unterschied in der Dauer dieses Hemmeffekts gegenüber anderen Hemm-Mechanismen ist bedeutsam. Verglichen mit Hemmungszeitverläufen der neurophysiologischen Literatur, ist dies ein extrem langsamer. Ein solcher Wirkungseintritt ist bisher nie beschrieben worden und auf der Basis des bisherigen neurophysiologischen Wissens nicht schlüssig erklärbar. Insgesamt wurden 6 Neurone, die auf diese Weise hemmbar waren, ausgewertet. Die erreichte Hemmung der Gesamtentladung betrug durchschnittlich 9,8 % (minimal 14 %), jene der Maximalfrequenz mindestens 25,2 % (im Mittel 22,1 %) des Kontrollwerts.

In einer separaten Experimentalserie wurde der Einfluß des supraspinalen Nervensystems auf die HHN unter den Bedingungen unserer experimentellen Situation geprüft. Es wurden die auf- und absteigenden Bahnen des Rückenmarks in Höhe L1/L2 durch Abkühlung reversibel blockiert. Eine 15 mm lange Thermode, welche in engem Kontakt zur dorsalen Hälfte des Rückmarks stand, wurde mit 0°C kaltem Methanol durchspült. Auf diese Weise konnte die Temperatur des Rückmarks lokal abgesenkt und die axonale Leitungsfähigkeit reversibel blockiert werden. Das Ausmaß des spinalen Blocks wurde durch Messung der "N-wave" auf Stimulation der Hinterstränge rostral der Thermode festgestellt (Lit. 21).

Der Effekt des Blocks ist in Abb. 14 dargestellt. Die Entladungsfrequenz geht nach spinaler Kälteblockierung stark in die Höhe - und zwar sowohl die spontane, wie auch die hitzeinduzierte Entladung (Teil A der Abb. 14).

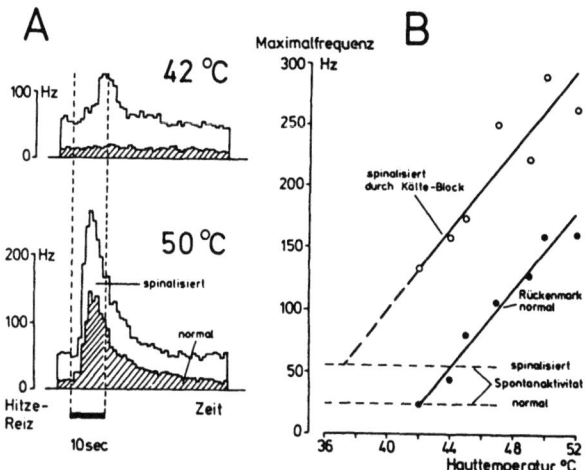

Abb. 14 Modulation der Hitzereizantworten spinaler Neurone durch
Blockierung deszendierender Bahnen. Schraffierte Histogramme bzw.
volle Kreise = intaktes Rückenmark, nichtschraffierte Histogramme
bzw. offene Kreise = kältegeblocktes Rückenmark

Bemerkenswert ist, daß man bereits bei 42 °C (wo normalerweise keine
Entladung zu erwarten ist) eine Entladung des Neurons bekommt. Wie
Teil B der Abb. 14 zeigt, kommt es unter der Kälteblockierung zu einer
Kennlinienverschiebung im Sinn einer deutlichen Abnahme der Schwel-
le, sodaß bereits bei einer Temperatur von 37 Grad Celsius eine Ent-
ladung auftritt.

In der Annahme, daß Enkephaline die nociceptive Entladungsantwort
hemmen, wurde dem Versuchstier ein synthetisches Metenkephalinamid
verabfolgt. Abb. 15 zeigt das Ergebnis des ersten Versuchs einer intravenösen Applikation von Metenkephalinamid (in allen weiteren Experi-
menten wurde stets 0,3 mg/kg gegeben). Dosisabhängig kommt es zu einer kurzdauernden abrupten Entladungshemmung. Etwa 25 min. nach
der Injektion wird auf deutlich subnormalem Niveau eine Art "Plateau"
erreicht.

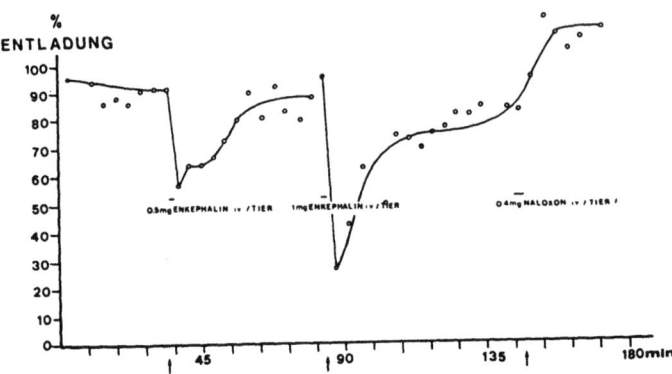

Abb. 15 Dosisabhängige Hemmung eines HHN auf Metenkephalinamid nach jeweils einem Hitzestimulus der Fußsohlenhaut von 50 ° C, 10 s Dauer

Insgesamt 8 Neurone, die auf Metenkephalinamid mit einer Hemmung reagierten, konnten untersucht werden. Die (schnelle) Hemmung der Gesamtentladung betrug im Mittel 29 % (Bereich: 54 bis 25 %), die Hemmung im "Plateau"-Bereich betrug durchschnittlich 60 % (Bereich: 77,4 bis 47,5 %) des Ausgangswertes. Auf Naloxongabe (siehe Abb. 15) kommt es zu einer schlagartigen Zunahme der Entladung, die sogar den Ausgangswert übersteigt.

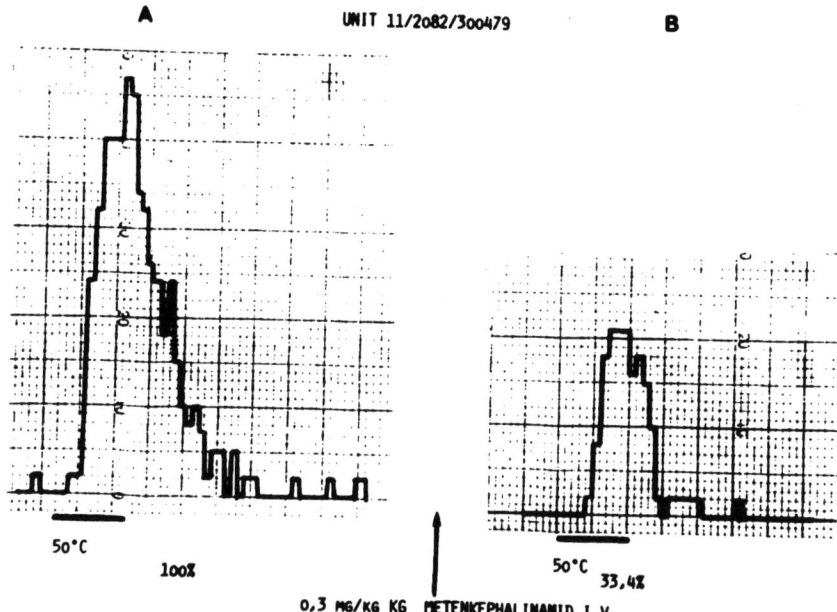

Abb. 16 A: Entladung eines HHN auf nociceptive Hitzereizung der
Haut, B: 6 Minuten nach systemischer Metenkephalinamidgabe

Die Histogrammbeispiele der Abb. 16 belegen, daß die die Hemmung
durch systemisches Metenkephalinamid durch eine Abnahme der Nachentladung zustande kommt.

Obzwar rein optisch der Beginn der Hemmungskurve nach Stimulationsakupunktur jener nach Enkephalingabe ähnlich zu sein scheint, zeigt
ein kritischer Vergleich der Abb. 13 und 15, daß der zeitliche Verlauf
stark differiert:
Nach Enkephalingabe wird das Maximum der Hemmung schon nach 3
min. erreicht, unter Stimulationsakupunktur erst nach etwa 50 min. Interessant ist allerdings die Tatsache, daß am selben Versuchstier während des gleichen Elektrodentracks bei einer anderen Unit nach Gabe
einer identischen Menge von Enkephalin kein Hemmeffekt zu sehen
war (bei verschiedenen Elektrodentracks konnten wir ebenfalls mehrmals Neurone auffinden, die auf Metenkephalinamid reagierten bzw.
nicht zu reagieren imstande waren).

Die verwendete Tierpräparation mit verschiedenen Modifikationen (von zahlreichen Arbeitsgruppen untersucht Lit. 43, 39, 40, 41, 16, 44), ermöglicht den Nachweis der Interaktionen zwischen nociceptivem Input und peripheren elektrischen Reizen im Sinne einer Modellakupunktur auf spinaler Ebene. Auch die Effekte endogener Liganden der Opiatrezeptoren lassen sich auf dieser Ebene aus neurophysiologischer Sicht prüfen.

Seit Beck und Mitarbeitern ist bekannt (Lit. 17), daß Hitzereize ab 43 °C selektiv kutane Nociceptoren erregen. Findet man im Hinterhorn des Rückenmarks ein dem rezeptiven Feld zugehöriges "Class-2-NEURON" (vgl. Lit. 16), gibt die Zahl der Aktionspotentiale gleichsam ein objektives Maß für den gemessenen Schmerz" (Nociception). Wegen der tiefen Lage der Nociceptoren im Gewebe und der langsamen Leitungsgeschwindigkeit der C-Fasern setzt die Entladung erst mit einer Verzögerung von rund 2 s ein (vgl. Abb. 12). Hingegen dauert die Nachentladung (Nachschmerz) oft bis zu 100 s an, obgleich der Hitzestimulus am peripheren Rezeptor längst unterschwellig geworden ist (vgl. Lit. 39). Diese Nachentladung muß als neurophysiologisches Korrelat der Nachempfindung angesehen werden. Die Gesamtentladung enthält in kodierter Form die Information über die Stärke und Dauer des Schmerzreizes. Die Nachentladung (Nachschmerz) kommt (vielleicht) chronischen Schmerzen sehr nahe. Wir sind uns jedoch bewußt, daß die angegebene Versuchsanordnung lediglich experimentell definierte Akutschmerzreize setzt.

Wenden wir uns der Wirkung der elektrischen Stimulation der peripheren Nerven zu, so sind die zu beobachtenden langsamen Zeitkonstanten im Verlauf der Entladungshemmung und Erholung nociceptiver Neurone besonders bemerkenswert (vgl. Abb. 13). Diese waren mit bisher bekannten spinalen Mechanismen der Schmerzmodulation nicht erklärbar (Lit. 44). Präsynaptische Hemmung setzt normalerweise innerhalb von ms nach Stimulationsbeginn ein und endet etwa 1 s nach Ende derselben; auch postsynaptische Mechanismen können nicht zur Deutung herangezogen werden, da diese zeitlich gleiche Größenordnung aufweisen (Lit. 44). Es liegt daher der Schluß nahe, daß humorale Substanzen bei diesen langsamen Zeitkonstanten im Spiel sind. Die Erklärung läge in einem langsamen Aufbau einer stärker werdenden Hemmung bei

Fortführung der peripheren elektrischen Stimulation. Wie die Ergebnisse der Abb. 14 zeigen, entstammt diese Hemmung supraspinalen Strukturen. Unter den Bedingungen unserers Experiments wird ein ständiger hemmender supraspinaler Einfluß auf die HHN ausgeübt. Diese tonisch absteigende Hemmung wurde durch den Kälteblock ausgeschaltet. Die Verschiebung der Kennlinie in Abb. 14 bei Wegnahme der deszendierenden Hemmung bedeutet, daß offensichtlich die Schwelle für Schmerzentladungen im ZNS selbst eingestellt wird; die Schwelle für Schmerzimpulse im ZNS ist höher als die für Nociception. Die Schmerzschwelle ist hiermit auch ein zentralnervöses Phänomen. Diese Erkenntnis ist für den Anästhesiologen und den Schmerztherapeuten wegen einer möglichen Verstärkung dieser schwellenbestimmenden Mechanismen von enormer Bedeutung.

Durch zusätzliche Stimulation im lateralen Anteil der Formatio reticularis kann die Kennlinie im Sinn einer Tonisierung der absteigenden Hemmung auf die HHN (Lit. 45) weiter nach rechts verschoben werden. Diese absteigenden Systeme können aber auch durch periphere Nervenstimulation aktiviert werden, wie die eigenen Ergebnisse zeigen. Ähnlich haben auch Le Bars und Mitarbeiter (Lit. 46) gezeigt, daß der Wirkungsmechanismus der afferenten Stimulation über die supraspinale, absteigende Hemmung geht. Auch Eickhoff und Mitarbeiter (Lit. 47) konnten belegen, daß der Nucleus raphe afferenten Input von der Peripherie hat und somit die absteigenden, hemmenden Bahnen im Sinn einer Schmerzunterdrückung aktivieren kann.

Die Beteiligung thalamischer Strukturen (Nucleus limitans und Nucleus parafascicularis) am Zustandekommen der Akupunkturhypalgesie konnte auch durch eine gemeinsame Untersuchung mit den Neurochirurgen belegt werden, wobei bei Patienten mit unerträglichen Phantomschmerzen evozierte Potentiale aus obengenannten Kerngebieten vor, während und nach Akupunktur abgenommen wurden. Abb. 17 gibt die

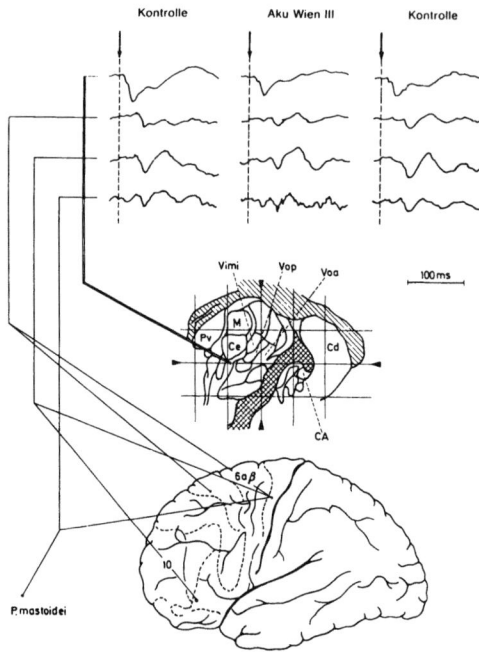

Abb. 17 Position der Ableitelektrode im Kerngebiet des Thalamus bei stereo-thalamischer Operation zur Ableitung evozierter Potentiale vor, während und nach Akupunktur

Position der Ableitelektrode im Thalamus und die durch diese erhobenen Potentiale wieder. Als Reize dienten Rechteckimpulse von 0,5 ms Dauer, appliziert auf den Nervus medianus am Handgelenk. Wir erhielten hierdurch den Ausgangswert des evozierten Potentials (Abb. 18). Nach einer dreiminütigen Stimulation im Bereich des Dickdarm- und KS-Meridians zeigte sich eine Abschwächung des primären Potentials (Abb. 19). Nach weiteren 20 Minuten der Vornahme der Modellakupunktur kam es zu einem fast völligem Verschwinden des primären Potentials (Abb. 20), welches erst nach cirka 10 Minuten der Stimulationsunterbrechung in der ursprünglichen Größe zurückkehrte (Abb. 21) (Lit. 1).

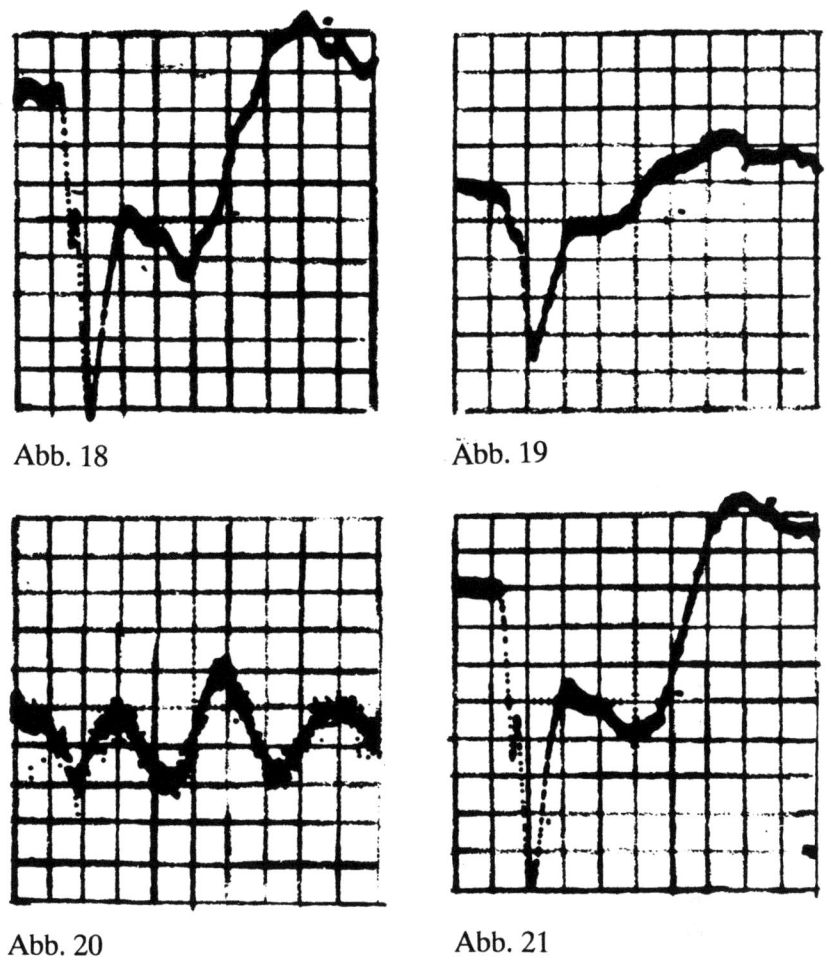

Abb. 18

Abb. 19

Abb. 20

Abb. 21

Abb. 18 Ausgangswert des evozierten Potentials

Abb. 19 Evoziertes Potential nach 3 min. Stimulationsakupunktur

Abb. 20 Evoziertes Potential nach 20 min. Stimulationsakupunktur fast völlig verschwunden

Abb. 21 Rückkehr des evozierten Potentials nach 10 min. Unterbrechung der Stimulationsakupunktur

Die experimentellen Ergebnisse korrelieren - für die Zeitverläufe gesehen - auch gut mit eigenen klinischen Erfahrungen. Bei 150 in Akupunkturanalgesie durchgeführten Operationen (vgl. Tab. 1) zeigte sich, daß bis zum Erreichen einer brauchbaren Hypalgesie präoperativ zirka 30 min. stimuliert werden mußte (Lit. 48, 1). Dieser Zeitraum ist mit jenem der Abb. 13 fast identisch - auch die postoperative hypalgetische Phase nach Operationen in Stimulationsakupunktur stimmt mit der Abklingphase des Experiments gut überein. Die Vermutung, daß durch Stimulation humorale Substanzen freigesetzt werden, welche die nociceptive Entladung anhaltend hemmt, erfuhr 1977 durch Sjölund und Mitarbeiter (Lit. 49) eine Bestätigung. Diese Autoren fanden nach Stimulationspunktur im Liquor chronisch schmerzkranker Patienten einen erhöhten Endorphinspiegel. Die Menge der dort gefundenen Substanzen bewegt sich im Picogrammbereich und ist daher technisch schwerer reproduzierbar als Messungen der Hemmung nociceptiver Neurone. Daher bieten sich Untersuchungen an Class-2-Neuronen in der Lamina V des Hinterhorns an, da von diesen über lange Zeit zu gleichbleibenden und stets repoduzierbaren Bedingungen abgeleitet werden kann. Auch Pomeranz hat mit einer ähnlichen Versuchsanordnung von HHN abgeleitet (Lit. 44). Wie die Abb. 22, linker Teil, zeigt, konnte er keine so deutli-

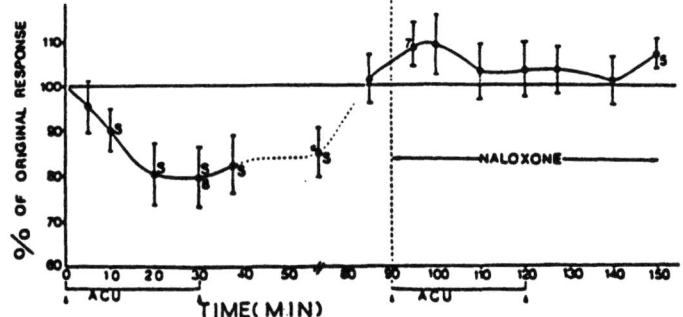

Abb. 22 Linker Teil: Hemmung der HHN durch Stimulationsakupunktur, rechter Teil: HHN-Hemmung, antagonisiert durch Verabreichung von Naloxon (aus Lit. 44)

chen Hemmeffekte sehen, wie wir sie nachweisen konnten (vgl. Abb. 13). Pomeranz bediente sich allerdings einer Stimulationsfrequenz um 4 Hz, während wir solche bis zu 100 Hz angewendet haben. Letztere entsprechen den in der Klinik angewendeten Stimulationsfrequenzen. Darüber hinaus konnte er auch den Zusammenhang von Endorphinfreisetzung und Stimulationsakupunktur belegen, wie die Abb. 22, rechter Teil, zeigt: Die Stimulationsakupunktur unter **gleichzeitiger** Verabreichung von 0,3 mg/kg Naloxon führt zu keiner Hemmung der Entladung. Ein weiterer indirekter Beweis für die Endorphinfreisetzung unter Stimulationsakupunktur ergab sich aus Untersuchungen an Mäusen mit einem kongenitalen Defizit an Opiatrezeptoren; es trat nämlich keine Veränderung der Schmerzschwelle unter Stimulationsakupunktur auf (Lit. 50).

Nimmt man nun die Beteiligung der Endorphine an der Schmerzmodulation bei Stimulationsanalgesie als gegeben an, bleibt zu diskutieren, welche neurophysiologischen Mechanismen dem zugrunde liegen. Duggan und Mitarbeiter (Lit. 40) konnten zeigen, daß iontophoretisch appliziertes Enkephalin die nociceptive Entladung von HHN hemmt, ein Effekt, der durch in gleicher Weise aufgebrachtes Naloxon wieder antagonisierbar war. Einen ähnlichen dosisbezogenen Hemmeffekt konnten wir durch systemisch appliziertes Enkephalin nachweisen (Abb. 15). Die kurze Dauer der Suppression dürfte durch den enzymatischen Abbau der Substanz innerhalb von 5 bis 10 min. bedingt sein. Hingegen läßt der "plateauförmige" geringe Resthemmeffekt die Annahme zu, daß einmal an Rezeptoren gebundes Enkephalin dem enzymatischen Abbau eher widersteht und erst durch Naloxon wieder verdrängt werden kann (Lit. 32). Ein indirekter Beweis für die Beteiligung der Endorphine beim Zustandekommen der Stimulationsanalgesie ergibt sich aus den Arbeiten von Yokota (Lit. 51) sowie Zieglgänsberger und Bayerl (Lit. 52), die einen Hemmeffekt auf die Spontanentladungsrate von HHN nach systematischer Verabfolgung von 2 mg/kg Morphin beschrieben. Sowohl der natürliche Ligand als auch das Morphin besetzen ja unter anderen die Opiatrezeptoren auf spinaler Ebene, wie auch auf Mittelhirnniveau (Abb. 23).

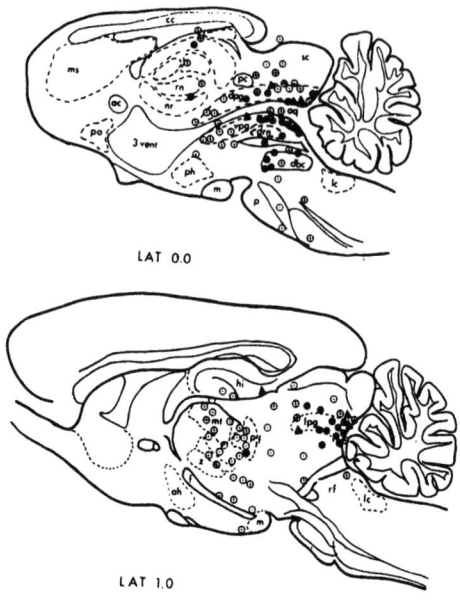

LAT 0.0

LAT 1.0

Abb. 23 Verteilung der Opiatrezeptoren im Mittelhirn am Beispiel eines Querschnittes durch ein Rattenhirn.

Die oben diskutierten Forschungsergebnisse stimmen mit aktuellen Ansichten überein (Lit. 52), wonach die körpereigenen Liganden der Opiatrezeptoren (bei den Vertebraten) für die zentripetale Modulation des Schmerzeinstroms verantwortlich sind.

Eine ständige Balance zwischen stetiger Produktion von Endorphinen und dauernd vorhandenen peripheren Reizen läßt dem gesunden Individuum eine Sensation im Sinn von Schmerz nicht bewußt werden.

Auf die Möglichkeit einer zusätzlichen "physiologischen" Endorphinausschüttung auf Hitzeschmerzreize auch ohne Stimulationsanalgesie weisen Levine und Mitarbeiter (Lit. 53) hin: Diese Endorphinfreisetzung unter nociceptiven Reizen könnte als Schutzmechanismus des Organismus zur Modulation des Schmerzeinstroms aufgefaßt werden. Inwieweit dies als Erklärung für die in gewissen Grenzen schwankende Entladung eines nociceptiven HHNs über einen längeren Zeitraum (auch bei konstanten Versuchsbedingungen, siehe die breite Streuung der Einzelpunkte in Abb. 13) dienen könnte, bleibt gegenwärtig spekulativ.

Die Beobachtungen, daß man am selben Versuchstier - während des gleichen Elektrodentracks - Neurone finden kann, die auf Enkephalin gehemmt bzw. nicht gehemmt werden, belegten die Existenz solcher unterschiedlicher Neurone in immunhistochemischen Untersuchungen von Hökfelt und Mitarbeiter (Lit. 54). Daß es "responding units" bzw. "non-responding units" auf Enkephalin gibt, wäre nach Mayer und Price (Lit. 31) in Form eines hypothetischen Modells nur so erklärbar: Elektrische Stimulation ruft durch direkte Aktivation von "enkephalin responding units" und "enkephalin non-responding units" Analgesie hervor. Naloxon würde nur die Stimulationsanalgesie an "enkephalin responding units" komplett aufheben, jedoch Analgesieeffekte infolge Stimulation von "enkephalin non-responding units" unbeeinflußt lassen. Naloxon kann daher nur teilweise die durch periphere Nervenstimulation (Modellakupunktur) hervorgerufene Analgesie aufheben. Im Licht dieser Hypothese lassen unsere Ergebnisse den Schluß zu, daß in einem Fall ein opioidabhängiges, das andere Mal ein opioidunabhängiges Neuron angesprochen wurde und nur ersteres auf systemisch verabreichtes Enkephalin zu reagieren imstande war. Es ist daher anzunehmen, daß in Schmerzmechanismen auch zentralnervöse Strukturen (Neurone) involviert sind, die den Einflüssen von Morphin, Enkephalin und Naloxon nicht unterliegen.

Hier wären aufzuzählen: Serotonin, Substanz P, Dopamin, Noradrenalin und mehrere biogene Aminosäuren.

Zusammenfassung

Versuchen wir abschließend, aus der Fülle von Einzelbefunden eine zusammenfassende Aussage abzuleiten, so darf folgendes festgestellt werden:

Elektrostimulation, die als Modell einer Stimulationsakupunkturanalgesie angesehen werden kann, führt an der ersten Umschaltstelle (HHN des Rückenmarks) zu einer deutlichen Hemmung der nociceptiven Entladung. Die Tatsache, daß der zu beobachtende Effekt nach Aufhören der Stimulation langsam abklingt, legt die Vermutung einer Beteiligung humoraler Substanzen am "Schmerzgeschehen" nahe. Es gelang uns, indirekte Beweise für diese Annahme dadurch beizubringen, daß Enkephalin zu vergleichbaren Hemmeffekten führte.

An Hand der hier vorgelegten Ergebnisse glauben wir, daß sich das verwendete Versuchsmodell zum Nachweis humoraler und nervaler Einflüsse auf das "Schmerzgeschehen" insofern gut eignet, als die neurophysiologische Untersuchung in einem Bereich erfolgt, der sowohl deszendierenden supraspinalen wie peripher afferenten Modulationen unterliegt; durch geeignete Variationen der Versuchsbedingungen erscheint daher eine Differenzierung der genannten Mechanismen möglich.

Literatur in der Reihenfolge des Erscheinens:

1. Pauser, G., Benzer, H., Bischko, J., Ganglberger, J., Haider, M., Mayrhofer, O., Schmid, H., Semsroth, M., Thoma, H.: Klinische und experimentelle Ergebnisse mit der Akupunktur-Analgesie. Anästhesist 25, 215-222 (1976).

2. Kellner, G.: Bau und Funktion der Haut. Dtsch. Akupunkt. H.1, 1 (1966).

3. Melzack, R., Stillwell, M.D., Fox, E.J.: Trigger points and acupuncture points for pain: Correlations and implications. Pain 3, 3-23 (1977).

4. Pauser, G., Reichmann, Ch., Baum, M., Benzer, H., Haider, W. und Thoma, H.: Beeinflussung der Schmerzempfindung, des Schmerzgefühls und der vegetativen Lage des Organismus unter Akupunktur-"Analgesie". Sonderdruck aus Wiener klinische Wochenschrift, 87 (1), 25-28 (1975).

5. Benzer, H., Mayrhofer, O., Pauser, G., Thoma, H.: Klinische und experimentelle Erfahrung mit der Akupunkturanalgesie. Wien. klin. Wschr. 87, 59-65 (1974).

6. Zimmermann, M.: Neurophysiology of nociception, in: International review of physiology (Neurophysiology II, Vol. 10) (Porter, R., Hrsg.), S. 180-221. 1976.

7. Oliveras, J.L., Redjemi, F., Guilbaud, G., Besson, J.M.: Analgesia induced by electrical stimulation of the inferior centralis nucleus of the raphe in the cat. Pain 1, 139-145 (1975).

8. Hughes, J., Smith, T.W., Kosterlitz, H.W., Fothergill, L.A., Margan, B.A., Morris, H.R.: Identification of the related pentapeptides from the brain with potent opiate agonist activity. Nature 258, 577-579 (1975).

9. Cox, B.M., Ophiem, K.E., Teschemacher, H., Goldstein, A.: A peptid-like substance from the pituitary that acts like morphine. Life Sci. 16, 1777-1785 (1975).

10. Messing, R.B., Lytle, L.D.: Serotonin-containing neurons: Their possive role in pain an analgesia. Pain 4, 1-21 (1977).

11. Beecher, H.K.: The measurement of pain. Pharm.Rev. 9, 59-209 (1957).

12. Hardy, J.D., Wolff, H.G., Godell, H.: Pain sensations and reactions. Baltimore: Williams and Wilkins. 1948.

13. v.Frey, M.: Untersuchungen über die Sinnesfunktionen der menschlichen Haut; Druckempfindung und Schmerz. Abh. Ges. Wiss. (Göttingen) 40, 175-266 (1897).

14. v.Frey, M.: Versuche über schmerzerregende Reize. Zschr.Biol. 76, 1-24 (1922).

15. Goldschneider, A.: Das Schmerzproblem. Berlin: Springer. 1920.

16. Iggo, A.: Peripheral and spinal "pain" mechanism and their modulation, in: Advances in pain research and therapy, Vol. 1 (Bonica, J.J., Albe-Fessard, D., Hrsg.), S. 381-384. New York: Raven Press. 1976.

17. Beck, P.W., Handwerker, H.O., Zimmermann, M.: Nervous outflow from the cat's foot during noxious radiant heat stimulation. Brain Res. 67, 373-386 (1974).

18. Handwerker, H.O.: Influences of algogenic substances and prostaglandins on the discharges of unmeyelinated cutaneous nerve fibres identified as nociceptors, in: Advances in pain research and therapy. Vol. 1 (Bonica, J.J., Albe-Fessard, D., Hrsg.), S. 41-45. New York: Raven Press. 1976.

19. Handwerker, H.O., Zimmermann, M.: Schmerz und vegetatives Nervensystem, in: Klinische Pathologie des vegetativen Nervensystems (Sturm, A., Birkmayer, W., Hrsg.) S. 1-51. Stuttgart-New York: G. Fischer, 1976.

20. Rexed, B.: The cytoarchitectonic organization of the spinal cord in the cat. J. comp. Neurol. 96, 415-496 (1952).

21. Handwerker, H.O., Iggo, A., Zimmermann, M.: Segmental and supraspinal actions of dorsal horn neurons responding to noxious and non-noxious skin stimuli. Pain 1, 147-165 (1975).

22. Kerr, F.W.L.: Neuroanatomical substrates of nociception in the spinal cord. Pain 1, 325-356 (1975).

23. Basbaum, A.I.: Conductions of the effects of noxious stimulation by short fibre multi-synaptic systems of the spinal cord in the rat. Experiment. Neurology 40, 699-716 (1973).

24. Christensen, B.N., Perl, E.R.: Spinal neurons specifically excited by noxious or thermal stimuli: The marginal zone of the dorsal horn. J.Neurophysiol. 33, 293-307 (1970).

25. Coimbra, A., Sodre-Borges, B.P., Magalhaes, M.M.: The substantia gelationosa Rolandi of the rat. Fine structure, cytochemistry (acid phosphate) and changes after dorsal root section. J. Neurocytol. 3, 199-217 (1974).

26. Dilly, P.N., Wall, P.D., Webster, K.: Cells of origin of the spinothalamic tract in the cat and rat. Exp. Neurol. 21, 550-562 (1968).

27. Matsushita, M.: Some aspects of the intraneuronal connections in cat's spinal gray matter. J.comp. Neurol. 136, 57-80 (1969).

28. Pearson, A.A.: Role of gelatinous substance of spinal cord in conduction of pain. Arch. Neurol. Psychiat. 68, 515-529 (1952).

29. Ralston, H.J.: The organization of the substantia gelatinosa Rolandi in the cat lumbosacral cord. Ztschr. Zellforsch. 67, 1-23 (1965).

30. Karplus, J.P., Keidl A.: Ein Beitrag zur Kenntnis der Schmerzleitung im Rückenmark, Pflügers Arch. 158, 275-287 (1914).

31. Mayer, D.J., Price, D.D.: Central nervous system mechanism analgesia. Pain 2, 379-404 (1976).

32. Costa,E., Trabucchi, M.: The endorphins. (Advances in biochemical psycho-pharmacology, Vol. 18.) New York: Raven Press. 1978.

33. Berkowitz, B.A., Ngai, S.H., Fink, D.A.: Nitrous oxide "analgesia": Resemblance to opiate action. Science 194, 967-968 (1976).

34. Finck. A.D., Ngai, S.H., Berkowitz, B.A.: Antagonism of general anesthesia by naloxone in the rat. Anesthesiology 46, 241-245 (1977).

35. De Jong, R.H.: Block of afferent impulses in the dorsal horn of monkey. A possible mechanism of anesthesia. Exp. Neurol. 20, 352-358 (1968).

36. Kithahata, L.M., Yamashita, M., Ghazi-Saidi, K., Taub, A., Chang, W.C.: Effects of halothane on single-unit activity of cells in related lamina VII, in: Advances in pain research and therapy, Vol. 1 (Bonica, J.J., Albe-Fessard, D., Hrsg.), S. 111-115. New York: Raven Press. 1976.

37. Arndt, J.O., Freye, E.: Perfusion of naloxone through the fourth cerebral ventricle reserves the circulatory and hypnotic effects of halothane in dogs. Anaesthesiology 51, 58-63 (1979).

38. Hammond, P.: On the use of nitrous oxide/oxygen mixtures for anaesthesia in cats. J.Physiol. (London) 275, 64P (1978).

39. Dickhaus, H., Pauser, G., Zimmermann, M.: Hemmung im Rückenmark, ein neuro-physiologischer Wirkungsmechanismus bei der Hypalgesie durch Stimulations-akupunktur. Wien. klin.Wschr. 90, 59-64 (1978).

40. Duggan, A.W., Hall, J.G., Headley, P.M.: Suppression of transmission of nociceptive impulse by morphine: Selective effects of morphine administered in the region of substantia gelatinosa. Brit. J. Pharmacol. 61, 65-76 (1977).

41. Duggan, A.W., Hall, J.G., Hedley, P.M., Griersmith, B.T.: The effect of naxolone on the excitation of dorsal horn neurons of the cat by noxious and non-noxious cutaneous stimuli. Brain Res. 138, 185-189 (1977).

42. Gregor, M., Zimmermann, M.: Characteristics of spinal neurons responding to cutaneous myelinated and unmyelinated fibres. J.Physiol. (London), 221, 551-5776 (1972).

43. Dickhaus, H., Pauser G., Zimmermann, M.: Convergence of nocuous and non-nocuous afferents onto spinal neurons: Intensity coding and supraspinal control. Pflügers Arch.

365, R52 (1976).

44. Pomeranz, B., Cheng, R: Suppression of noxious response in single neurons of cat spinal cord by elctro-acupuncture and its reversal by the opiate antagonist naloxon, in: The endorphins (Advances in biochemical psychopharmacology, Vol. 18) (Costa, E., Trabucchi, M., Hrsg.), S. 351-359, New York: Raven Press. 1978.

45. Carstens, E., Yokota, R., Zimmermann, M.: Inhibition of spinal neuronal response to noxious skinheating by stimulation of mesencephalic periaqueductal gray in the cat. J. Neurophysiol. 42, 558-568 (1979).

46. Le Bars, D., Dickensohn, A.H., Besson, J.M.: Diffuse nosious inhibitory controls (DNIC). II.Lack of effect on non-convergent neurones, supraspinal involvement and theoretical im-plications, Pain 6, 305-327 (1979).

47. Eickhoff, R., Handwerker, H.O., McQueen, D.S., Schick, E.: Noxious and tactile input to medial structures of midbrain and pons in the rat. Pain 5, 99-113 (1978).

48. Pauser, G., Benzer, H.: Methods of acupuncture-analgesia with electrical stimulation. Proc. 5. Internat. Sympos. Electrotherap. Sleep and Elektroanaesthesia, Graz, 1978, S. 297-299.

49. Sjölund, B., Terenius, L., Eriksson, M.: Increased cerebrospinal fluid levels of endorphins after electro-acupuncture. Acta physiol. Scand. 100, 382-384 (1977).

50. Peets, J.M., Pomeranz, B.: CXBK mice deficient in opiate receptors show poor electro-acupuncture analgesia. Nature 273, 675-676 (1978).

51. Yokota, T.: Differential inhibitory effect of volleys from dorsal raphe nucleus upon spinal and spino-bulbo-spinalreflexes. Neuroscience Letters 7, 291-294 (1977).

52. Zieglgänsberger, W., Bayerl, H.: The mechanisms of inhibition of neuronal activity by opiates in the spinal cord of cat. Brain Res. 115, 111-128 (1976).

53. Levine, J.D., Gordon, N.C., Jones, R.T., Fields, H.L.: The narcotic antagonist naloxone enhances clinical pain. Nature 272, 826-827 (1978).

54. Hökfelt, R., Ljungphal, A., Terenius, L., Elde, R., Nilsson, G.: Immunohistochemical analysis of peptide pathways possibly related to pain and analgesia: Enkephalin and substance P. Proc. Nat.Acad Sci. U.S.A. 74, 3081-3085 (1977).

Anschrift des Verfassers:
Univ.-Prof. Dr.med. Gernot Pauser
Landeskrankenanstalten Salzburg
Chefarzt der Abteilung für Anaesthesiologie und Intensivtherapie
Müllner Hauptstr. 48
A-5020 Salzburg

Anhang II (wiss. Originalarbeiten)
B: Prof. Dr. med. K. Zerobin
Neue Ergebnisse der Akupunktur in der Veterinärmedizin

Einleitung

In seinem Buch "Tao der Physik" schreibt Capra (1984): "Die natürliche Welt ist von unendlicher Vielfalt und Komplexität, eine vieldimensionale Welt, in der es keine geraden Linien oder völlig gleichmäßige Formen gibt, in der die Dinge nicht chronologisch ablaufen, sondern gleichzeitig". Und weiter: "Die rein rationale Forschung wäre in der Tat nutzlos, wenn sie nicht durch Intuition ergänzt würde".

Bei einer solchen Betrachtungsweise ist der Mediziner besonders angesprochen: Der gute Arzt wird trotz technischer Fortschritte auch weiterhin die "Ars medicinae" anstreben und sich nicht primär der computergestützten "Technica medicinae" verpflichtet fühlen. Und daher ist meiner Überzeugung nach die Anwendung der Akupunktur (AP) ein Teil der ärztlichen Kunst und die AP an sich geeignet, die medizinische Denkart zu erweitern. Man ist geneigt, Niels BOHR zuzustimmen: CONTRARIA SUNT COMPLEMENTA.

Im europäischen Raum wird die AP bei Tieren seit Anfang des letzten Jahrhunderts angewendet. So wurde schon im Jahre 1833 im Österreichischen medizinischen Jahrbuch ein Artikel mit dem Thema "Bemerkungen und Erfahrungen über Akupunktur in tierärztlicher Beziehung" veröffentlicht, der auf diese Behandlungsmethode verweist, und auch für andere europäische Länder finden sich derartige Hinweise.

Ähnlich der Humanmedizin wurden seit eh und je zu diagnostischen Zwecken schmerzhafte Stellen an der Körperoberfläche aufgesucht, welche Bezüge zu inneren Organen aufweisen. So wird heute noch zur Feststellung einer Fremdkörpererkrankung beim Rind in der Haube des Magens der sog. Hautgriff im Bereiche des Widerristes angewendet - ein sehr deutlicher Hinweis für die Organ-Hautbeziehung, welche sich im konkreten Fall bei Anheben einer Hautfalte in einer Schmerzäußerung von seiten des Tieres manifestiert. Daneben gibt es weitere Schmerzstellen an der Haut, welche eine direkt darunter befindliche Erkrankung vermuten lassen, tatsächlich aber eine Projektionsstelle für eine entfernter liegende Veränderung ist: Zum Beispiel ist die sogenannte Schulterlahmheit des Pferdes häufig nichts anderes als eine Spaterkrankung am Huf des Pferdes, welche sich an Schmerzpunkten im Schulterbereich ausdrückt.

Die Beispiele ließen sich vermehren, die aufzeigen können, daß es bei Tieren Hautstellen mit einer besonderen Empfindlichkeit gibt, die in ihrer Druckvariabilität von inneren Organen aus gesteuert werden.

Heute nimmt die Zahl von Tierärzten ständig zu, welche sich mit AP-Effekten beim Tier befassen. Aber dieser Behandlungsmethode wird mit derselben Voreingenommenheit von seiten der Schulmedizin begegnet wie im humanen Bereich.

Ich betrachte - und die Begründung sollen die nachfolgenden Ausführungen liefern - die AP nicht allein als eine Alternativtherapie, sondern auch als eine Eigentherapie, die aus verschiedensten Gründen primär dann anzuwenden ist, wenn herkömmliche Methoden von fraglichem Wert sind, wenn eine Medikamentenunverträglichkeit besteht und insbesondere bei Krankheiten, welche eine vegetative Pathogenese vermuten lassen. Einer der - scheinbar - größten Nachteile in der Tierheilkunde ist die vielfach längere Behandlungsdauer der AP, welche aber insofern positiv zu werten ist, als bei Krankheiten vielfach das allmähliche therapeutische Rückpendeln die Organrekonvaleszenz sicherer macht als ein therapeutische Verfahren, das kurzfristig nur Krankheitssymptome maskiert. Daneben kennen wir aber auch bei Tieren AP-Effekte, die innerhalb von Sekunden bis Minuten nachweisbare Folgen haben, so zum Beispiel hormonale Änderungen.

Nach diesen einleitenden Bemerkungen ist anzugeben, daß sich unsere Forschungsarbeit in Bezug auf die Akupunktur auf drei Bereiche bezog, nämlich:
1. Auf die Untersuchungen zum Nachweis des Akupunkturpunktes an sich anhand der Thermographie und des elektrischen Hautwiderstandes,

2. Auf die Akupunkturwirkung im Vergleich zur medikmentösen Wirkung anhand von hormonanalytischen Befunden (Verum- und Placeboakupunktur)
3. Auf die regulativ-kybernetische Wirkung der Akupunktur, gemessen mittels tokographischer Befunde während der Geburt (Verum- und Placeboakupunktur).

1. Punktfindung und Punktnachweis

Bei Tieren ist die Punktfindung weniger leicht durchzuführen als beim Menschen. Für eine Routineanwendung wird der sog. Software-Approach verwendet, nämlich:
1. Bekannte anatomische Lage;
2. palpatorische Orientierung, die sich u.a. auf eine Schmerzhaftigkeit stützt;
3. Orientierung aufgrund des Quellungszustandes in einem definierten anatomischen Bereich.

Als Hardware-Approach findet namentlich Anwendung:
1. Hautwiderstandsmessungen und
2. Thermographie.

Mit den beiden letztgenannten Methoden haben wir uns in den letzten Jahren auseinandergesetzt und sind, summarisch zusammengefaßt, zu folgenden Ergebnissen gekommen:
Die Hautwiderstandsmessung ist, zumal die Haut selbst komplex aus Bindegewebe, lebenden und toten Deckzellen und Interzellulärflüssigkeit besteht, meßtechnisch schwierig anzugehen. So beeinflussen folgende Faktoren den Hautwiderstand:
- Behaarung
- Hautfeuchtigkeit
- Wärme
- Dicke der Hornhaut
- Makro- und Mikroklima
- Druck der Elektroden auf der Haut
- Meßdauer.

Außerdem sind nach unseren Erfahrungen folgende weitere Faktoren zu

berücksichtigen:
- Vegetativer Habitus des Individuums
- Wechselwirkung Meßstrom - Individuum
- Zirkadianer Rhythmus (endogener Stoffwechsel?)
- Geschlechtszyklische Abhängigkeit
und letztlich ist der elektronische Aufbau des Meßgerätes für den erhaltenen Wert maßgeblich.

Demgemäß ist die Wahl des Punktsuchgerätes und die Erfahrung mit diesem für eine reproduzierbare Punktfindung sehr wichtig.

Summarisch ergibt sich, daß die Hautimpedanzmessung mit entsprechender statistischer Auswertung für experimentelle Arbeiten anwendbar und namentlich für klinische Zwecke geeignet ist. Wir müssen aber auch bekennen, daß wir heute die Hautwiderstandsveränderungen im Detail noch nicht erklären können.

2. Punktnachweis durch Thermographie

Bereits die Chinesen beobachteten, daß die AP-Punkte dysfunktioneller Organe oft erwärmt sind. Die von Kothbauer verwendete Methode der Provokation hyperalgetischer Zonen und Punkte durch Reizung des dazugehörenden Organsystems - in unserem Fall durch eine Infusion von Lotagen(R) in den Uterus - besticht durch ihre Logik und Einfachheit; ihr Problem besteht darin, daß sie auf einer klinischen Interpretation beruht, die von Kritikern immer bezweifelt werden kann. Wir haben diese Problematik so gelöst, daß wir nach Reizung eines Organsystems Temperaturänderungen der entsprechenden provozierten Punkte messen. Die Methode ist aber aufwendig.

Folgende Punkte müssen berücksichtigt werden:
1. Die Hauttemperatur sollte berührungslos gemessen werden.
2. Das Auflösungsvermögen sollte hoch sein (wünschbar 0,1 °C).
3. Die Temperatur sollte zum Zeitpunkt X über den ganzen untersuchten Bereich gleichzeitig gemessen werden können.

Das Meßsystem (die nachfolgenden Ausführungen sind der Arbeit von Schüpbach, 1985 entnommen), das diese Anforderungen erfüllt, ist die

Infrarot-Kamera, die ein Bild produziert, indem verschiedene Meßwerte farb- oder helligkeitskodiert werden. Kleinere Temperaturunterschiede sind vom Auge nur schwer zu erkennen, besonders, wenn sie punktförmig sind. Eine genaue Analyse der Meßwerte wird also erst möglich, wenn die einzelnen Farbpunkte auf dem Bild digitalisiert werden und so eine rechnerische Auswertung erlauben.

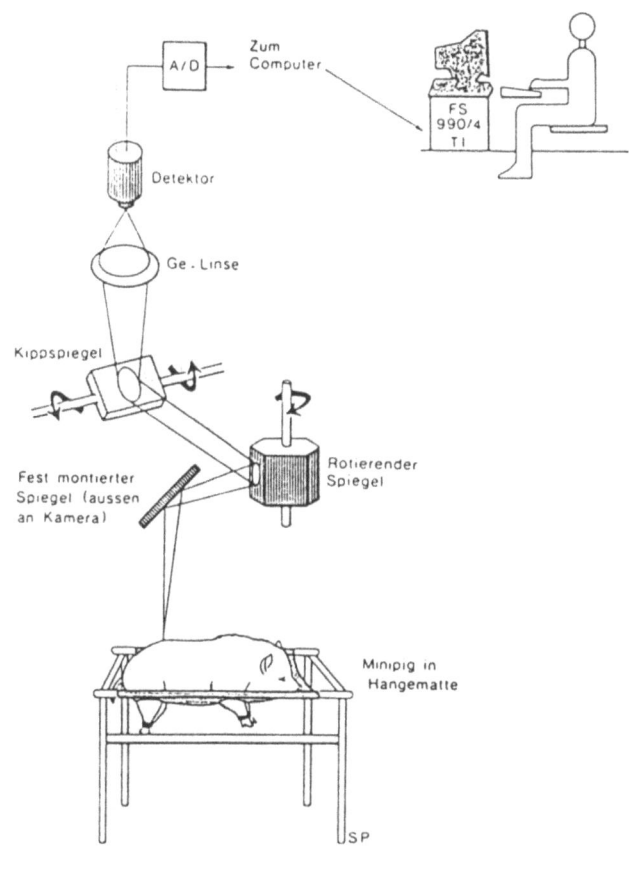

Thermographiesystem IBTZ

Abb. 1

Die Meßanordnung

a) Das Aufnahmesystem: eine modifizierte IR-Kamera Spectrotherm
   2000 von UTI
b) Das Interface zum Computer
c) Die Bildspeichereinheit
d) Das Minicomputersystem FS 990/4 von Texas Instruments

a) Die modifizierte IR-Kamera Spectrotherm 2000

Die Optik des Aufnahmesystems dient zur Abtastung des aufzunehmenden Feldes und wird mechanisch mittels zweier sich um orthogonale Achsen bewegende Spiegel durchgeführt (siehe Abb. 1). Dies ist nötig, weil ein Punktdetektor als Wandler der IR-Strahlung in elektrische Energie verwendet wird. Ein rotierender hexagonaler Spiegel (3000 U/min) führt die horizontale Abtastung der Strahlung aus. Der so abgelenkte Strahl gelangt zu einem Kippspiegel, der die vertikale Ablenkung erzeugt. Da im Gegensatz zur Brustthermographie die Minipigs in der Horizontalen thermographiert werden, wird außen an der Kamera noch zusätzlich ein Spiegel fest montiert. Die Thermographie-Aufnahmen sind daher seitenverkehrt. Die Aufnahmezeit eines Bildes beträgt 1,72 sec, was mit der Latenzzeit für die Repositionierung des Kippspiegels eine Bildrepetitionszeit von 2,4 sec ergibt. Anschließend wird die Strahlung mittels einer Ge-Linse hoher Güte auf den Detektor fokussiert.

Dieser Hg-Cd-Te-Detektor wandelt die fokussierte Strahlung in ein elektrisches Signal um. Er ist an der unteren Seite eines Dewar-Gefäßes befestigt, das mit flüssigem Stickstoff gefüllt wird. Die Abkühlung auf 77 Grad Kelvin bewirkt eine Erhöhung der Empfindlichkeit des Detektors. Die im Spektralbereich von etwa 8 bis 13 nm liegende Wärmestrahlung erzeugt im Halbleiterkristall ein temperaturproportionales Signal im Größenbereich von 1 bis 50 nV.

Die Elektronik liefert die Signale für die Synchronisation der registrierten Information. Neben dieser Timing-Funktion führt sie eine Temperaturstabilisierung der aufgenommenen Signale aus: Vor der Aufnahme jeder Zeile wird vom Detektor eine im Innern der Kamera plazierte

Isothermalfläche aufgenommen, deren Temperatur als Referenz für das Gleichspannungsoffset der folgenden Zeile dient.

b) Das Interface zum Computer

Das Interface zum Minicomputer führt die Bandbegrenzung der Signale für die spätere Abtastung aus. Eine Sender/Empfängerstufe dient zur Übertragung des analogen Signals und der Synchronisierungspulse von der Kamera in den Computer. Ein A/D-Wandler digitalisiert die Signale eines Bildes mit 256 Linien zu 256 Punkten mit einer Auflösung von 8 Bits.

c) Die Bildspeichereinheit

Die Bildspeichereinheit ist durch eine CAD-Bildspeicherplatte realisiert, die als Einschub des Minicomputers am IBTZ entwickelt wurde. Sie erlaubt:
- Die Abspeicherung zweier digitaler Bilder mit je 256 x 256 Bildpunkten zu 8-Bits plus 2 Bits Overlay für das Überschreiben der Bilder.
- Die Darstellung der gespeicherten Bilddaten auf ein gewöhnliches Farbfernsehgerät mit Hilfe eines sogenannten Look-up-tables, das die Bilder in Graustufen oder in Farben kodiert.
- Die Informationseingabe durch eine Tastatur und einen Lichtgriffel.
- Den direkten Zugriff des Computers zu den Bilddaten mittels Memory-mapped-Verfahren.

d) Das Minicomputersystem FS 990/4 von Texas Instruments

Das Minicomputersystem FS 990/4 von Texas Instruments ist ein Floppy-Disk-System mit einem integrierten 16-Bit-Prozessor 9900 von Texas Instruments. Das System besteht aus folgenden Bestandteilen:
a) CPU und 24KWords dynamischer Speicher
b) VDT-Monitor und Tastatur, zwei Floppy-Disk-Drives
c) Line Printer

Mit einem Lichtgriffel können am TV-Monitor Bildbereiche interaktiv definiert werden, eine Möglichkeit, die bei der Auswertung der Bilder häufig verwendet wurde. Die Bildbereiche wurden jeweils von zwei unabhängigen Personen definiert und nur ausgewertet, wenn die entsprechenden Bildschirmadressen übereinstimmten.

Dieses System erlaubt die Auswertung der erhaltenen Daten, wie diese sich auf den folgenden Seiten präsentieren. Dazu gehört insbesondere die Darstellung von Differenzbildern und der Vergleich verschiedener Fenster, die mittels Lichtgriffel direkt auf den Bildschirm definiert und deren Daten auf dem angeschlossenen Line Printer digital ausgedruckt werden können.

Differenzbilder entstehen durch Substraktion zweier thermographischer Bilder und machen durch bildliche Darstellung der Temperaturdifferenzen die Erwärmung oder Abkühlung eines bestimmten Gebietes direkt sichtbar. Nur schwach ausgeprägte Differenzbilder werden durch Multiplikation mit einem entsprechenden Faktor anschaulicher. Erwärmte oder abgekühlte Zonen und Punkte treten damit deutlicher hervor und die absoluten Temperaturen können digital berechnet werden. Dabei kann es sich sowohl um Differenzen der maximalen Temperaturen wie auch der Temperaturmittelwerte zweier definierter Bereiche handeln.

Untersuchungsergebnisse an Minipigs

Die Untersuchungen haben ergeben, daß die Wärmepunkte und die gefensterten Reaktionszentren mit den klassischen AP-Punkten gut übereinstimmen (Abb. 2, Schema). In der Abbildung 3 a ist der Verlauf der Hauttemperatur am Minipig in 1 °C-Isothermen dargestellt.

Alle per vaginam applizierten Infusionen wurden im Corpus uteri oder im nahe liegenden Uterushornteil deponiert. Die bei starker Reizung provozierten Wärmereaktionen sind durchwegs breitflächig und beidseitig, wobei eine Seite etwas stärker ausgeprägt sein kann. Dies läßt sich als zusätzlicher Beweis für die beobachteten Änderungen der Hauttemperaturen nach Uterusreizung werten.

Bei einer differenzierten Betrachtung der örtlichen Strukturierung der Temperaturerhöhungen bietet es sich an, die bei großflächig erwärmten Feldern erkennbaren Maximalpunkte mit den punktuellen Temperaturerhöhungen der eher schwach erwärmten Serien zu vergleichen. Sie

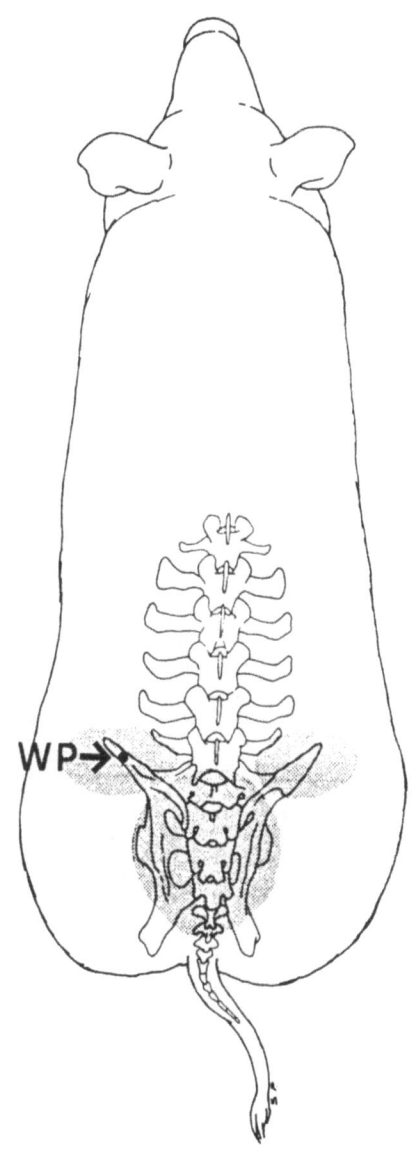

WP→

Superposition der Wärmepunkte und Reaktionszentren

Abb. 2

zeigen eine gute Übereinstimmung mit dem Kreuzbein, den ersten Schwanzwirbeln und den Darmbeinflügeln.

Die Beobachtungen legen die Vermutung nahe, daß die erwähnten Maximalpunkte die eigentlichen reaktiven Zentren sind und daher zum Vergleich ihrer Übereinstimmung mit eventuellen Akupunkturpunkten herangezogen werden müßten. Dabei ist anzunehmen, daß es sich bei

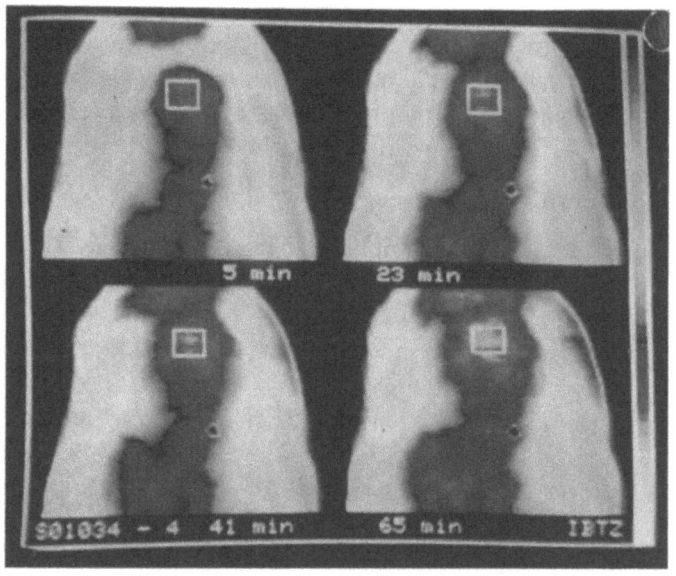

Abb. 3 a Hauttemperaturveränderung nach Uterusinfusion, der umgrenzte Bezirk zeigt die Reaktion nach 5 min., 23 min., 41 min. und 65 min., der Reaktionsbezirk wird immer deutlicher.

diesen Erwärmungen um verschieden starke Reaktionen des gleichen Typus handelt.

Die Reaktionszeit liegt bei den Erwärmungen im Mittel bei 25 Minuten (x = 24,9; s= 9,9). Die bei diesen Versuchen gemessenen Zeiten unterscheiden sich damit deutlich von den sehr kurzen Reaktionszeiten der von Kothbauer (1966) untersuchten hyperalgetischen Reaktionen. Al-

lerdings beschreibt Kothbauer (1966) mehrere Fälle mit später einsetzender Vasodilatation und Hyperämisierung sowie einer weiteren zeitlich verzögerten Verstärkung und hyperalgetischen Reaktion.
Die unterschiedlichen Reaktionszeiten legen den Schluß nahe, daß die thermischen Reaktionen nicht mit den hyperalgetischen Reaktionen identisch sein müssen.

Schlußfolgerung: Die Thermographie hat sich als außerordentlich erfolgreiche Methode zur Darstellung von provozierten Akupunkturpunkten erwiesen. Reizungen mit kleinerer Dosis führen zu klarer abgrenzbaren Resultaten (siehe Abb. 3 b). Das gereizte Areal (corpus uteri

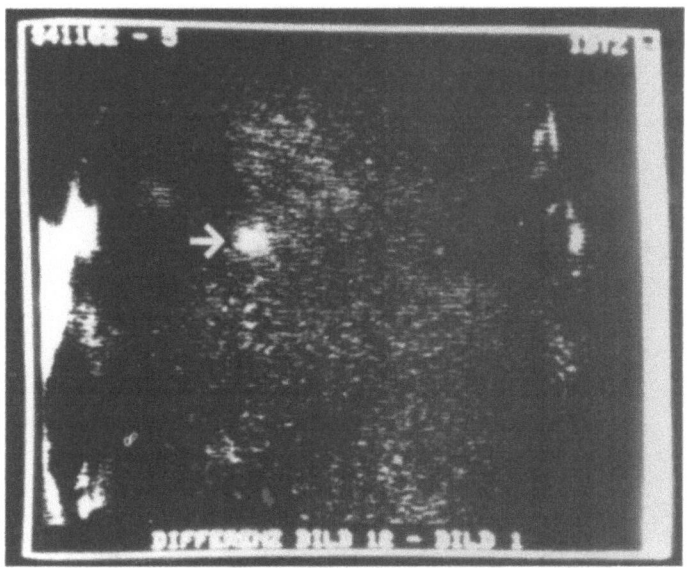

Abb. 3 b Reizung mit kleiner Dosierung führt zu einem klarer abgrenzbaren Resultat, hier exakt zum Punkt Blase 28

bis Uterushorn) stimmt mit dem angegebenen Organbezug des provozierten Akupunkturpunkts Blase 28 überein. Dessen Indikation wird in der Literatur (chin. Quellen und Kothbauer) angegeben mit Geburtseinleitung, Endometritis, Metritis.

3. Ergebnisse zur Akupunkturwirkung im Vergleich zur medikamentösen Wirkung anhand von hormonanalytischen Befunden (Verum- und Placeboakupunktur)

Wir haben versucht, durch die Akupunktur von endokrinbezogenen Organen, nämlich Ovar und Hypophyse, abzuklären, ob die Ausschüttung von Sexualhormonen durch AP beeinflußt werden kann.

Wir sind dabei so vorgegangen, daß wir den Versuchstieren einen Verweilkatheder in die Vena jugularis eingesetzt haben, wodurch ohne Irritierung des Tieres eine fortlaufende Blutentnahme möglich war. Uns interessierten im Zusammenhang mit der Optimierung des Puerperiums namentlich die folgenden Hormone: Cortisol, Progesteron und Luteinisierungshormon.

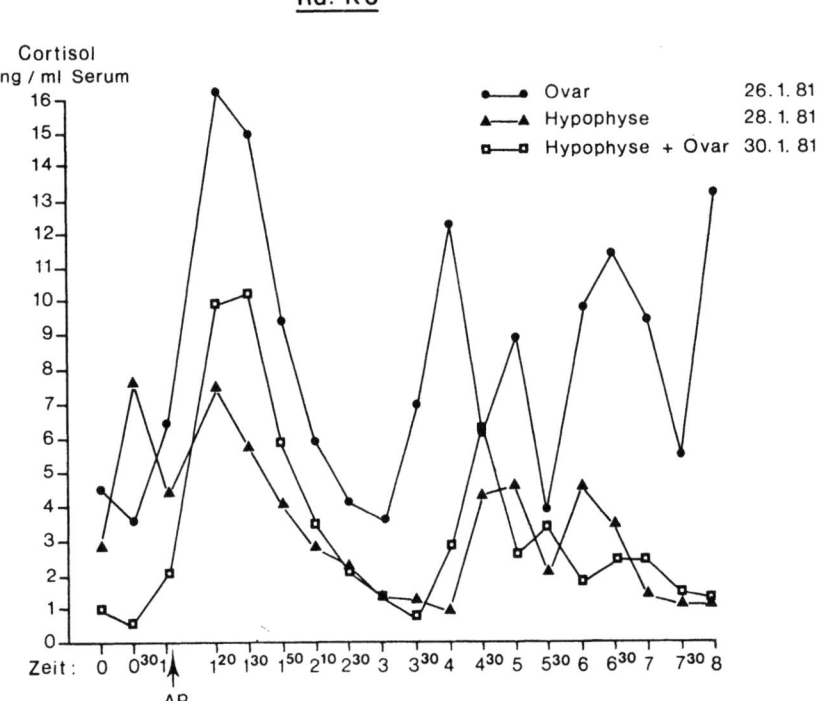

Abb. 4 Cortisolverlaufskurven nach Stechen verschiedener Punkte

Verumakupunktur: Die Abbildung 4 zeigt den Einfluß der Akupunktur in Bezug auf den Cortisolspiegel: Wenn man einzig und allein den Punkt Blase 23 sticht, dann kann unmittelbar nach dem Akupunktureffekt eine rasche Erhöhung des Cortisolspiegels festgestellt werden, der, wie nachfolgend noch zu sehen sein wird, höhere Werte aufweist, als die spontan tagesrhythmisch ablaufenden Werte.

Wenn man davon ausgeht, daß die Cortisolinkretion hypophysär durch die entsprechende Ausschüttung von ACTH gesteuert ist, darf man annehmen, daß die Provokation sowohl des entsprechenden Nebennierenpunktes als auch des Hypophysenpunktes eine zusätzliche Steigerung der Cortisolausschüttung bewirken müßte. Wie die Abbildung 4 aufzeigt, bleibt beim gleichzeitigen Stechen der provozierte Cortisolwert niedrig, und wenn man nur den Hypophysenpunkt sticht, dann ist der provozierte Cortisolwert noch tiefer. Hierfür eine abgesicherte Erklärung abzugeben, erscheint im gegenwärtigen Zeitpunkt nicht möglich. Wir sind der Auffassung, daß gerade bei endokrinen Organen, welche ja dem endokrinen Regelkreisgeschehen unterliegen, das gleichzeitige Stechen korrespondierender Punkte nicht angezeigt ist, weil eine Provokation in der Ausschüttung eines untergeordneten Hormons unmittelbar einen negativen Feedback auf die Inkretion des übergeordneten Hormons hat. Dies zeigen unsere Untersuchungen sehr deutlich.

Placeboakupunktur: Wurde hingegen an irgendeiner Körperstelle, z.B. an der Brustseite oder am Hals gestochen (Placeboakupunktur), bleibt trotz Unruhe des Tieres der Cortisolwert unbeeinflußt. Demgemäß ist zu folgern, daß man mit AP nur Vorgänge induzieren kann, welche dem Funktionsstatus des Organs entsprechen, denn, man kann mittels AP einen funktionsgerechten Status nicht kurzfristig beeinflussen: Während der Eireifung z. B. ist der Progesterongehalt niedrig, und er bleibt auch nach der AP niedrig. Wenn sich aber das Tier in einer Phase beginnender Progesteroninkretion, wie am Beginne des Sexualzyklus befindet, dann kann durch die Akupunkturreizung eine Steigerung der Progesteronabgabe erzielt werden. Befindet sich der Organismus aber in einem Maximum der Progesteroninkretion, kann durch Akupunktur keine zusätzliche Abgabe von Progesteron ausgelöst werden.

Etwas anders sind die Verhältnisse in Bezug auf das übergeordnete Sexualhormon Luteinisierungshormon. Es ist bekannt, daß während des gesamten Sexualzyklus eine mengenmäßig unterschiedliche Inkretion von Luteinisierungshormonen stattfindet (bekanntlich löst bei Tieren das Luteinisierungshormon die Ovulation aus). Wenn man nun den Hypophysen-Punkt provoziert, dann kommt es in jeder Phase des Sexualzyklus zu einer, statistisch aber nicht signifikanten LH-Emission. Bei letzteren Untersuchungen zeigte sich jedoch statistisch signifikant, daß das Stechen nicht organbezogener Punkte, die sogenannte Placeboakupunktur, keinen Effekt zeigte.

4. Ergebnisse zur regulativ-kybernetischen Wirkung der Akupunktur mittels tokographischer Befunde (Verum- und Placeboakupunktur)

Wir beschäftigen uns im Rahmen von fortpflanzungsbiologischen Arbeiten mit ausgewählten Fragestellungen der AP, so mit dem Einfluß auf uterusmotorische Abläufe, deren Ergebnisse nachfolgend kurzgefaßt dargestellt werden.

Klinische Untersuchungen an Tierpatienten haben gezeigt, daß im Bereich des Genitales regulatorische Vorgänge induziert werden können, welche erkennen lassen, daß einerseits bestimmte Formen der Sterilität und andererseits gestörte Aktionen während einer pathologischen Geburt und auch während des Puerperiums beeinflußt werden können. Wir basieren dabei auf den grundlegenden Arbeiten von Kothbauer, der eine einheitliche Nomenklatur der sogenannten Schmerzpunkte erstellt hat (Abb. 5).

Im Zustand der Hyperalgesie können diese Punkte bei bestimmten Organveränderungen durch manuellen Druck auf die Haut oder durch Schmerzpunktdetektoren aufgefunden werden. Für das weibliche Genitale sind die Punkte nach Abb. 6 eruiert worden.

Alle diese Punkte können entweder nur auf der einen Seite der Meridiane oder auf beiden Seiten hyperalgetisch sein, je nach dem Umfang des pathologischen Prozesses: Wenn man einseitig in ein Uterushorn eine reizende Lösung einbringt, zum Beispiel eine Lugollösung, dann wird

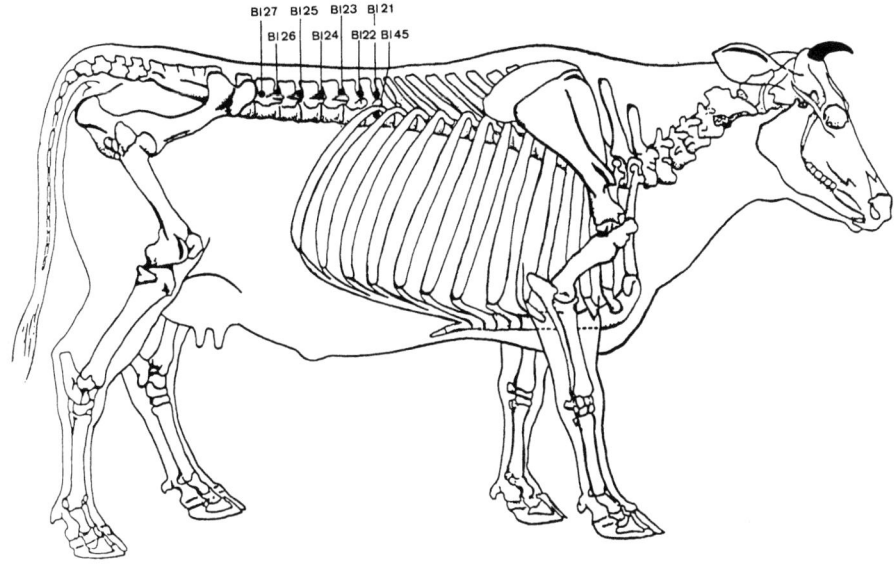

Abb. 5 Punktverteilung beim Rind nach Kothbauer

auf der korrespondierenden Seite die Schmerzhaftigkeit an diesen Punkten sehr deutlich.

Berichte aus der tierärztlichen Praxis zeigen, daß man eine Reposition eines prolabierten Uterus erleichtern kann, wenn bestimmte Punkte dieses Blasenmeridians gestochen werden, was zu einer Tonuserniedrigung der Uterusmuskulatur, zu einer Zervixentspannung und auch zu einer Entspannung von Vagina und Vulva führt. Westermayer (1975), der diese Untersuchungen als erster durchgeführt hat, vermutet dabei eine verstärkte Relaxineinwirkung, welche durch den AP-Reiz ausgelöst wird. Heute wird auch bei der Durchführung der Sectio caesarea (Muxeneder, 1984) zur Verhinderung einer Tonuserhöhung des Uterus, welche zu einer erhöhten Brüchigkeit führt, eine AP-induzierte Uterusrelaxierung verwendet. Sie bietet gegenüber beta-mimetischen Substanzen den Vorteil, daß keine erhöhte Blutungstendenz besteht.

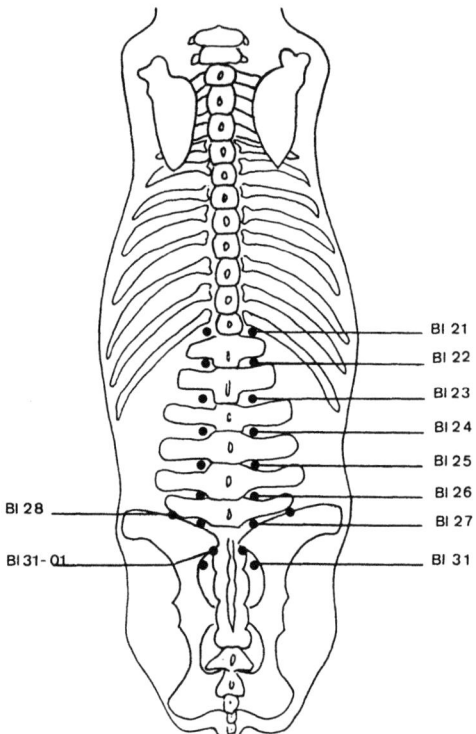

	BI 21
	BI 22
	BI 23
	BI 24
	BI 25
	BI 26
BI 28	BI 27
BI 31- Q1	BI 31

Abb. 6 Punkte nach Kothbauer

Da wir uns seit mehreren Jahren mit der Prüfung der Uterusmotorik während der verschiedenen Reproduktionsphasen beschäftigen, bot sich an, auch während der Geburt und im Puerperium die Effekte der Akupunktur zu prüfen. Dabei verwendeten wir eine Versuchsanordnung, welche sowohl die Aufzeichnung von Tokogrammen als auch die Registrierung bioelektrischer Phänomene des Myometriums ermöglicht.

Tiermaterial und Untersuchungsmethodik

Als Versuchstiere verwendeten wir hochträchtige Rinder. Zwei bis drei Wochen vor dem errechneten Geburtstermin wurden den Tieren mittels Laparotomie 2-3 Druckfühler und ebensoviele bipolare Elektroden in das Myometrium des trächtigen Uterushorns implantiert. Die Abstände zwischen den einzelnen Meßstellen betrugen etwa 20 cm. Die hierzu notwendigen Verbindungsdrähte zur Registrierapparatur wurden am oberen Wundwinkel der Laparotomiestelle herausgeführt. Als Druckfühler fand ein Ultraminiaturpressure Transducer, Typ TS der Firma Kjuwa aus Japan, Verwendung. Die Tokogramme und Myogramme wurden mit der Registriereinrichtung aufgezeichnet. Die implantierten Druckfühler und Elektroden konnten unterschiedlich lang, maximal bis 3 Monate nach der Geburt, im Uterus belassen werden.

Verumakupunktur: Für die Akupunktur selbst verwendeten wir anfangs Injektionskanülen, dann später Akupunkturnadeln nach Kothbauer, in einer Länge von 40 mm. Als Einstichstellen wurden bei allen Untersuchungen die Punkte Blase 27, 28 und 31 gewählt und die Nadeln jeweils während 15 Minuten belassen. Die Aufzeichnung der Tokogramme und Elektromyogramme erfolgte fortlaufend, also auch während des Einstichs der Akupunkturnadel. Um Artefakte oder zufällige Effekte auszuschließen, wurden bei einzelnen Tieren an verschiedenen Körperstellen vor dem Stechen der angegebenen Punkte ebenfalls Nadeln gesetzt. Mit der Akupunktur wurde 10 Tage vor dem Geburtstermin, mehrheitlich in zweitägigen Abständen, begonnen. Während der Geburt wurde vor dem Einsetzen der Presswehen und während der ersten Wochen des Puerperiums täglich, nachfolgend in unregelmäßigen Zeitabständen, akupunktiert. In einigen Fällen konnte bei den Versuchstieren auch während des ersten und sogar des zweiten Oestrus post partum akupunktiert werden. Mittels der geschilderten Methoden konnten quantitativ auswertbare Tokogramme erstellt und die in den verschiedenen Reproduktionsstadien in variierender Richtung ablaufenden Kontraktionswellen bezüglich ihres Ausgangspunktes festgelegt werden (Abb. 7).

Untersuchungsergebnisse

Bis unmittelbar vor dem Einsetzen der Dolores präparantes war es bei unseren Versuchstieren nicht möglich, Uteruskontraktionen oder wehenähnliche Druckschwankungen zu provozieren. In einigen Fällen hingegen konnte ein geringfügiges Absinken der Tonus auf Werte bis 4 mm HG festgestellt werden.

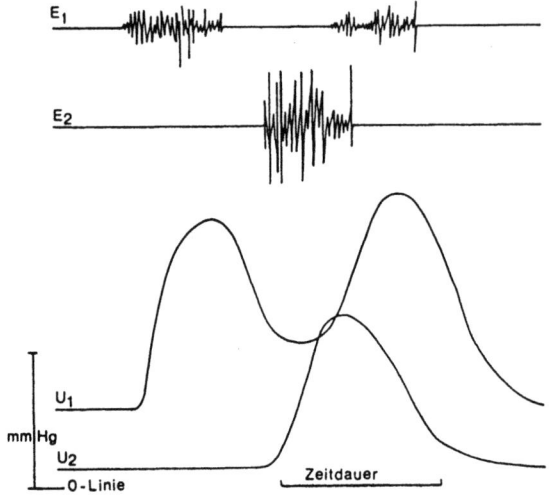

PARAMETER
- elektrische Aktivität
- Kontraktionsdauer
- Kontraktionstiefe
- Geschwindigkeit
- Propagation
- Druckanstieg und -abfall
- Kontraktionsform

Abb. 7 Schematische Darstellung von Elektro- und Myogramm

Mit dem Einsetzen der Vorgeburtskontraktionen, welche beim Rindvieh
unterschiedlich lang andauern können - etwa 6-12 Stunden - konnte in
jedem Fall, unterschiedlich intensiv allerdings, eine Verstärkung der
Uterusbewegungen ausgelöst werden: Die Kontraktionstiefen und die
Kontraktionsfrequenzen waren erhöht, ebenso die Druckanstiegsge-
schwindigkeit, die Dauer der einzelnen Kontraktionen war verlängert.
Im Vergleich zu den Spontankontraktionen waren die durch die Akupunktur induzierten Kontraktionen etwa um ein Viertel verstärkt,
sowohl hinsichtlich Kontraktionstiefe, -frequenz als auch bezüglich der
Kontraktionsdauer. Soweit der verstärkende Effekt auftrat, hielt dieser
während mehrerer Stunden an, ohne nun aber letztlich bei dieser Fragestellung angeben zu können, ob nicht mit dem Fortschreiten der Geburt
die entsprechenden Kontraktionsstärken ohnehin aufgetreten wären. Je-
denfalls war bei unseren Versuchstieren nie eine Kontraktionsminde-
rung nach einer Akupunktur in dieser Geburtsphase eingetreten.

Ein weiterer Effekt im Vorbereitsungsstadium betraf die Kontraktionswellenrichtung, welche bei Haustieren, insbesondere bei Rind und
Schwein, dieses Stadium der Geburt sehr deutlich vermittelt. Es gehört
bei Rindern zum typischen Tokogrammbild, daß vor der Austreibungs-

phase Traktionswellen festzustellen sind, wobei gegen das Ende der Vorgeburtswehen hin der Anteil an tubozervikalen Kontraktionen zunimmt. Nach Akupunktur kann in diesem Geburtsstadium eindeutig gezeigt werden, daß die variierende Kontraktionsrichtung entweder mindestens einer Stunde tubozervikal bleibt.

Eine Akupunktur während der Austreibungsphase führt in ähnlicher Weise wie während der Vorbereitungsphase zu einer Verstärkung der Wehentätigkeit und die Austreibungsphase scheint verkürzt.

In allen bisher geschilderten und beobachteten Fällen handelte es sich um ungestörte Geburten. In einem weiteren von uns hysterographisch kontrollierten Fall - die nun zu schildernden Effekte sind durch Praxiserfahrung abgesichert -, bei dem eine andere Fragestellung vorlag, entwickelte sich eine sekundäre Wehenschwäche, welche sich im Tokogramm durch sich allmählich abschwächende Wehen äußerte. Zudem war das Tier sehr unruhig und legte sich nicht spontan nieder, ein Vorgang, der bei Rindern für einen ungestörten Ablauf der Geburt unabdingbare Voraussetzung ist. Unmittelbar nach dem Stechen der Punkte Blase 27, 28 und 31 lagerte sich das Tier ohne zusätzliche Maßnahme in Geburtsstellung, die Wehen setzten kräftig ein und ohne Zughilfe wurde das Kalb geboren.

Der Einfluß der Akupunktur im Periperium von Kühen zeigt sich darin, daß die Nachgeburtswehen ebenfalls um ein Viertel bis ein Drittel hinsichtlich Kontraktionsdauer, Stärke und Frequenz verstärkt wurden.

Mit zunehmendem Abstand zur Geburt verringert sich dann der Akupunktureffekt derart, daß je nach dem Stand der Uterusinvolution und der spontanen uterinen Kontraktionstätigkeit ungefähr 2 Wochen nach der Geburt die uterine Ansprechbarkeit abflacht und nachfolgend in gleicher Weise wie im Interöstrum am motorisch ruhigen Uterus keine motorischen Abläufe mehr induziert werden können.

In ähnlicher Art, wie im Vorgeburtsstadium durch AP tubozervikale Wehen induziert werden können, werden im frühpuerperalen Status ebenfalls mehrheitlich tubozervikale Kontraktionen provoziert, in der späteren Puerperalphase dann mehrheitlich zervikotubale Kontraktionen, insbesondere dauern die AP-induzierten Kontraktionen lange an (man vergleiche Abb. 8 mit Abb. 9 und 10).

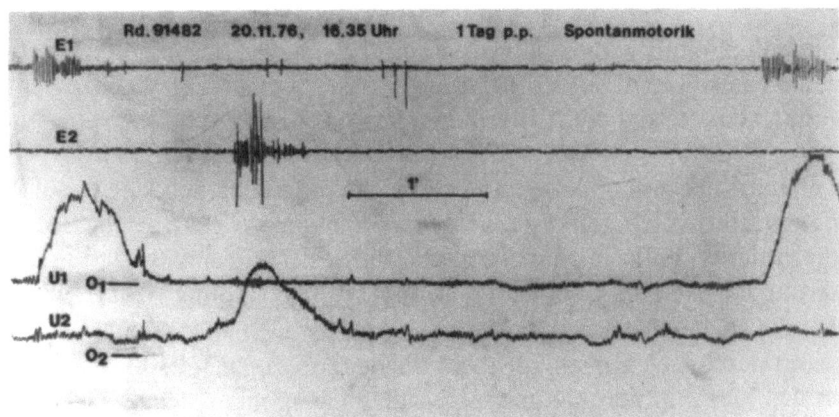

Abb. 8 Spontanmotorik

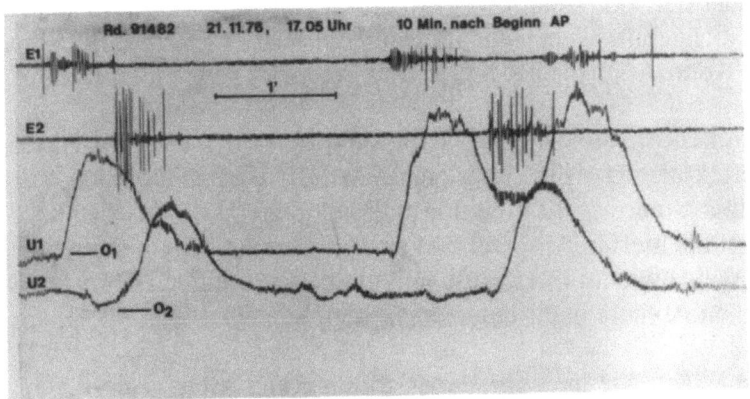

Abb. 9 Verstärkung der Kontraktionsintensität, sowie der Bioelektrizität nach Akupunktur

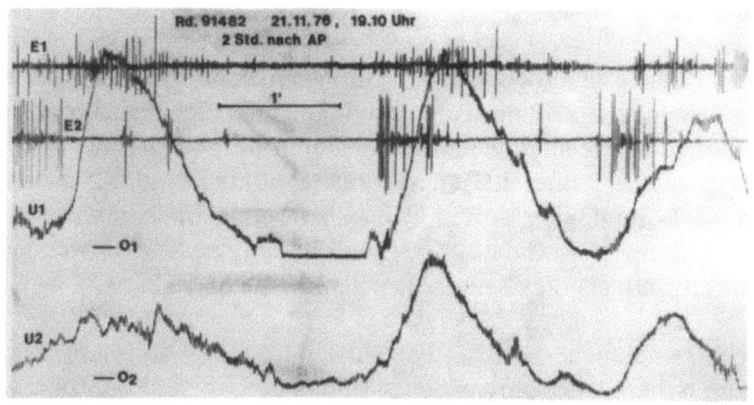

Abb. 10 Weitere Verstärkung nach Akupunktur

Placeboakupunktur: Statt der Verum-Akupunkturpunkte (vergleiche nochmals Abb. 6) wurden zur Placeboakupunktur Punkte am Hals der Rinder verwendet. Die Überprüfung von Elektro- und Myogramm ergab bei diesen Tieren keine Effekte (in vergleichbaren Vorgeburts- bzw. Geburtsphasen wie bei der Verumakupunktur).

Die regulativ-kybernetische Wirkungen der Akupunktur beim Oestrus: Umkehr der Kontraktionswellenrichtung

Die Verhältnisse während des Oestrus, der beim Rind alle 3 Wochen auftritt, ähneln den Verhältnissen während der Geburt, nur ist im Gegensatz zum Geburtsvorgang die Kontraktionswellenrichtung von der Zervix zur Tube hin ausgebildet, mit der Zielsetzung, den Spermienhochtransport sicherzustellen. Anders ausgedrückt könnte man sagen, motorisch betrachtet ist der Oestrus ein umgekehrter Geburtsvorgang. Die Kontraktionsverstärkung im Anschluß an die AP **mit denselben Uteruspunkten,** welche für die Geburtserleichterung verwendet werden, ist in der Hochbrunst am deutlichsten, während in der Vor- und Nachphase der Brunst keine gesicherten Effekte auftreten. In der Zeit des Interöstrums ist bezüglich motorischer Abläufe kein AP-Effekt nachweisbar, was ja auch nicht zu erwarten ist, zumal die motorische Ruhe dem physiologischen Funktionsstatus entspricht.

Diskussion

Bei einer Diskussion der vorliegenden Untersuchungsergebnisse wäre vorauszuschicken, daß diese dargestellten Untersuchungsergebnisse quantitative Werte sind, welche heute durch Befunde aus der Praxis an einer bedeutend größeren Tierzahl erhärtet worden sind. Zusätzlich haben diese Befunde den Vorteil, daß sie an Tieren erhoben worden sind, welche einer psychosomatischen Beeinflussung bedeutend weniger unterworfen sind, als dies beim Menschen der Fall sein kann.

Die Untersuchungsergebnisse haben nach unserer Auffassung gezeigt, daß durch die AP der verwendeten Stellen nur Abläufe induziert werden können, welche dem Funktionsstatus des Tieres bzw. des entsprechenden Organes entsprechen: Ist der Uterus motorisch ruhig, z.B. während der Gravidität oder im späteren Puerperium oder auch im Interöstrum, dann bleibt der Uterus motorisch inert oder wird so beeinflußt, daß der funktionsangepaßte Tonus absinkt, und ist der Uterus kontraktionsbereit, wird diese Bereitschaft in eine Verstärkung der Kontraktionstätigkeit umgesetzt. Dabei bleibt die Frage offen, ob nicht durch mehrmalige Akupunktur die jeweilige Dominanz der Kontraktionsbereitschaft oder auch der Kontraktionsruhe durchbrochen werden könnte. Letzteres war bei unseren Untersuchungen nicht zu überprüfen, da es einzig darum ging, zu klären, ob die Uterusmotorik durch Akupunktur überhaupt gesichert beeinflußbar ist.

Wiegt man Artefakte oder zufällige Ereignisse ab, welche sich sehr leicht uterusmotorisch manifestieren können, so muß die eindeutige Intensivierung der motorischen Abläufe, wie sie anhand der Diagramme gezeigt werden konnte, trotz allem bestechen, soweit es sich um einen kontraktionsfähigen Uterus handelte. **Der Verum-Akupunktureffekt ähnelt der Ocytocinwirkung während und nach der Geburt, wenn das Hormon in optimaler Menge dosiert ist, nur ist die Wehenhormonwirkung wegen dessen kurzen Halbwertszeit nicht so lange andauernd.** Auch einzelne, die Betarezeptoren des Uterus blockierende Substanzen, konnten in ihrer Wirkung auf den Akupunktureffekt geprüft werden, soweit dies unsere vorläufigen Befunde gestatten.

Wenn man z.B. einen Uterus mit Partusisten ruhigstellt, dann bleibt ein Akupunktureffekt vorerst aus, und in ähnlicher Weise, wie man durch überdosierte Verabreichung mittels Ocytocin allmählich die Uterusruhigstellung wieder in Gang bringen kann, hat auch die Akupunktur einen allmählich wieder einsetzenden kontraktionsfördernden Effekt. Wenn man davon ausgehend kann, daß bei einer Überfunktion des sympathico-ergotrop-adrenergen Systems durch eine generelle Hypersympathikotonie Wehenschwächen resultieren können, dann darf der Akupunktureffekt beim Rind mit sekundärer Wehenschwäche **als Beispiel für eine steuernde, funktionsgerechte Wirkung** interpretiert werden, denn neben den verstärkten regelmäßigen Wehen war klinisch jeweils auffallend, daß das Tier sich rasch beruhigte und sich spontan in Geburtsstellung begab. Auch bei allen von uns überprüften Tieren war festzustellen, daß sie sich nach der Akupunktur beruhigten, obschon das Setzen der Nadel schmerzhaft ist und sie auf die Akupunktur vorerst mit Abwehrbewegungen antworten. Ferner kann man in ähnlicher Weise, wie von Kubista und Kucera beschrieben, nach Akupunktur eine Verkürzung der Geburtsdauer bei Tieren sehen, wie wir das auch nach Anwendung von sympathico-mimetischen Mitteln beobachten können.

Die Wirkungen auf die Uterusmotorik während des Puerperiums lassen sich sinngemäß wie während der Geburt interpretieren und weisen darauf hin, daß eine Verstärkung der Uterusmotorik so lange zu erwarten ist, als der Uterus auch auf Uterotonika ansprechbar ist. Erfahrungsgemäß kann man beim Rind selbst mit maximalen, gerade noch tolerierbaren Mengen von Wehenhormonen keine regelmäßigen Kontraktionswellen mehr auslösen, wenn die spontane Kontraktilität sistiert hat. Nach unseren bisherigen Befunden kann aber erwartet werden, daß im Puerperium die Gebärmutterbewegung nach AP länger anhalten und verstärkter einsetzen als nach Anwendung der üblichen uteroton wirkenden Medikamente. Gerade für das Rind bietet sich demnach die Akupunktur zur Verbesserung des Lochialflusses und somit zu einer schnelleren Uterusinvolution, als ein Teil einer postpartalen Optimierung des weiblichen Genitales, an.

Die weise Benützung des vegetativen Systems wird einmal den Hauptteil der ärztlichen Kunst ausmachen". Dies hat 1925 von Hering geschrieben. Und Goethe hat folgendes ausgeführt: "Nur durch Nutzen kann der Wert einer bedeutenden Erscheinung erkannt werden. Daher geschieht es, daß offenbarte Weisheiten erst im Stillen zugestanden, sich nach und nach verbreiten, bis dasjenige, was man hartnäckig geleugnet hat, endlich als etwas Natürliches erscheint".

Anschrift des Verfassers:
Prof. Dr.med.vet. Konrad Zerobin
Direktor des Instituts für Zuchthygiene
der Universität Zürich
Winterthurer Str. 260
CH-8057 Zürich

Anhang III A: Begleitmaterial zum Hospitationskurs

Praktikum: Ohrakupunktur für Anfänger

Nach Absolvierung des Einführungskurses mit dem Schwerpunkt der Vermittlung des theoretischen Wissens ist die Teilnahme an 2-3 Hospitationskursen der Anfängerstufe zur Erlernung der Praxis in einer Kleinstgruppe von ca. 20 Kollegen empfehlenswert. Im Sinne eines "bedside-teaching" erklärt ein Referent anhand von Patienten das Vorgehen eines Akupunkturarztes in der Praxis:
- schulmedizinische Anamnese und Würdigung schulmedizinischer Befunde
- Feststellung, ob eine Akupunkturindikation vorliegt
- akupunkturspezifische Vertiefung der Anamnese
- Aurikulodiagnostik
- Aurikulotherapie

Schwerpunkt eines solchen Hospitationskurses ist die praktische Tätigkeit am Patienten einschließlich der Handhabung der notwendigen Geräte, Nadeln, etc.

Der Akupunkturanfänger wird in das praktische Geschehen miteinbezogen, daher sind diese Hospitationskurse der einzige Weg nach vorhergegangenem Theoriestudium die Akupunktur praktisch zu erlernen.

Die zielgerichtete Anamnese

Unsere 1. Überlegung: ein Patient kommt in die Praxis, und falls er eine Diagnose anderer Ärzte mitbringt, erfolgt zunächst die Übeprüfung anhand der Indikations- und Kontraindikationsliste, ob sein Fall für die Ohrakupunktur überhaupt geeignet ist. Manchmal rufen ja auch Patienten an, und dann kann die Sprechstundenhilfe bei feststehender Diagnose eventuell dem Patienten gleich absagen und ihm eine Anfahrt ersparen.

Unsere 2. Überlegung führt nach der Beachtung der Indikationsliste zur Erhebung einer zielgerichteten Anamnese. Dabei wird zunächst überprüft, ob die eventuell vom Patienten mitgebrachte Diagnose überhaupt wahrscheinlich ist oder nur einen Teil der geklagten Krankheitssymptome erklärt. Vor die Therapie haben die Götter die Diagnose gesetzt, die erhärtet und eventuell erweitert werden muß. Von den geschilderten Krankheitssymptomen ausgehend, muß man versuchen, auf die pathophysiologische Ursache der Krankheit zu kommen, um nicht nur die Symptome zu beseitigen, sondern um die Krankheitsursache zu behandeln.

Es hat z.b. keinen Sinn, wenn ein Patient nächtliche Wadenschmerzen hat oder einen Unruhezustand, nun hier den lokalen Punkt der Wade zu nadeln. Dies könnte allenfalls eine ganz kurzfristige Erleichterung bringen. Vielmehr wird man zur Bekämpfung der Unruhe z. B. die sog. Valium-vergleichenbaren Punkte stechen, oder in dem Fall, den wir in unserer Zeitschrift "Der Akupunkturarzt" veröffentlicht haben, war es der nervale Punkt der Leber, der hier gestört war und gestochen werden mußte (vergleiche auch den Verlauf des Lebermeridians in der Körperakupunktur).

Es ist also grundsätzlich nur ein Notbehelf - allenfalls für Barfußärzte und Heilpraktiker -, gewisse Krankheitsbilder anzugeben, die über Nummernkombinationen von Ohrpunkten aus zu behandeln sind. Dies wird besonders deutlich bei so vielschichtigen Krankheitsbildern wie Migräne usw. Feste Punktekombinationen am Ohr kann man nur vertreten für die mehr oder weniger ausgeprägte Analogie der Wirkung von Monosubstanzpräparaten wie Valium, Alival, Barbiturate, usw. Diese Rezeptpunkte sind dann auch so zu verstehen, wie in der Schulmedizin: für irgendein Leiden, z.B. ein Herzleiden, gibt es ja auch nicht nur **ein** Präparat, sondern je nachdem wird Digitalis, ein Betablocker, ein Nitritpräparat usw. zu verordnen sein. Man muß also **genauso individuell, wie man für den Kranken ein Rezept ausstellt, für den Akupunkturpatienten eine individuelle Punktekombination festlegen.**

Die Aurikulodiagnose

Während der Anamneseerhebung versucht man also - wie beschrieben, bereits den pathophysiologischen Mechanismus einer Krankheit zu eruieren. Damit leitet man zugleich zur Aurikulodiagnose über, denn man wird dann am Patienten gleich das Ohr untersuchen. Wir befragen dabei den Patienten weiter, denn oftmals kommt man erst während der Diagnostik und durch weiteres Rückfragen beim Patienten durch diese Erweiterung der Anamnese wirklich zum wahren Krankheitskern.

Mitunter verschweigt auch der Patient seine halbe Krankheitsgeschichte, weil er sich denkt, daß er nicht mit allem den Arzt belasten will und erkennt dabei nicht, daß er wesentliche Punkte ausgelassen hat. Gerade dann ist die Erweiterung der Anamnese durch Frage und Antwort während der Aurikulodiagnose eine entscheidende Hilfe. Oftmals ist der Patient erstaunt, wie zielgerichtet der erfahrene Aurikulotherapeut fragen kann, wenn er Anzeichen für Angst, Sorge, Depression, Schlaflosigkeit usw. durch die Untersuchung der zugehörigen Ohrpunkte entdeckt.

Genauso auch, wie sich aus dem Erregungsgrundtonus der Großhirnrinde erst dann ein Gebiet elektrophysiologisch heraushebt, wenn das korrespondierende periphere Körpergebiet irgendwie gereizt wird, lassen sich auch am Ohr erst dann pathologische Punkte nachweisen, wenn im zugehörigen peripheren Körpergebiet eine Störung existiert.

Hieraus entwickelt sich der Grundgedanke der Aurikulodiagnostik: findet man trotz sorgfältiger Suche keine pathologischen Punkte, ist keine Störung vorhanden. Lassen sich Punkte nachweisen, so gibt die Lokalisation des Punktes einen Hinweis auf Ort und Art des pathologischen Geschehens.

Weitere Informationen über die Pathogenese kann man dem Punkt entlocken, wenn man ihn auf Drucksensibilität, auf erhöhten oder erniedrigten Hautwiderstand gegenüber seiner Umgebung und auf Resonanzverhalten gegenüber bestimmten Frequenzen prüft.

Dabei sind unterschiedliche Schwierigkeitsstufen zu berücksichtigen, und so hat man eine Unterteilung in verschiedene Stufen vorgenommen, die aus didaktischen Gründen nicht vermengt werden sollen.

Das praktische Vorgehen der Anfängerstufe

a) Inspektion

Zunächst empfiehlt es sich immer, eine genaue Inspektion der Ohrmuschel vorzunehmen, da dabei oft schon erste Hinweise gewonnen werden können. Man denke dabei an die bekannte Streßfurche und die selteneren Abnormalitäten (Abb. 2).

b) Palpation

Daran anschließend empfiehlt sich die Palpation der Ohrmuschel.

c) Prüfung der Drucksensibilität

Historisch gesehen war lange Zeit die unsichere Aussage des Patienten über die Drucksensibilität eines Punktes der einzige diagnostische verwertbare Hinweis. So hat man früher mit einer Sonde Punkt für Punkt des zu untersuchenden Areals abgedrückt, um den pathologischen Punkt zu entdecken. Aus der Sonde entwickelte dann Dr. NOGIER den Drucktaster, ein Instrument mit definiertem Aufdruck (Abb. 3 a und 3 b).

Wird der Zentraldorn etwa 1-2 mm eingedrückt, entspricht dies ca. 5 g/qmm Aufdruck. Bei Halbeindruck des Dornes wird ein Druck von etwa 50-60 g / qmm ausgeübt. Ist der Dorn schließlich ganz eingedrückt, entspricht dies etwa 110-120 g/mm ^{2} Bei mehrmaligem Aufdruck läßt sich meist die pathologische Stelle als drucksensibler gegenüber der Umgebung nachweisen.

d) der Steigbügeltaster - eine Hilfe für die Lokalisation wichtiger Punkte.

Oft sind die einfachsten Dinge die besten; dies kann man auch zutreffenderweise von dem am meisten verkannten Instrument der Aurikulodiagnostik, dem Steigbügeltaster, behaupten. In seiner älteren Ausfertigung war er ein eigenes Instrument (siehe Abb. 4 a), jetzt ist sein zur Ohruntersuchung dienender Teil am anderen Ende des Drucktasters angebracht (Abb. 4 b).

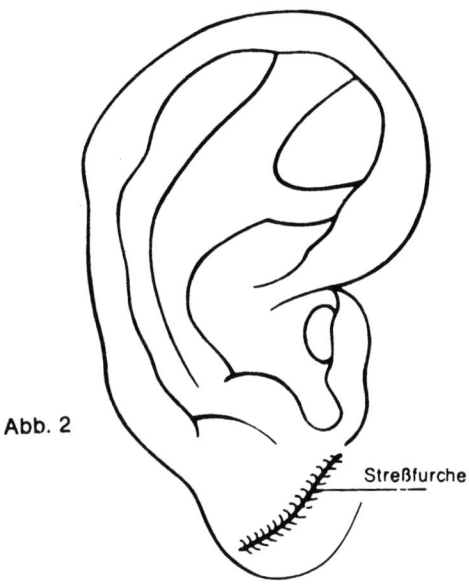

Abb. 2

Streßfurche

Abb. 3 a: Der Drucktaster.

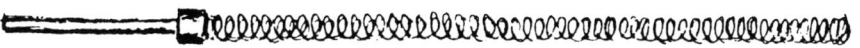

Abb. 3 b: Die Spezialfeder erlaubt definierten, reproduzierbaren Aufdruck.

Mit Hilfe des simplen Steigbügeltasters ist eine gute Lokalisation der einzelnen Wirbelpunkte auf der Anthelix und das Auffinden weiterer wichtiger Punkte ohne Zuhilfenahme eines elektrischen Detektionsgerätes möglich.

An der Ohrmuschel finden sich nämlich fast nicht sichtbar - aber gut tastbar -, kleine kartilaginöse Vertiefungen gerade an wichtigen diagnostisch verwertbaren Stellen (Abb. 5).

Die fünf durch den Steigbügeltaster auffindbaren Punkte:

Der 1. Punkt ist die gut tastbare kleine Inzisur zwischen Antitragus und Anthelix. Posterior dieser Inzisur beginnt die Lokalisation der Wirbelsäule, die, wie bekannt, sich über die ganze Anthelix ausbreitet.

Der 2. Punkt ist eine feine kartilaginöse Rinne (siehe Abb. 5), die genau die Grenze zwischen HWS und BWS markiert.

Ist z.b. aufgrund eines Röntgenbildes der Schaden klar in Höhe des 3. HW lokalisiert, genügt es mit Hilfe des Steigbügeltasters Punkt 1 und 2 festzulegen und dann diesen Bereich der Anthelix in 7 gleiche Abschnitte aufzuteilen, um dann den Punkt des 3. HW zu finden.

Der 3. Punkt markiert den Übergang der BWS zur LWS. Mitunter ist hier die kartilaginöse Rinne nicht so ausgeprägt, dafür aber wechselt das Relief der Anthelix: aus dem mehr wulstförmigen Verlauf im Bereich der BWS wird ein mehr oder minder scharfer Grat. Für die BWS gilt sinngemäß das gleiche wie das im obigen Absatz gesagte: durch Unterteilung in 12 Abschnitte zwischen Punkte 2 und 3 (siehe Abb. 5) läßt sich jeder einzelne Brustwirbel bestimmen.

Der 4. Punkt markiert einen der wichtigsten Punkte der Ohrmuschel, den sogenannten Nullpunkt. Er entspricht dem Plexus solaris und wird am besten mit dem Steigbügeltaster aufgesucht, da der Punkt genau durch eine kartilaginöse Vertiefung in der sich erhebenden Helixwurzel lokalisiert werden kann. In der praktischen Prüfung unseres A-Diploms muß jeder Kollege nachweisen, daß er diesen Hauptpunkt exakt auffinden kann.

Abb 4 a: Steigbügeltaster (alte Form).

Abb. 4 b: Integration des Steigbügeltasters in den neuen Drucktaster.

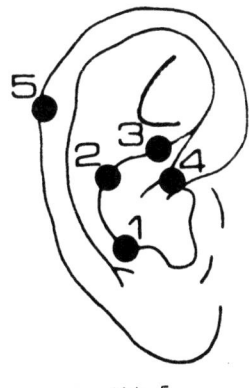

Abb. 5

Der 5. Punkt ist der Darwinpunkt am Helixrand. Er markiert ein embryologisches Überbleibsel - bei Tieren die Ohrspitze -, beim Menschen ist durch die Drehung bei der Entwicklung der 6 Ohrknospen dieser Punkt nicht mehr der am meisten superior gelegene. Als Grenzpunkt zweier Innervationsabschnitte und als Punkt mit allgemeiner Wirkung auf die untere Extremität ist dies ein wichtiger Punkt, wenn er auch nicht immer durch eine kleine Vorwölbung des Ohrknorpels leicht auffindbar ist. Mit Hilfe des Steigbügeltasters läßt er sich mitunter besser tasten als sehen.

Die elektrische Verifizierung

NIBOYET wies als einer der ersten Forscher darauf hin, daß sich Akupunkturpunkte von der sie umgebenden Haut elektrisch unterscheiden. Die ersten Geräte, die zum Aufspüren der Punkte konstruiert wurden, waren einfache Meßgeräte des Hautwiderstandes. NOGIER applizierte die Erfahrungen seines Kollegen auf die Ohrmuschel und fand dabei heraus,daß nicht nur Punkte mit erniedrigtem Hautwiderstand, sondern auch solche mit erhöhtem Hautwiderstand gegenüber der umgebenden Haut bei Kranken nachweisbar wurden. Dafür war aber nicht mehr die einfache Messung, sondern eine Differentialmessung nötig.

Bei der **einfachen** Messung (wie sie z.B. von allen chinesischen Apparaten verwendet wird) hält der Patient die Masse-Elektrode in der Hand, während der Arzt mit der Suchelektrode Hautstellen mit vermindertem Hautwiderstand absucht. Ist ein Punkt gefunden, ertönt dann ein Summton oder es wird ein Lichtzeichen gegeben. Mit dieser Methode läßt sich **nicht** feststellen, ob ein Punkt tonisiert oder sediert werden muß, also ob er mit einer Gold- oder einer Silbernadel gestochen werden muß.

Bei der **Differentialmessung** hält der Patient ebenfalls die Masse-Elektrode (Handgriff des Punktsuchgeräts) in der Hand. Von dem Apparat führt aber dann ein **zwei**adriges Kabel zu einem speziellen Suchgriffel, der aus **zwei** Elektroden besteht: der punktförmigen Mittelachsenelektrode und der zylindrischen sie umgebenden Elektrode. Beide sind voneinander elektrisch isoliert. Über eine WHEATSTONE-Brückenschaltung ermöglicht ein kleiner Umschalthebel am Gerät die Feststellung, ob ein an der Mittelachsenelektrode gemessener Punkt erhöhten oder erniedrigten Hautwiderstand **gegenüber seiner Umgebung** (Ringelektrode) aufweist. Bei erhöhtem Hautwiderstand muß eine Silbernadel verwendet werden, bei erniedrigtem Hautwiderstand eine Goldnadel. Nur diese Differentialmessung erlaubt also eine Aussage über das zu verwendende Nadelmaterial.

Fehlerquellen bei elektrischer Messung

1. Aufdruck

Nach dem der Hautwiderstand durch den Elektrodenaufdruck verändert wird, verwenden moderne Meßgeräte federnd gelagerte Spitzen. Aber auch hier ist der Bereich des konstanten Aufdrucks sehr klein und beträgt nur etwa 1 bis max. 2 mm Federweg; d.h. man darf z.B. den Meßgriffel des Punktsuchgeräts **nicht stärker aufsetzen als 1-2 mm Federweg** entspricht.

2. Aufsatzwinkel

Da beim Punktsuchgerät der Meßwert zwischen Mittelachse einerseits mit dem Meßwert aus Ringelektrode andererseits über eine Brückenschaltung zur Masseelektrode verglichen wird (Differentialmessung), muß sowohl der Aufdruck als auch der Hautkontakt der Mittel- wie der Ringelektrode gleich optimal sein. Diese Voraussetzung ist nur bei streng rechtwinkligem Aufsatz des Meßgriffels auf die Hautoberfläche gegeben (Abb. 6 a und 6 b). Bei gewölbten Ohrpartien soll man durch Ausgleichen der Wölbung, etwa durch Daumendruck von der hinteren Ohrseite her, versuchen, eine möglichst glatte Oberfläche für die Messung zu erreichen.

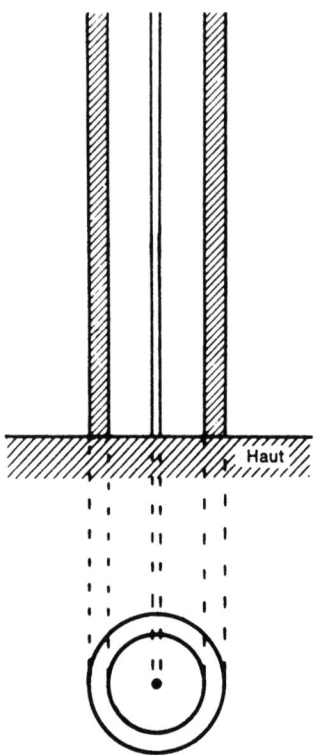

Abb. 6 a: Zylinderelektrode und Mittelelektrode des Untersuchungsstabes rechtwinklig aufgesetzt ergibt einwandfreie Messung durch unverfälschten Hautkontakt.

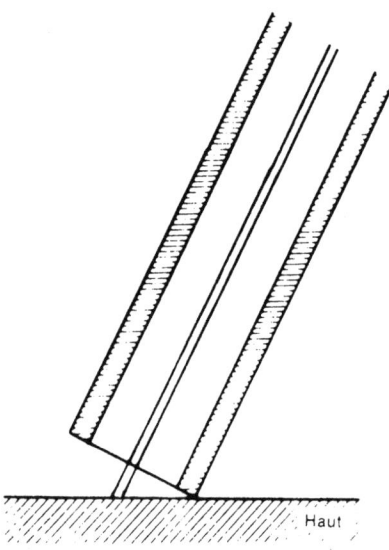

Abb. 6 b: Falsche gekippte Stellung des Untersuchungsstabes.

3. Potentiometereinstellung der Sensibilität

In der Anfangszeit der Aurikulotherapie galt der Nullpunkt als Basispunkt des Körpers, an dem auch z.b. die Einstellung der Sensiblität von Punktsuchgeräten vorgenommen werden könne. Diese Auffassung ist seit vielen Jahren überholt. Der Grund dafür ist einfach der, daß man sehr bald herausgefunden hat, daß diese Basis des Körpers gar nicht so selten, besonders beim Patientengut einer Großstadtpraxis miterkrankt ist. Daher muß auch dieser Nullpunkt mitbehandelt werden, eventuell z.B. beim depressiven Syndrom.

Wenn man dagegen die Sensibilität des Punktsuchgeräts auf den Nullpunkt einstellen würde, könnte man den Nullpunkt nicht mehr als pathologischen Punkt finden, d.h. man würde einen Teil der Patienten falsch behandeln.

Die Regelung der Sensibilität des Punktsuchgeräts muß also unabhängig vom Nullpunkt erfolgen.

Dabei ist eine Einstellung des Potentiometers auf einen mittleren Skalenwert von 6-8 empfehlenswert. Man sucht dann zunächst die sogenannten Goldpunkte, indem man das Wählhebelchen auf die markierte Stelle hinüberlegt (+), und dann im fraglichen Areal das Ohr absucht.

Findet man nun einen Punkt, dann hat man die Möglichkeit der semiquantitativen Messung: Ohne den Meßgriffel zu verrutschen, regelt man die Sensibilität nach unten auf Werte um 3 oder sogar 2. Wenn dann das Gerät immer noch summt, handelt es sich bei dem gefundenen Punkt um einen stark pathologischen Punkt, der behandelt werden muß.

Für die Suche von Silberpunkten wird das Wählhebelchen auf die andere Seite (-) hinübergelegt. Da Silberpunkte grundsätzlich etwas schwieriger aufzufinden sind, wird man zunächst das Potentiometer auf einen Wert um 8 einstellen und dann oftmals bei stark pathologischen Punkten auf einen Bereich von 4-5 herunterregeln können.

Grundsätzlich gilt, daß nur ein **Dauerton** zuverlässig einen Punkt anzeigt. Bei unterbrochenem Ton muß oftmals der Meßgriffel geringfügig verschoben werden, um dann voll das Punktzentrum zu treffen.

4. Batterienwechsel

Ein häufiger Fehler ist das zu lange Vertrauen der Kollegen in die Batterielebensdauer, und mitunter wird an die Hersteller ein Gerät zur Reparatur eingesandt, welches nach Einsetzen neuer Batterien einwandfrei funktioniert. Je nach Hautwiderstand fließt ein Meßstrom von einigen Mikro-Ampères, und so wird verständlich, daß bei häufiger Benutzung jeden Monat neue Batterien eingesetzt werden müssen. Da der Arzt selber doch meist so überlastet ist, daß er nicht an alles denken kann, empfiehlt sich die Anweisung an die Sprechstundenhilfe, grundsätzlich an jedem Monatsersten ungefragt neue Batterien einzusetzen. Ich weise ausdrücklich darauf hin, daß man nicht an Batterien sparen soll.

Im Vorfeld, bevor die Batterien ganz leer sind, wird die Punktemessung ungenau, und schließlich gibt das Gerät einen Dauerton oder gar keinen Ton mehr.

5. Reinigung der Elektroden

Nur wenn Mittelachse- und Zylinderelektrode einwandfrei voneinander elektrisch isoliert sind, ist ein eindeutige Differentialmessung möglich. Nach einigem Gebrauch setzen sich Hautschuppen in diesem Bereich ab. Zur Reinigung zieht man dann die Zylinderelektrode zurück und wischt mit einem alkohol- oder wundbezingetränkten Wattebausch die Mittelelektrode ab.

6. Fehler bei der Markierung des Punktes

Bei raschem Arbeiten und wenigen zu stechenden Punkten ist es nicht nötig, sich mit einem Stift die Punkte anzuzeichnen, da man durch kompletten Aufdruck des Suchgriffels **nach** erfolgter Punktsuche die Möglichkeit hat, einen schießscheibenähnlichen Eindruck auf der Haut zu erzeugen, und man kann dann direkt in das Abbild des Ringzentrums die gewählte Nadel nach Alkoholdesinfektion der Haut einstechen.

Sind dagegen mehrere Nadeln notwendig, darf man zwischenzeitlich gefundene Punktlokalisationen nicht verlieren. Ich empfehle daher die Markierung mit einem Filzstift. Der grüne Ball-Pentel-Stift ist auf der Haut sehr gut sichtbar. Beim Alkoholdesinfizieren wird die Markierung bis auf einen winzigen unschädlichen Farbstoffrest wieder weggewischt.

Die Aussagekraft jeder elektrischen Messung wird im Faraday-Käfig deutlich größer. Der Mensch ist nämlich wie eine Antenne für elektromagnetische Wellen empfänglich. Für die Praxis sollte der Patient geerdet werden, um störende elektrische Felder abzuleiten.

Einfache Verfahren der Lateralitätsbestimmung

Unter Lateralität versteht man, ob ein Mensch Rechtshänder oder Linkshänder ist. Beim Rechtshänder ist aufgrund der Kreuzung der Hirnbahnen die linke Gesichtshälfte dominant, beim Linkshänder die rechte. Unter Lateralitätsinstabilität verstehen wir eine Störung der Dominanz einer Hemisphäre über die andere. Wenn diese Störung nicht beseitigt wird, werden Reflexe und Informationen zum Teil über die Kommissurenbahnen und die Formatio reticularis fehlgeleitet. Wahrscheinlich um diese Fehlerquellen auszuschalten, wird in den alten chinesischen Akupunkturbüchern geraten, **grundsätzlich** Punkte an beiden Körperhälften zu stechen, auch wenn eine pathologische Störung eng auf einen Körperteil, z.B. rechten Ellbogen begrenzt ist.

Auch in der Ohrakupunktur könnte man grundsätzlich symmetrische Punkte an beiden Ohren stechen; dies wäre aber eine unelegante, den Patienten mit unnötig viel Nadeln belastende Methode, da diese Gehirndominanzstörung nur bei einem Teil der Patienten auftritt und dann auch als solche extra behandelt werden soll.

Bei den Verfahren der **Lateralitätsbestimmung** geht es darum, festzustellen, ob ein Patient Rechtshänder oder Linkshänder ist, da dies oftmals für die Therapie und Nadelwahl Bedeutung hat, und man muß auch versuchen, **eine Lateralitätsinstabilität** zu diagnostizieren, da diese ebenfalls, wie gesagt, einer Therapie bedarf.

In der Anfänger-Wissensstufe gibt es keine 100% sichere Lateralitätsbestimmung, aber doch einige Verfahren, die zusammen-genommen einen guten Hinweis auf die Lateralität geben. In dem spä-teren Kapitel der Lateralitätsbestimmung der II. Wissensstufe wird dann die Sicherheit in der Aussage wesentlich erhöht.

a) Druck auf Omega-Hauptpunkt (Abb. 7).

Übt man einen gleichmäßig zunehmenden Druck mit Daumen und Zeigefinger am rechten und linken Ohr gleichzeitig auf den Omegahauptpunkt aus, so scheint in der Regel der rechte Omegahauptpunkt für den Rechtshänder der sensiblere zu sein.

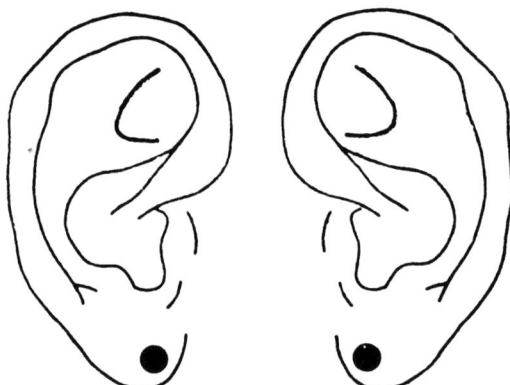

Abb. 7: Lokalisation des Omega-Hauptpunktes.

b) Arbeits- und Schreibhand, Klatschtest

Man fragt den Patienten, mit welcher Hand er feinere und schwerere Arbeiten lieber durchführt und mit welcher Hand er schreibt. Man beachte, daß die Schreibhand oft anerzogen wurde. Gern wird hier auch der Klatschtest herangezogen: die dominante Hand ist in der Regel diejenige, die beim Klatschen oben ist. Beim Verschränken der Arme steckt meistens der Rechtshänder die linke Hand unter den rechten Oberarm. Der rechte Handrücken weist nach außen und liegt auf dem linken Oberarm.

c) Orientierungssinn

Patienten mit gestörter Gehirndominanz haben normalerweise einen schlechten Orientierungssinn. Fehlgeleitete Reflexe und Informationen zwischen rechter und linker Hemisphäre sind dafür verantwortlich. Nicht selten zeigen diese Patienten auch Schwierigkeiten in der Entscheidungs-findung.

d) Pathologische Punkte mit symmetrischer Rechts-Links-Lokalisation

Obwohl der Patient z.B: nur über einen schmerzenden rechten Ellen-bogen klagt, ist der zugehörige pathologische Punkt bei starker Late-ralitätsinstabilität sowohl am rechten, wie am linken Ohr nachweisbar.

Falls die erwähnten einfachen Verfahren zur Lateralitätsbestimmung kein klares Ergebnis zeigen, ist der Verdacht auf eine Lateralitätsinstabi-lität naheliegend und die entsprechende Therapie durchzuführen.

Praktische Übungen zur Aurikulodiagnostik der Anfängerstufe im Hospitationskurs.

1. Palpation und Inspektion der Ohrmuschel
2. Übungen zur Drucksensibilität mit dem Drucktaster
3. Die 5 Punkte, die mit dem Steigbügeltaster festgelegt werden
4. Übungen zur elektrischen Punktsuche
5. einfache Übungen zur Bestimmung der Lateralität.

Anhang III B

Praktikum: Körper- und Schädelakupunktur für Anfänger

Diesem Praktikum kommt eine besondere Bedeutung zu. Es muß zunächst einmal dem Anfänger die Scheu nehmen vor der großen Anzahl der Körperpunkte. Ein erstes Lernziel wird es sein, die hundert wichtigsten Körperakupunkturpunkte zu erlernen. In der Kleinstgruppe des Hospitationskurses - ein Referent betreut ca. 20 Kollegen im Sinne des bedside-teaching am Patienten - werden dann in der Regel aus diesen 100 wichtigsten Punkten diejenigen ausgewählt, die im Einzelfall für eine einfache Therapie herangezogen werden können: zunächst einmal locus-dolendi und Triggerpunkte, segmentale Punkte, Tonisierungs-, Sedativ-, Quell- und Lo-Punkte.

Besonderen Wert wird (was für manche fast paradox erscheinen mag) auf die schulmedizinische Anamnese und Würdigung schulmedizinischer Befunde gelegt. Die wichtigste Frage ist nicht "welchen Punkt ich steche", sondern "ist dieser Fall überhaupt für die Akupunktur geeignet?" Danach werden die notwendigen Akupunkturpunkte am Patienten ange-zeichnet und es erfolgt eine gemeinsame Therapie.

Der Anfänger sollte mehrere (zwei bis drei) dieser Hospitationskurse besucht haben, bevor er einen weiteren Theoriekurs belegt. Er soll durch persönliches Einbeziehen in die praktische Akupunkturtherapie unter Aufsicht eines erfahrenen Referenten die ersten Erfahrungen sammeln.

Literatur

ANSCHÜTZ: Vortrag, gehalten auf der 83. Tagung der Deutschen Gesellschaft für Innere Medizin, Wiesbaden, April 1977.

BAHR, F.: Ohrakupunktur, Schweizer Verlagshaus (1976)

BAHR, F.: Kurzer Bericht über die Entwicklung der Akupunktur in der VR China in den letzten drei Jahren. Akupunkturarzt/Aurikulotherapeut - Deutsche Zeitschrift für Akupunktur, Sonderheft 1, VR China 10-20 (1977).

BERGSMANN, O.: Die biokybernetische Wirkung der Akupunktur im klinischen Versuch, Deutsche Zeitschrift für Akupunktur **5** (1977) 131-135.

BIRKMAYER, W., DANIELCZYK, W., RIEDERER, P.: Biogene Transmitter und Akupunktur, Broschüre 1.1.0 Handbuch der Akupunktur und Aurikulotherapie, Karl F. Haug-Verlag.

CHANG, CH., Y., CHANG CH. T., CHU H. T., YANG L.F.: Peripheral afferent pathway for acupuncture analgesia. Scientia Sinica **16** (1973) 210-217.

COPER: Vortrag, gehalten auf der 83. Tagung der Deutschen Gesellschaft für Innere Medizin, Wiesbaden, April 1977.

KELLNER G.: Akupunktur - ein Auftrag zur integrierten Neuorientierung in der Medizin, Akupunkturarzt / Aurikulotherapeut - Deutsche Zeitschrift für Akupunktur **2** (1977) 40-45.

KEWITZ: Vortrag, gehalten auf der 83. Tagung der Deutschen Gesellschaft für Innere Medizin, Wiesbaden, April 1977.

MAYER und POMERANZ zitiert nach: A Neural Mechanism for Acupuncture. Science News, Vol. **110** (1976) 324.

MELZACK, R., WALL, P.D.: Pain mechanism: a new theory. Science **150** (1965) 971.

MENG CHAO-LAI: Die Akupunktur im Orient - Deutsche Zeitschrift für Akupunktur **5** (1977) 135-138.

NOGIER, P.: Wissenschaftliche Experimente des G.L.E.M. Akupunkturarzt / Aurikulotherapeut **12/13** (1976) 45-46.

NOGIER, P.: Lehrbuch der Auriculotherapie, Maisonneuve 1969.

PAUSER, G.: Die Akupunkturanalgesie. Akupunkturarzt / Aurikulotherapeut - Deutsche Zeitschrift für Akupunktur **2** (1977) 31-34.

SHEN-EH, TS'AI, T.T., LAN, CH.: Supraspinal participation in the inhibitory effect of acupuncture on viscero-somatic reflex discharges. Chinese Med. J. **1** (1975) 431-440.

THALMANN, H.: Kurzer Bericht über die Akupunkturforschung am Physiologischen Institut der Universität Shanghai.
Sonderheft 1, VR CHina, Akupunkturarzt / Aurikulotherapeut - Deutsche Zeitschrift für Akupunktur **7-9** (1977).

THALMANN, H.: Akupunktur und Akupunkturanalgesie aus der Sicht der Neurophysiologie. Akupunkturarzt / Aurikulotherapeut - Deutsche Zeitschrift für Akupunktur **2** (1977) 46-51.

ZEITLER, H.: Sonderheft Akupunkturskriptum. Akupunkturarzt / Aurikulotherapeut **3-9** (1976).

MIX
Papier aus verantwortungsvollen Quellen
Paper from responsible sources
FSC® C105338

If you have any concerns about our products,
you can contact us on
ProductSafety@springernature.com

In case Publisher is established outside the EU,
the EU authorized representative is:
Springer Nature Customer Service Center GmbH
Europaplatz 3, 69115 Heidelberg, Germany

Printed by Libri Plureos GmbH
in Hamburg, Germany